罕见病用药

MEDICATION
FOR
RARE DISEASE

主　编　张抒扬　宋红梅

副主编　潘　慧　袁　云　马明圣

人民卫生出版社
·北京·

图书在版编目（CIP）数据

罕见病用药 / 张抒扬，宋红梅主编 . —北京：人民卫生出版社，2023.1

ISBN 978-7-117-33715-1

Ⅰ.①罕… Ⅱ.①张…②宋… Ⅲ.①疑难病 —用药法 Ⅳ.①R452

中国版本图书馆 CIP 数据核字（2022）第 183549 号

人卫智网	www.ipmph.com	医学教育、学术、考试、健康，购书智慧智能综合服务平台
人卫官网	www.pmph.com	人卫官方资讯发布平台

罕见病用药
Hanjianbing Yongyao

主　　编：张抒扬　宋红梅
出版发行：人民卫生出版社（中继线 010-59780011）
地　　址：北京市朝阳区潘家园南里 19 号
邮　　编：100021
E - mail：pmph @ pmph.com
购书热线：010-59787592　010-59787584　010-65264830
印　　刷：北京汇林印务有限公司
经　　销：新华书店
开　　本：787×1092　1/16　　印张：15　　插页：2
字　　数：365 千字
版　　次：2023 年 1 月第 1 版
印　　次：2023 年 2 月第 1 次印刷
标准书号：ISBN 978-7-117-33715-1
定　　价：159.00 元

打击盗版举报电话：**010-59787491**　E-mail：**WQ @ pmph.com**
质量问题联系电话：**010-59787234**　E-mail：**zhiliang @ pmph.com**
数字融合服务电话：**4001118166**　E-mail：**zengzhi @ pmph.com**

主编简介

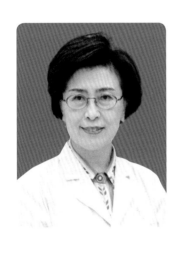

张抒扬

内科主任医师,教授,博士研究生导师。北京协和医院院长,中国医学科学院北京协和医学院副校长,教育部长江学者,国家卫生健康委员会突出贡献中青年专家,国务院政府特殊津贴专家。担任疑难重症及罕见病国家重点实验室副主任,国家转化医学中心副主任,国家卫生健康委员会罕见病诊疗与保障专家委员会主任委员,中华医学会常务理事及心血管病学分会常委兼秘书长,中国医师协会心血管内科医师分会候任会长,世界医学会常务理事。中国研究型医院学会副会长及罕见病分会主任委员。获"2020年全国三八红旗手标兵""全国抗击新冠肺炎疫情先进个人"、美国心脏病学院(ACC)杰出服务奖、"国之名医"卓越建树奖等。

主持"十三五"重点研发计划"罕见病队列研究"、"十四五"重点研发计划"罕见病多模态辅助诊疗平台建立及临床转化应用"等国家和省部级科研项目15项,国内外多中心临床试验24项;国内外多中心临床试验24项;以第一或通信作者在 *NEJM*、*Science*、*Lancet* 等发表论文300余篇;主编《罕见病学》等规划教材和专著11部;主持制定罕见病诊疗指南。主持全国罕见病诊疗协作网和国家罕见病质控中心工作,建立多学科合作的罕见病诊疗模式,促进全国诊疗水平同质化。联合多方创建中国罕见病联盟,开展罕见病患病情况、诊疗瓶颈和疾病负担调研,并推动出台多项罕见病用药和医疗保障政策,为提升罕见病临床诊治和保障水平作出贡献。

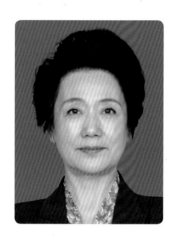

宋红梅

教授,博士研究生导师,北京协和医院儿科主任。

中华医学会儿科委员会常务委员、免疫学组组长;中国医师协会儿童健康专家委员会副主任委员、儿内科医师委员会常务委员;中国药学会儿童药物专家委员会副主任委员;中国药师协会罕见病用药委员会主任委员;北京医学会儿科学委员会前任主任委员、风湿免疫学组组长;《中华儿科杂志》副总编、《中国循证儿科杂志》执行副总编、*World Journal of Pediatrics* 等多个杂志的编委。

"十四五"国家重点研发计划首席专家,研究方向为儿童风湿免疫性疾病,特别是自身炎症性疾病的临床与基础研究,发表中英文论文近 200 篇,牵头制定多个儿童风湿病的诊治建议和指南。

编 者 （以姓氏笔画为序）

于　阳　北京协和医院
马明圣　北京协和医院
田　庄　北京协和医院
巩纯秀　首都医科大学附属北京儿童医院
关鸿志　北京协和医院
李　剑　北京协和医院
李正红　北京协和医院
杨艳玲　北京大学第一医院
肖　娟　北京协和医院
肖新华　北京协和医院
邹丽萍　中国人民解放军总医院
沈　明　中日友好医院
宋红梅　北京协和医院
张　文　北京协和医院
张玉琴　天津市儿童医院
张抒扬　北京协和医院
周忠蜀　中日友好医院
荆志成　北京协和医院
袁　云　北京大学第一医院
徐凯峰　北京协和医院
黄　慧　北京协和医院
黄东生　首都医科大学附属北京同仁医院
简　珊　北京协和医院
潘　慧　北京协和医院
鞠秀丽　山东大学齐鲁医院

审稿人员 （以姓氏笔画为序）

杜小莉　北京协和医院
李智平　复旦大学附属儿科医院
杨　红　北京协和医院
邱正庆　北京协和医院
张　波　北京协和医院
罗小平　华中科技大学同济医学院附属同济医院
赵志刚　首都医科大学附属北京天坛医院
黄　亮　四川大学华西第二医院
韩　冰　北京协和医院

前　言

2018 年国家 5 部门联合出台了《第一批罕见病目录》,共收录 121 个病种。我们先后出版了《中国第一批罕见病目录释义》《罕见病诊疗指南(2019 年版)》《罕见病学》,这些书籍有助于社会各界更好地了解和认识罕见病。但在罕见病治疗方面,尤其是详细的药物治疗方面的书籍尚有空缺。

为更好地推动我国罕见病的规范诊疗,提升临床医护人员治疗罕见病的能力,由中国罕见病联盟、北京罕见病诊疗与保障学会、中国药师协会罕见病用药工作委员会牵头,联合在罕见病诊疗方面经验丰富的医师专家共同编写《罕见病用药》,并由相关领域的药师专家进行了审核。

本书以 121 种罕见病为纲,涵盖 58 种罕见病具体用药方案。力求文字描述精准,内容精练。简要描述了罕见病的临床特征、诊断要点及治疗原则。每种疾病的药物治疗方案以国内外指南或高质量的临床研究为主要参考。突出对每种罕见病的用药描述,分别描述每种治疗罕见病药物的规格、用法、用量、注意事项、禁忌证等。

本书突出实用性,每位编者根据本人丰富的罕见病治疗经验,详细描述了用药期间的监测指标、治疗过程中药物调整方案,这些内容可以为初次治疗罕见病的医师提供重要的临床支持。另外,本书每种疾病独立成章,方便读者及时查找。

随着医学技术的进步,治疗罕见病的药品越来越多,我们也将继续更新、完善。希望本书能够为从事罕见病诊疗的医师带来指导,让更多的罕见病患者可以实现就近治疗。

张抒扬

2022 年 10 月于北京

目　录

1

21-羟化酶缺乏症

一、疾病概述

【定义】21-羟化酶缺乏症（21-hydroxylase deficiency，21-OHD）是最常见的先天性肾上腺皮质增生症（90%~95%），分为经典型和非经典型。经典型表现为出生时外生殖器性别模糊、肾上腺功能减退伴或不伴失盐，是最重度的先天性肾上腺皮质增生症；非经典型起病晚，出现雄激素过多的体征。

【主要症状与体征】临床表现包括不同程度的失盐和高雄激素血症两大类。失盐在新生儿期的首发表现为严重低血钠、高血钾、低血容量性休克，可伴有低血糖，由应激诱发。严重的低钠血症可导致抽搐等中枢神经系统表现，严重的高钾血症则可引起致命的心律失常。高雄激素血症在不同年龄表现不一。经典型的女性患儿出生时有正常的女性内生殖器结构，但外生殖器有不同程度男性化，轻者表现为孤立性阴蒂肥大，重者外生殖器可接近男性。男性患儿新生儿期和婴儿期的外生殖器可无异常，所以通常被误诊。性早熟可见于男性和女性患者，女性患者也可出现原发性闭经或第二性征发育障碍。

【诊断要点及特殊检查】患者有高雄激素血症表现，详细查体可发现新生儿外生殖器异常，女性可有阴蒂增大、尿道阴道口-阴唇融合等，男性可表现为阴囊色素沉着过度或阴茎增大。

患者如有失盐表现，可有低钠血症，严重时伴抽搐以及高钾血症等，以上表现有助于临床诊断。特殊检查包括血清17-羟孕酮测定、基础血清皮质醇雄激素、血浆肾素浓度或肾素活性、染色体检查等。

二、用药方案

【治疗目的】替代生理需要量的糖皮质激素，同时合理抑制高雄激素血症，尽可能恢复正常生长发育的轨迹，达到理想的终身高，改善远期生殖健康。

【常用药物】①糖皮质激素：替代生理需要量的糖皮质激素，剂量和方案应结合年龄和发育期个体化设定,并尽可能控制在最低有效剂量,包括氢化可的松、泼尼松、地塞米松等。②盐皮质激素:21-OHD 失盐型在糖皮质激素基础上联用盐皮质激素可以减少糖皮质激素的总量及长期不良反应。氟氢可的松是目前唯一的盐皮质激素制剂。③生长激素和促性腺激素释放激素类似物:对于性早熟严重、骨龄超前明显、预测成年身高损失较多者,可考虑生长激素治疗。对于已经发生中枢性性早熟的患者,可联合应用促性腺激素释放激素类似物。

三、用药描述

(一)氢化可的松(hydrocortisone)

【主要制剂与规格】醋酸氢化可的松片,20mg。

【是否超说明书用药】否。

【适用疾病类型】急、慢性肾上腺皮质功能减退(包括肾上腺危象)患者,腺垂体功能减退及肾上腺次全切除术后行替代治疗的患者,严重感染并发的毒血症和过敏性疾病患者,用于抗休克治疗抢救等。

【用法与用量】儿童用药剂量 $10\sim15mg/m^2$,每日分 3 次给药。成人用药 $20\sim25mg/d$,晨服 2/3 量,午餐后服 1/3 量。

【用药期间的监测指标】应监测 17- 羟孕酮、雄烯二酮和睾酮的水平,目的为使雄烯二酮和睾酮水平恢复正常,17- 羟孕酮水平升高至正常上限的 $2\sim3$ 倍是可接受的。

【药物调整】氢化可的松单药应用可抑制生长激素的促生长作用,与免疫抑制剂合用可增加感染风险。

【注意事项】儿童或少年患者长程使用糖皮质激素必须密切观察,患儿发生骨质疏松症、股骨头缺血性坏死、青光眼、白内障的风险增加;老年患者用药易发生高血压和骨质疏松。

【禁忌证】肾上腺皮质激素类药物过敏者或肾上腺皮质功能亢进者、活动性胃及十二指肠溃疡者、病毒性皮肤病者、角膜溃疡者禁用。

【不良反应】大剂量长期使用可有肥胖、多毛症、痤疮、水钠潴留等不良反应。静脉迅速给予大剂量可能发生全身性变态反应,如气喘、荨麻疹等,患者可出现精神症状如欣快感、激动、不安、谵妄等。

(二)氟氢可的松(fludrocortisone)

【主要制剂与规格】醋酸氟氢可的松片,0.1mg。

【是否超说明书用药】否。

【适用疾病类型】急、慢性肾上腺皮质功能不全,垂体前叶功能减退和肾上腺次全切除术后患者的补充替代治疗;严重急性感染或炎症者;自身免疫性和过敏性疾病;休克的抢救治疗。

【用法与用量】成人剂量 $0.1\sim0.3mg/d$,分 2 次;儿童剂量:$0.05\sim0.2mg/d$,分 $1\sim2$ 次;急性肾上腺皮质功能减退 $1\sim2mg/d$,维持量为 $0.1\sim0.2mg/d$。

【用药期间的监测指标】监测血压、血钠、血钾等电解质,避免用药过量导致水钠潴留、脑水肿等。

【**药物调整**】妊娠期、肝病及黏液性水肿时,用药剂量适当减少。患者用药期间应给予高钠低钾饮食。

【**注意事项**】在妊娠期、肝病、黏液性水肿时,因本品半衰期长,作用时间延长,故剂量可适当减少,以防发生钠潴留、水肿、高血压和低钾血症。

【**禁忌证**】严重的精神病史,活动性胃、十二指肠溃疡,新近胃肠吻合术后,较重的骨质疏松,明显的糖尿病,严重的高血压,未能用抗菌药物控制的病毒、细菌、真菌感染患者禁用。

【**不良反应**】长程用药可引起医源性库欣综合征,表现为面容和体态改变、体重增加。钠潴留作用强,内服易出现水肿,大剂量应用可能出现糖尿病及肌肉麻痹,静脉迅速给予大剂量可能发生全身性变态反应。

(罗云云　潘　慧)

参考文献

［1］ISHII T, ANZO M, ADACHI M, et al. Guidelines for diagnosis and treatment of 21-hydroxylase deficiency (2014 revision)[J]. Clin Pediatr Endocrinol, 2015, 24 (3): 77-105.

［2］AMBROZIAK U, KĘPCZYŃSKA-NYK A, KURYŁOWICZ A, et al. The diagnosis of nonclassic congenital adrenal hyperplasia due to 21-hydroxylase deficiency, based on serum basal or post-ACTH stimulation 17-hydroxyprogesterone, can lead to false-positive diagnosis [J]. Clin Endocrinol (Oxf), 2016, 84 (1): 23-29.

［3］SUNTHARALINGHAM J P, BUONOCORE F, DUNCAN A J, et al. DAX-1 (NR0B1) and steroidogenic factor-1 (SF-1, NR5A1) in human disease [J]. Best Pract Res Clin Endocrinol Metab, 2015, 29 (4): 607-619.

［4］中华医学会儿科学分会内分泌遗传代谢病学组. 先天性肾上腺皮质增生症 21- 羟化酶缺陷诊治共识 [J]. 中华儿科杂志, 2016, 54 (8): 569-576.

2 Alport 综合征

一、疾病概述

【定义】 Alport 综合征（Alport syndrome）又称遗传性进行性肾炎，是一种主要表现为血尿、蛋白尿、肾功能进行性减退、感音神经性耳聋和眼部异常的遗传性肾小球基底膜疾病。其病因是Ⅳ型胶原 α-3 链、α-4 链和 α-5 链的编码基因 $COL4An$（$n=3,4,5$）发生突变。

【主要症状与体征】 临床主要表现为肾小球源性血尿、蛋白尿、肾功能进行性减退，部分患者可合并感音神经性耳聋、眼部异常（前圆锥形晶状体、黄斑周围点状和斑点状视网膜病变）、食管平滑肌瘤等肾外表现。约 85% 的 Alport 综合征患者是 $COL4A5$，或 $COL4A5$ 和 $COL4A6$ 两个基因突变导致的 X 连锁遗传型 Alport 综合征（X-linked Alport syndrome，XL Alport 综合征，OMIM 301050），其中男性患者病情较重，40 岁前肾衰竭的比例达 90%，女性患者病情相对较轻；约 15% 的 Alport 综合征患者是 $COL4A3$ 或 $COL4A4$ 基因突变导致的常染色体遗传型 Alport 综合征，其中以常染色体隐性遗传型 Alport 综合征（autosomal recessive Alport syndrome，AR Alport 综合征，OMIM 203780）患者为主，AR Alport 综合征患者几乎均在 30 岁前出现肾衰竭，常染色体显性遗传型 Alport 综合征（autosomal dominant Alport syndrome，OMIM 104200）患者临床表现相对轻一些。

【诊断要点及特殊检查】

（1）疑诊 Alport 综合征：主要表现为持续性肾小球性血尿或血尿伴蛋白尿，符合以下任一条即可疑诊。① Alport 综合征家族史；②无明显其他原因的血尿、肾衰竭家族史；③耳聋、前圆锥形晶状体或黄斑周围斑点状视网膜病变。

（2）确诊 Alport 综合征：主要表现为持续性肾小球性血尿或血尿伴蛋白尿，符合以下任一条即可确诊。①肾小球基底膜（GBM）Ⅳ型胶原 α3、α4、α5 链免疫荧光染色异常或皮肤基底膜（EBM）Ⅳ型胶原 α5 链免疫荧光染色异常；②肾组织电镜示 GBM 致密层撕裂分层；③ $COL4A5$ 基因具有一个致病性突变或 $COL4A3$ 或者 $COL4A4$ 基因具有两个致病性突变。

判断家族史除了详尽询问并绘制系谱图外，应尽量对先证者父母乃至全家系成员进行晨尿尿沉渣检查。建议对每一个 Alport 综合征家系进行遗传型诊断，以利于对先证者进行预后评估和先证者及其家系进行遗传咨询。

二、用药方案

【治疗目的】控制尿蛋白,预防肾小管上皮细胞损伤,抑制肾间质纤维化,减慢进展至肾衰竭的速度,维持肾功能。

降低尿蛋白水平的最佳目标尚不确定。2013 年国际 Alport 综合征研究合作组发布的《Alport 综合征治疗的临床实践建议》提示:如果尿白蛋白 / 肌酐比(albumin-to-creatinine ratio,ACR)的基线值>1.0mg/mg,则治疗目标为 ACR<0.5mg/mg;如果 ACR 基线值>0.2mg/mg 但<1.0mg/mg,则治疗目标为 ACR 下降达 50%。如为微量白蛋白尿即开始治疗的患者,则治疗目标为 ACR 小于 0.05~0.1mg/mg。如果一线和二线药物的剂量已用到最大,但蛋白尿持续存在,此时建议继续治疗,并根据生长发育情况和肾功能等调整用药剂量。进展至终末期肾脏病的 Alport 综合征患者需要肾脏替代治疗。听力损失严重时可考虑佩戴助听器等措施。

【常用药物】①一线用药:ACEI 类药物,如卡托普利、雷米普利、依那普利等;②二线用药:血管紧张素 Ⅱ 受体拮抗剂(ARB)类药物和醛固酮受体拮抗剂,常用的 ARB 类药物包括氯沙坦、厄贝沙坦、缬沙坦等。如果考虑联合使用 ACEI 和 ARB,则建议需要严密监测,并从相对较低的剂量起始;如果用使用 ARB 代替 ACEI,则从较高的 ARB 剂量起始将更合适。

我国 2018 年发表的《Alport 综合征诊断和治疗专家推荐意见》推荐的用药指征如下。

(1)尿 ACR>0.2mg/mg 或尿蛋白定量>4mg/(m^2·h)的 Alport 综合征患者。

(2)具有微量白蛋白尿的男性患者有以下情况之一时需治疗:①缺失突变;②无义突变;③剪接突变;④家系中有 30 岁前肾衰竭的家族史。

2021 年 *Pediatric Nephrology* 上发表的《儿童、青少年和年轻成人 Alport 综合征诊治的临床实践建议 -2020 年更新》建议如下。

(1)男性 X 连锁遗传的 Alport 综合征患者,如年龄超过 12~24 个月,一旦诊断,即可开始治疗。

(2)女性 X 连锁遗传的 Alport 综合征患者,出现微量蛋白尿(尿 ACR>0.03mg/mg)时开始治疗。

(3)常染色体隐性遗传的 Alport 综合征患者,如年龄超过 12~24 个月,一旦诊断,即可开始治疗。

(4)存在 *COL4A3* 或 *COL4A4* 杂合突变的常染色体显性遗传的 Alport 综合征,出现微量蛋白尿时开始治疗。

三、用药描述

(一)卡托普利(captopril)

【主要制剂与规格】卡托普利片,12.5mg、25mg。
【是否超说明书用药】是。

【适用疾病类型】符合用药指征的 Alport 综合征患者的一线治疗药物。

【用法与用量】饭前 1h 服用,剂量个体化。成人常用量为 25~50mg/ 次,每日 2~3 次口服,最大量不超过 450mg/d。儿童剂量为 0.3~5mg/(kg·d),分 2~3 次口服。

【用药期间的监测指标】①血压;②血肌酐和肝功能;③血钾;④血常规,尤其注意血白细胞,如是否出现中性粒细胞减少。

【药物调整】从小剂量开始,逐渐增至最大剂量或最大耐受剂量。

【注意事项】①当发现有血管性水肿症状(如面部、眼、舌、喉、四肢肿胀,吞咽或呼吸困难、声音嘶哑),应立即停药;如出现舌、声门或喉部血管性水肿,应立即使用肾上腺素等治疗。②注意监测血钾,警惕高钾血症,尤其肾功能损害、糖尿病或同时使用保钾利尿药、含钾药物及可增加血钾药物的患者。③使用高流量透析膜(如 AN69)进行血液透析的患者,用药时警惕发生过敏样反应。

【禁忌证】①对本品或其他血管紧张素转换酶抑制剂过敏者禁用;②肾功能严重减退的患者慎用;③妊娠期妇女禁用,哺乳期妇女慎用;④有与血管紧张素抑制剂治疗相关的血管性水肿史的患者禁用;⑤糖尿病患者禁止本品与阿利吉仑共服。

【不良反应】①低血压;②中性粒细胞减少;③血管性水肿;④干咳;⑤皮疹,如斑丘疹等瘙痒性皮疹,或无皮疹性瘙痒;⑥高血钾;⑦蛋白尿。

(二)雷米普利(ramipril)

【主要制剂与规格】雷米普利片,1.25mg、2.5mg、5mg。

【是否超说明书用药】是。

【适用疾病类型】符合用药指征的 Alport 综合征患者的一线治疗药物。

【用法与用量】在饭前、饭中或者饭后用足量液体送服。成人一般为 1.25mg 或 2.5mg 起始,如能耐受,2 周后可调整为维持量 5mg,每日 1 次口服。儿童起始剂量为 1~2mg/(m²·d),每 3 个月增加 1~2mg/(m²·d),直到达到目标尿蛋白肌酐比或对药物不能耐受,最大剂量为 6mg/(m²·d)。

【用药期间的监测指标】①血压;②血肌酐和肝功能;③血电解质,特别是血钾;④血常规,注意血白细胞。

【药物调整】用药前及用药中检测肾功能。如肌酐清除率估计 >40ml/(1.73m²·min)者可遵循常规方案。如肾功能明显损害者,通常予常规剂量的 25%。

【注意事项】①国内药物说明书目前提示儿童禁用,需注意。②以下情况仅在效益明确大于风险,并在临床监测情况下可使用:电解质代谢紊乱、免疫反应紊乱、结缔组织疾病或需要同时全身应用抑制免疫反应的药物、别嘌醇、普鲁卡因胺或锂时。③在服用本品前及用药期间须监测肾功能,尤其在开始治疗的前几周。④如发现有血管性水肿症状,应立即停药;如出现舌、声门或喉部血管性水肿,应立即使用肾上腺素等治疗。⑤注意监测血钾,警惕高钾血症。⑥必须进行透析、血液过滤或低密度脂蛋白(LDL)分离清除者,治疗必须换用非 ACE 抑制剂或使用其他的透析膜。⑦禁止本品与脑啡肽酶抑制剂同时使用。

【禁忌证】①对本品或其他血管紧张素转换酶抑制剂过敏者禁用;②有与血管紧张素抑制剂治疗相关的血管性水肿史的患者禁用;③肾动脉狭窄(双侧或单肾患者单侧);④肾

移植后；⑤血流动力学相关的主动脉或二尖瓣狭窄，或肥厚型心肌病；⑥原发性醛固酮增多症；⑦妊娠期妇女禁用，哺乳期妇女慎用；⑧当雷米普利片用于急性心肌梗死后轻到中度心力衰竭时，有下列额外的【禁忌证】持续的低血压、直立性低血压、严重心衰（NYHA 分级Ⅳ级）、不稳定型心绞痛、致命的室性心律失常或肺源性心脏病等。

【不良反应】①低血压或直立性低血压；②过敏样反应；③咳嗽；④肾损害加重，或蛋白尿；⑤皮疹；⑥头痛、头晕；⑦胃肠道反应。

（三）福辛普利（fosinopril）

【主要制剂与规格】福辛普利片，10mg。

【是否超说明书用药】是。

【适用疾病类型】符合用药指征的 Alport 综合征患者的一线治疗药物。

【用法与用量】成人常用量为 10~40mg/ 次，每日 1 次口服。儿童起始剂量为 4~8mg/ $(m^2 \cdot d)$，每 3 个月增加 4~8mg/$(m^2 \cdot d)$，直到达到目标尿蛋白肌酐比或对药物不能耐受，最大剂量为 24mg/$(m^2 \cdot d)$。

【用药期间的监测指标】①血压；②血肌酐和肝功能；③血钾；④血常规，尤其注意血白细胞；⑤尿常规，注意尿蛋白。

【注意事项】①肾功能不全者一般不用减量。②下列情况慎用：自身免疫性疾病、骨髓抑制、脑或冠状动脉供血不足、血钾过高、肾功能障碍、肝功能障碍、严格饮食限制钠盐或进行透析治疗者。

【禁忌证】①对本品或其他血管紧张素转换酶抑制剂过敏者禁用；②糖尿病或肾功能不全[如血清 GFR<60ml/$(1.73m^2 \cdot min)$]患者禁止本品与阿利吉仑共服；③妊娠期妇女禁用，哺乳期妇女禁用；④有与血管紧张素抑制剂治疗相关的血管性水肿史的患者禁用。

【不良反应】①头晕、头痛；②咳嗽；③偶有血细胞减少、骨髓抑制；④ 高血钾；⑤肝功能、肾功能损害；⑥低血压、直立性低血压、晕厥、心悸；⑦胃肠道反应；⑧血管神经性水肿，如出现即应停药；⑨周围性水肿、皮疹等。

（四）氯沙坦（losartan）

【主要制剂与规格】氯沙坦片，50mg、100mg。

【是否超说明书用药】是。

【适用疾病类型】符合用药指征的 Alport 综合征患者的二线治疗药物。

【用法与用量】成人常用量为 50~100mg/ 次，每日 1 次口服。儿童起始剂量为 12.5mg/ $(m^2 \cdot d)$，每 3 个月增加 1 倍，直到达到目标尿蛋白肌酐比或对药物不能耐受，最大剂量为 50mg/$(m^2 \cdot d)$，不超过成人量。

【用药期间的监测指标】①血压；②血肌酐；③肝功能；④血常规。

【注意事项】① ARB 类药物不良反应相对较少，但与 ACEI 联合应用时可增加急性肾损害风险（血肌酐明显升高甚至需要透析），并出现低血压、晕厥、高钾血症等。②不推荐在肾小球滤过率<30ml/$(1.73m^2 \cdot min)$的儿童、肝功能受损的儿童和新生儿中使用本品。

【禁忌证】①对本品或其他 ABR 类药物过敏者禁用；②对本品过敏者禁用，妊娠期妇女禁用，哺乳期慎用；③糖尿病患者禁止本品与阿利吉仑共服。

【不良反应】①变态反应：血管性水肿极少见；②胃肠道反应；③贫血；④肌痛；⑤偏头痛；⑥咳嗽；⑦荨麻疹，瘙痒。

（五）螺内酯（spironolactone）

【主要制剂与规格】螺内酯片，20mg。

【是否超说明书用药】是。

【适用疾病类型】符合用药指征的 Alport 综合征患者的二线治疗药物。螺内酯可以联合 ARB 类药物或者单独用于二线治疗。

【用法与用量】10~20 岁患者 25mg/d 口服；10 岁以下儿童酌减。

【用药期间的监测指标】①血肌酐；②血钾；③必要时心电图。

【注意事项】长期使用螺内酯可能导致高钾血症、男性乳房发育。

【禁忌证】高钾血症患者禁用。

【不良反应】①高钾血症；②胃肠道反应；③低钠血症；④肾功能不全；⑤血常规，注意有无白细胞和血小板减少等。

（简　珊）

参考文献

［1］ Alport 综合征诊疗共识专家组. Alport 综合征诊断和治疗专家推荐意见 [J]. 中华肾脏病杂志, 2018, 034 (3): 227-231.

［2］ SAVIGE J, ARIANI F, MARI F, et al. Expert consensus guidelines for the genetic diagnosis of Alport syndrome [J]. Pediatr Nephrol, 2019, 34 (7): 1175-1189.

［3］ KASHTAN C E, GROSS O. Clinical practice recommendations for the diagnosis and management of Alport syndrome in children, adolescents, and young adults: An update for 2020 [J]. Pediatr Nephrol, 2021, 36 (3): 711-719.

［4］ TORRA R, FURLANO M. New therapeutic options for Alport syndrome [J]. Nephrol Dial Transplant, 2019, 34 (8): 1272-1279.

［5］ KASHTAN C E, DING J, GREGORY M, et al. Clinical practice recommendations for the treatment of Alport syndrome: a statement of the Alport Syndrome Research Collaborative [J]. Pediatr Nephrol, 2013, 28 (1): 5-11.

3

肌萎缩侧索硬化

一、疾病概述

【定义】肌萎缩侧索硬化（amyotrophic lateral sclerosis，ALS）是一种运动神经元病，是主要累及神经系统运动神经元的进行性致死性疾病。少数患者可以合并额颞叶痴呆。

【主要症状与体征】该病男性多于女性。我国患者平均发病年龄为 52 岁左右。生存期通常在 3~5 年，8 年以上约占 18%，10 年以上占 5%~10%。大多数为散发患者，10% 的患者具有家族遗传性。其临床特征是四肢肌肉及吞咽、言语和呼吸肌肉的进行性无力和萎缩。一般中年发病，病情进行性发展，依据受累肌肉的不同，在疾病不同阶段出现构音障碍、吞咽困难、肢体无力和肌肉萎缩，伴随肌肉跳动。查体可以发现舌肌或四肢其他部位肌肉的萎缩和无力，四肢锥体束征阳性，没有明显的感觉障碍。

依据临床表现特点，本病分为 7 个临床亚型，分别为经典的肌萎缩侧索硬化、进行性延髓麻痹、连枷臂综合征、连枷腿综合征、进行性肌萎缩、原发性侧索硬化和呼吸型运动神经元病。疾病发展速度因不同的疾病类型和发病年龄而异，其中原发性侧索硬化进展缓慢，而进行性延髓麻痹和呼吸肌首先累及的患者疾病发展最快。

【诊断要点及特殊检查】成年患者具有上、下运动神经元损害的临床表现特点，这些临床表现出现在头、颈部、胸和腰骶部四个节段中的三个节段，肌电图检查发现上述四个节段的三个区域存在神经源性损害，提示为脊髓前角细胞损害而非周围神经病变导致。对不符合以上诊断指标的患者，需要进行随访观察。通过神经传导测定、脊髓磁共振排除脊髓神经根病、多灶性运动神经病、平山病、脊髓性肌萎缩、脊髓延髓性肌萎缩（肯尼迪病）和遗传性痉挛性截瘫。对发病早的患者需要进行遗传性运动神经元病的基因检查。

二、用药方案

【治疗目的】利鲁唑可以通过降低谷氨酸在中枢神经系统的水平来减缓疾病进展。依达拉奉通过抗自由基可以减缓患者相关日常功能活动的下降。保持呼吸功能和营养的平衡非常重要。其他治疗包括营养管理、呼吸支持、心理治疗等。延长 ALS 患者的存活期,存活定义为延长患者的生命或延长其发展至需要机械通气支持的时间。

【常用药物】利鲁唑和依达拉奉。

三、用药描述

(一)利鲁唑(riluzole)

【主要制剂与规格】片剂,50mg/ 片。

【是否超说明书用药】否。

【适用疾病类型】用于 ALS 早期,没有证据表明利鲁唑对运动功能减退、肺功能下降、肌束震颤具有治疗作用。在晚期 ALS 患者中利鲁唑未显示出任何疗效。不得用于任何其他类型的运动神经元病。

【用法与用量】每次 1 片(50mg),每日 2 次。如漏服一次,按原计划服用下一片。增加每日剂量并不能显著提高预期益处。

【用药期间的监测指标】肝功能。

【药物调整】在儿童中不推荐使用利鲁唑,因为利鲁唑用于儿童或青少年中的有关神经变性作用的安全性及有效性尚未确立。该药用于疾病的早期,中晚期患者并不能使患者获益。对老年人用利鲁唑没有特殊说明。服用利鲁唑期间不可对婴儿进行哺乳。

【注意事项】本药慎用于有肝功能异常患者,治疗前和治疗过程中应该进行血清氨基转移酶检测。在治疗最初 3 个月,须每个月检测,而后每 3 个月检测 1 次,1 年后每年一次。如果谷丙转氨酶(GPT)水平升高超过 5 倍须停药。发热病例的报告须检查白细胞计数,在中性粒细胞减少的情况下停用利鲁唑。如果出现呼吸症状,应进行胸部 X 线检查,如果提示间质性肺炎,应立即停用利鲁唑。利鲁唑不推荐用于肾功能损害的患者。须警告患者有头晕或眩晕的可能,并建议其出现这些症状时不要驾驶车辆或操作机器。

【禁忌证】对利鲁唑及其任何成分过敏者;肝病或基线氨基转移酶高于正常上限 3 倍者;妊娠期及哺乳期患者。

【不良反应】乏力、恶心、腹泻、腹痛和肝功能检测异常最常见。心动过速、头痛、眩晕、感觉异常、嗜睡也常见,偶见贫血、类过敏反应、血管性水肿、间质性肺病、胰腺炎。

(二)依达拉奉(edaravone)

【主要制剂与规格】输液袋,30mg/100ml,输液袋可直接使用,一次输液需使用 2 袋。安瓿,30mg/20ml。在输注之前,应稀释于适量生理盐水中,一次输液需 2 支。

【是否超说明书用药】是。

【适用疾病类型】用于 ALS 早期阶段。在中、晚期 ALS 患者中依达拉奉未显示出疗效。没有证据证明其可用于任何其他类型的运动神经元病。

【用法与用量】60mg,每日 1 次,静脉注射给药,每次给药时间不少于 60min。第一疗程:前 14d 每日给药,后 14d 为间歇期;后续疗程:前 14d 中,有 10d 每日给药,后 14d 为间歇期。

【用药期间的监测指标】建议临床使用本品时应密切观察患者的肾功能,在给药过程中进行多次肾功能检测。如出现肾功能下降的表现或少尿等症状,立即停止给药,并进行适当处理。尤其针对 80 岁以上的患者,应特别注意。

【药物调整】妊娠期妇女或有妊娠可能的妇女禁用本品。哺乳期妇女禁用,必须应用时,用药期间应停止哺乳。因老年生理功能低下,不良反应出现时应停止给药,并适当处理。

【注意事项】轻中度肾功能损害、肝功能损害和心脏病患者慎用。高龄患者慎用。

【禁忌证】重度肾功能衰竭的患者(有致肾功能衰竭加重的可能);对本品有过敏史的患者。

【不良反应】

(1)一般【不良反应】包括肝功能异常、皮疹。

(2)严重【不良反应】包括急性肾功能衰竭、肝功能异常、血小板减少、弥散性血管内凝血。用药过程中进行多次相关检测并密切观察,出现上述表现时,停止用药并进行相关处理。

(3)其他【不良反应】包括①过敏,主要表现为皮疹、潮红、肿胀、疱疹、瘙痒感;②血细胞系统:主要表现为红细胞减少、白细胞增多、白细胞减少、血细胞比容减低、血红蛋白减少、血小板增多、血小板减少;注射部位皮疹、红肿;③肝脏:主要表现为氨基转移酶水平升高;④肾脏:主要表现为肌酐升高、血清尿酸升高、血清尿酸下降、蛋白尿、血尿、肌酐升高(程度不明);⑤其他:嗳气、发热、热感,血压升高,血清胆固醇升高或降低,甘油三酯升高,血清总蛋白减少,肌酸激酶升高或降低,血清钾下降,血清钙下降。

(袁　云)

参考文献

[1] JAISWAL M K. Riluzole and edaravone: A tale of two amyotrophic lateral sclerosis drugs [J]. Med Res Rev, 2019, 39 (2): 733-748.

[2] TAKEI K, TSUDA K, TAKAHASHI F, et al. An assessment of treatment guidelines, clinical practices, demographics, and progression of disease among patients with amyotrophic lateral sclerosis in Japan, the United States, and Europe [J]. Amyotroph Lateral Scler Frontotemporal Degener, 2017, 18 (sup1): 88-97.

4

精氨酸酶缺乏症

一、疾病概述

【定义】精氨酸酶缺乏症是一种罕见的尿素循环障碍性疾病,由于精氨酸酶缺陷导致体内精氨酸蓄积,引起精氨酸血症、高氨血症、脑损害及肝损害。本病为常染色体隐性遗传病。

【主要症状与体征】早发型可于新生儿期发病,表现为喂养困难、厌食高蛋白食物、呕吐、意识障碍、惊厥、角弓反张,伴有高氨血症等。大多数患儿在婴幼儿期发病,以进行性神经系统损害为主要症状,常见智力运动发育迟缓、震颤、舞蹈样运动、多动、共济失调、痉挛性四肢瘫痪、抽搐等,症状进行性加重,出现昏迷、惊厥、生长发育停滞、小脑萎缩等症状。体格检查可见身材矮小、小头畸形、双侧下肢或四肢痉挛性瘫痪。

【诊断要点及特殊检查】部分患儿可通过新生儿筛查检出,血中精氨酸水平升高。①一般实验室检查:部分患者血清氨基转移酶水平增高,血氨正常或轻到中度升高。②血氨基酸谱分析:精氨酸轻到中度增高,精氨酸与鸟氨酸比值增高。③尿有机酸分析:乳清酸增高。④精氨酸酶活性检测:肝组织红细胞内精氨酸酶活性降低。⑤基因分析:ARG 双等位基因致病性变异。

二、用药方案

【治疗目的】促进氨的排泄,降低血氨,保护肝脏及大脑。本病一经诊断,应及早治疗,在医生指导下终身低蛋白饮食和药物治疗。如果患者饮食及药物控制不良,可考虑肝移植。对于出现神经系统症状的患者,可对症治疗。

【常用药物】苯丁酸钠,苯丁酸甘油酯(国内无药)。

三、用药描述

（一）苯丁酸钠（sodium phenylbutyrate）

【主要制剂与规格】口服粉剂，0.94g/g；片剂，500mg（国内无药）。

【是否超说明书用药】否。

【适用疾病类型】尿素循环障碍所致高氨血症患者。

【用法与用量】可以加在水中或食物中，分次口服，体重<20kg 时，每日 100~250mg/kg；体重>20kg，每日 2~5.5g/m^2；最大量不超过 12g。

【用药期间的监测指标】血氨、肝功能、一般状况。

【药物调整】本药可终身服用或服用至肝移植术后。

【注意事项】①应同时低精氨酸饮食，限制天然蛋白质的摄入，有时需补充必需氨基酸；②该药属妊娠期用药 C 级［美国食品药品监督管理局（FDA）颁布的妊娠期间使用药物危险性等级的分类］，仅在必要时才给妊娠期妇女使用。是否在乳汁中排泄尚未知，故哺乳期妇女慎用。

【禁忌证】本药物中含有 125mg/g 的钠，心衰、严重肾功能不全、水肿和需限钠治疗的患者应慎用。苯丁酸钠主要在肝脏和肾脏代谢，80% 以上可在 24h 内由肾脏排出，肝、肾功能不全的患者用药时应密切观察。

【不良反应】闭经或月经失调、食欲下降、体臭、味觉差或较差。亦有少数患者发生酸中毒、低蛋白血症和贫血。

（二）苯丁酸甘油酯（glycerol phenylbutyrate）

【主要制剂与规格】口服液，1.1g/ml（国内尚未上市）。

【是否超说明书用药】否。

【适用疾病类型】用于不能通过蛋白限制饮食或氨基酸补充剂控制的 2 岁以上儿童及成人尿素循环障碍患者的长期治疗。

【用法与用量】分次随餐服用。①急性期：每日 250~500mg/kg，每日最大量不超过 12g。②维持期：体重<20kg 的患者，每日 100~250mg/kg；体重>20kg，2~5.5g/m^2，每日最大剂量 12g。

【用药期间的监测指标】血氨、肝功能、一般状况。

【药物调整】本药可长期服用或服用至肝移植术后。

【注意事项】本药必须与低精氨酸饮食治疗一起使用，在某些情况下，必须使用膳食补充剂（如必需氨基酸、瓜氨酸、无蛋白质能量补充剂）。由于与神经毒性相关的主要代谢物苯乙酸增加，可能引起呕吐、恶心、头痛、嗜睡。

【禁忌证】对苯基丁酸酯过敏者。

【不良反应】腹泻、胃肠胀气、头痛、腹痛、呕吐、食欲减退、疲劳、血氨增加、消化不良、恶心、异常的体臭（皮肤、头发和尿液）、口腔糜烂或灼热感、中性粒细胞减少、发热、咳嗽、鼻塞、流鼻涕、皮疹和丘疹。

（杨艳玲）

参考文献

［1］HÄBERLE J, BURLINA A, CHAKRAPANI A, et al. Suggested guidelines for the diagnosis and management of urea cycle disorders: First revision [J]. J Inherit Metab Dis, 2019, 42 (6): 1192-1230.

［2］吴桐菲, 李溪远, 丁圆, 等. 以痉挛性瘫痪首诊的精氨酸血症七例临床与基因分析及二例产前诊断研究 [J]. 中华儿科杂志, 2015, 53 (6): 425-430.

［3］孙丽莹, 朱志军. 肝脏移植治疗遗传代谢病// 杨艳玲. 从病例开始学习遗传代谢病. 北京: 人民卫生出版社, 2018: 38-41.

［4］中国医师协会医学遗传医师分会临床生化专业委员会, 中华医学会儿科学会内分泌遗传代谢学组, 中国妇幼保健协会儿童疾病和保健分会遗传代谢学组, 等. 中国尿素循环障碍诊断和管理指南[J]. 中华儿科杂志, 2022, 60(11): 1118-1126.

［5］北京医学会罕见病分会, 中国妇幼保健协会儿童疾病和保健分会遗传代谢学组, 中国医师协会青春期医学专业委员会临床遗传学组及生化学组, 等. 尿素循环障碍的三级防控专家共识[J]. 中国实用儿科杂志, 2021, 36(10): 725-730.

5

非典型溶血尿毒症综合征

一、疾病概述

【定义】溶血尿毒症综合征是指一组表现为微血管病性溶血性贫血、血小板减少和急性肾损伤的临床综合征。由产志贺毒素的大肠杆菌引起的称为典型溶血尿毒症综合征;而其他病因所致者称为非典型溶血尿毒症综合征(atypical hemolytic uremic syndrome,aHUS)。其中绝大部分存在先天性或获得性补体旁路异常。

【主要症状与体征】临床可表现为微血管病性溶血性贫血[血红蛋白通常低于80g/L,库姆斯(Coombs)试验阴性,外周血可见破碎红细胞],血小板减少(通常低于 50×10^9/L,皮肤紫癜或活动性出血少见)和急性肾损害(严重高血压、少尿/无尿、水肿,部分需要透析支持)。

【诊断要点及特殊检查】患者具有经典三联征(微血管病性溶血性贫血、血小板减少和急性肾损伤)是诊断 aHUS 的临床依据。同时需除外典型 HUS,即大肠杆菌的感染。对于存在补体降低、阳性家族史、既往 HUS 发作、出生后 6~12 个月发作或妊娠期或产后发病的患者,应考虑筛查补体蛋白的突变,包括 CFH、CD46、CFI、C3、THBD、CFHR1、CFHR5、DGKE 以及风险单倍型 CFH-H3 和 MCP 的基因分型。

二、用药方案

【治疗目的】阻断补体异常活化,同时进行相应对症支持治疗,支持治疗常用手段包括血浆置换/血液净化,以及充分营养支持、按需输注红细胞和血小板、适时透析支持等。其中血浆置换/血液净化是重要的支持手段,尤其是在医疗资源有限的区域,指南推荐在诊断 24h 内即启动血浆置换/血液净化,起始期以每日 1.5 倍血浆体积(约60ml/kg)进行至少5d,当连续 2d 血小板计数超过 100×10^9/L,破碎红细胞少于 2% 后可逐渐延长间隔至隔日 1次,后续可延长至每周 2 次。患者出现终末期肾病时,可考虑肾移植,但约 50% 的患者移植后出现复发并再次进入终末期肾病。

【常用药物】目前被认为有效的治疗药物为依库珠单抗,为人源化 C5 单克隆抗体,通过结合补体蛋白 C5 阻断蛋白裂解,进而阻止补体级联反应,减少内皮损伤、血栓形成和肾损伤。

三、用药描述

依库珠单抗(eculizumab)

【主要制剂与规格】依库珠单抗注射液,300mg(30mg)/瓶。

【是否超说明书用药】否。

【适用疾病类型】初发急性期、维持期、移植后复发或妊娠相关 aHUS 均适用。

【用法与用量】

(1)儿童:体重 5~10kg,起始期每周 300mg×1 周,维持期第 2 周 300mg,之后每 3 周 300mg;体重 10~20kg,起始期每周 600mg×1 周,维持期第 2 周 300mg,之后每 2 周 300mg;体重 20~30kg,起始期每周 600mg×2 周,维持期第 3 周 600mg,之后每 2 周 600mg;体重 30~40kg,起始期每周 600mg×2 周,维持期第 3 周 900mg,之后每 2 周 900mg;体重 ≥40kg,起始期每周 900mg×4 周,维持期第 5 周 1 200mg,之后每 2 周 1 200mg。

(2)成人:体重 ≥40kg,起始期每周 900mg×4 周,维持期第 5 周 1 200mg,之后每 2 周 1 200mg。

【用药期间的监测指标】①血小板;②乳酸脱氢酶(LDH);③血清肌酐。

【药物调整】血浆净化或血浆置换或输注新鲜冰冻血浆时需补充给药(表 5-1)

表 5-1 药物调整方案

血浆干预类型	最近一次剂量 /mg	补充给药剂量 /mg	补充给药时间
血浆净化或血浆置换	300	300	每次血浆净化或置换后 60min 内
	≥600	600	
新鲜冰冻血浆	≥300	300	每次输注前 60min

【注意事项】①为降低脑膜炎球菌感染的风险,建议首次给药前 2 周接种相关疫苗,推荐接种肺炎链球菌及 B 族流感嗜血杆菌疫苗;②目前尚无明确终止治疗指征及疗程,如终止依库珠单抗治疗,需密切监测血栓性微血管病并发症相关症状和体征。

【禁忌证】对依库珠单抗、小鼠蛋白有变态反应,未控制的脑膜炎双球菌感染,尚未针对脑膜炎双球菌进行免疫接种(除非接受抗生素预防性治疗至接种满 2 周)。

【不良反应】常见感染、头痛、高血压、咳嗽和白细胞减少等。

(宋红梅)

参考文献

［1］ DIXON B P, GRUPPO R A. Atypical hemolytic uremic syndrome [J]. Pediatr Clin North Am, 2018, 65 (3): 509-525.

［2］ TSAI H M. Atypical hemolytic uremic syndrome: Beyond hemolysis and uremia [J]. Am J Med, 2019, 132 (2): 161-167.

［3］ RAINA R, CHAUVIN A, FOX K, et al. Effect of immunosuppressive therapy on the occurrence of atypical hemolytic uremic syndrome in renal transplant recipients [J]. Ann Transplant, 2018, 23: 631-638.

6

自身免疫性脑炎

一、疾病概述

【定义】自身免疫性脑炎（autoimmune encephalitis，AE）泛指一类由自身免疫机制介导的脑炎。自身免疫性脑炎合并相关肿瘤者，称为副肿瘤性自身免疫性脑炎。在各种抗神经元抗体相关的自身免疫性脑炎中，以抗 N- 甲基 -D- 天冬氨酸受体（NMDAR）脑炎最为常见，其次为抗富含亮氨酸胶质瘤失活蛋白 1（LGI1）抗体相关脑炎与抗 γ- 氨基丁酸 B 型受体（GABAbR）抗体相关脑炎等。自身免疫性脑炎多数对免疫治疗效果良好，少数合并恶性肿瘤的患者预后较差。

【主要症状与体征】自身免疫性脑炎的主要症状包括精神行为异常、认知障碍、近事记忆力下降、癫痫发作、言语障碍、运动障碍、不自主运动，意识水平下降与昏迷、自主神经功能障碍等。抗 NMDAR 脑炎的症状最为全面，但一些患者以单一的神经或精神症状起病，在起病数周甚至数月后才出现其他症状。不自主运动在抗 NMDAR 脑炎中比较常见且可以非常剧烈，包括口面部的不自主运动、肢体震颤、舞蹈样动作，甚至角弓反张。抗 LGI1 抗体相关脑炎患者也可见肢体震颤和不自主运动。自主神经功能障碍包括窦性心动过速、泌涎增多、窦性心动过缓、低血压、中枢性发热、体温过低和中枢性低通气等，在抗 NMDAR 脑炎中相对多见。其他伴随症状包括睡眠障碍、中枢神经系统局灶性损害症状、周围神经和神经肌肉接头受累等。

【诊断要点及特殊检查】自身免疫性脑炎诊断条件包括临床表现、辅助检查、确诊实验与排除其他病因 4 个方面。

1. **临床表现** 急性或者亚急性起病（<3 个月），具备以下一个或者多个神经和精神症状或者临床综合征。

（1）边缘系统症状：近事记忆减退、癫痫发作、精神行为异常，3 个症状中的一个或者多个。

（2）脑炎综合征：弥漫性或多灶性脑损害的临床表现。

（3）精神障碍，且神经心理专科检测不符合非器质性疾病。

(4)基底核和 / 或间脑 / 下丘脑受累的临床表现。

2. **辅助检查**   具有以下一个或者多个辅助检查指标异常,或者合并相关肿瘤。

(1)脑脊液异常:脑脊液白细胞增多($> 5 \times 10^6/L$);或者脑脊液细胞学呈淋巴细胞性炎症;或者脑脊液见特异性寡克隆区带。

(2)神经影像学或者电生理异常:MRI 边缘系统 T2 或者 FLAIR 异常信号,单侧或者双侧,或者其他区域的 T2 或者 FLAIR 异常信号(除外非特异性白质改变和卒中);或者 PET 边缘系统高代谢改变,或者多发的皮质和 / 或基底核的高代谢;或者脑电图 G 异常:局灶性癫痫或者癫痫样放电(位于颞叶或者颞叶以外),或者弥漫或者多灶分布的慢波节律。

(3)存在与自身免疫性脑炎相关的特定类型肿瘤:例如边缘性脑炎合并小细胞肺癌、抗NMDAR 脑炎合并畸胎瘤。

3. **确诊实验**   抗神经元表面抗原的自身抗体阳性。抗体检测主要采用间接免疫荧光法(indirect immunofluorescence assay,IIF)。根据抗原底物分为基于细胞底物的实验(cell based assay,CBA)与基于组织底物的实验(tissue based assay,TBA)两种。CBA 采用表达神经元细胞表面抗原的转染细胞,TBA 采用动物的脑组织切片为抗原底物。CBA 具有较高的特异性和敏感性。尽量对患者的配对的脑脊液和血清的标本进行检测,脑脊液与血清的起始稀释效价分别为 1 : 1 与 1 : 10。

4. **合理地排除其他病因**

5. **自身免疫性脑炎诊断标准**   包括可能的自身免疫性脑炎与确诊的自身免疫性脑炎。

(1)可能的 AE 标准:1+2(其中的 1 项或者多项)+4。

(2)确诊 AE 标准:1+2(其中的 1 项或者多项)+3+4。

二、用药方案

【治疗目的】自身免疫性脑炎的治疗包括免疫治疗、对癫痫发作和精神症状的治疗、支持治疗和康复治疗。合并肿瘤者行切除肿瘤等抗肿瘤治疗。

【常用药物】免疫治疗是治疗的核心,分为一线免疫治疗、二线免疫治疗和长程免疫治疗。一线免疫治疗包括糖皮质激素、静脉免疫球蛋白(IVIg)和血浆置换,是各型自身免疫性脑炎的首选方案。二线免疫药物包括利妥昔单抗与静脉环磷酰胺,主要用于一线免疫治疗效果不佳的患者。长程免疫治疗药物包括吗替麦考酚酯与硫唑嘌呤等,主要用于复发病例,也可以用于一线免疫治疗效果不佳的患者和肿瘤阴性的抗 NMDAR 脑炎患者。对可能的自身免疫性脑炎,也可酌情试用一线免疫治疗药物。

三、用药描述

(一)醋酸泼尼松(prednisone acetate)

【主要制剂与规格】醋酸泼尼松片,5mg/ 片。

【是否超说明书用药】否。

【适用疾病类型】各种类型的抗体相关自身免疫性脑炎,是自身免疫性脑炎的一线免疫治疗药物。

【用法与用量】根据《中国自身免疫性脑炎诊治专家共识》,成人患者一般采用甲泼尼龙 500~1 000mg/d,静脉滴注,3~6d。而后逐渐减量,或者改为口服醋酸泼尼松 1mg/(kg·d),2~4 周;之后每 2 周减 5mg。对于轻症患者,可以不用静脉给药而采用口服激素。口服激素总疗程为 4~6 个月。儿童患者:足量糖皮质激素口服 1.5~2mg/(kg·d),最大量不超过 60mg/d,减量方案同成人患者。

【用药期间的监测指标】血常规,肝、肾功能,血糖,血电解质,系统性感染指标等。激素减停的过程中需要评估脑炎的活动性,注意病情的波动与复发。

【药物调整】醋酸泼尼松 1mg/(kg·d),2~4 周;之后每 2 周减 5mg。口服激素总疗程为 4~6 个月。

【注意事项】常见不良反应包括电解质紊乱,血糖、血压、血脂异常,上消化道出血,骨质疏松、股骨头坏死等。激素治疗过程中应注意补钾、补钙,应用维生素 D 等。应用质子泵抑制剂等预防上消化道出血。控制激素用量和疗程,预防或减少并发症。糖尿病、骨质疏松症、肝硬化、肾功能不良、甲状腺功能减退患者慎用。

【禁忌证】全身性真菌感染者;对泼尼松或其中任何成分过敏者。

【不良反应】常见高血压,体液潴留,糖耐量受损,食欲、体重增加,骨质疏松,情绪波动。大剂量易引起糖尿病、消化道溃疡和类库欣综合征症状,对下丘脑 - 垂体 - 肾上腺轴抑制作用较强。并发感染为主要的不良反应。

(二)甲泼尼龙(methylprednisolone)

【主要制剂与规格】注射用甲泼尼龙琥珀酸钠,40mg/ 支;甲泼尼龙片,4mg/ 片。

【是否超说明书用药】否。

【适用疾病类型】各种类型的抗体相关自身免疫性脑炎,是自身免疫性脑炎的一线免疫治疗药物。冲击剂量主要用于重症型或者难治型的自身免疫性脑炎。

【用法与用量】根据《中国自身免疫性脑炎诊治专家共识》,成人患者可采用甲泼尼龙 1 000mg/d,连续静脉滴注 3d,然后改为 500mg/d,静脉滴注 3d。而后可减量为甲泼尼龙 40~80mg/d,静脉滴注 2 周,或者改为口服醋酸泼尼松。儿童患者:冲击剂量 15~30mg/kg,一般为 500mg,最大量不超过 1g,连用 3d,而后可减量为足量糖皮质激素 1.5~2mg/(kg·d)口服。

【用药期间的监测指标】血常规,肝、肾功能,血糖,血电解质,系统性感染指标等。

【药物调整】对于存在较高副作用风险的成人患者,甲泼尼龙的冲击剂量可以下调为 500mg/d,连续静脉滴注 3d,然后改为 240mg/d,静脉滴注 3d。如发现严重不良反应,应终止激素冲击治疗。

【注意事项】可引起心律失常,应注意激素冲击的静脉输液速度要慢,每次静脉滴注应持续 3~4h。一旦出现心律失常,应及时处理,甚至停药。

【禁忌证】全身性真菌感染的患者。已知对甲泼尼龙或者配方中的任何成分过敏的患者。下列特殊危险人群的患者应采取严密的医疗监护并应尽可能缩短疗程:儿童、糖尿病患者、高血压患者、有精神病史者和有明显症状的某些感染性疾病或有明显症状的某些病毒性疾病。

【不良反应】鞘内或硬膜外给药途径不良反应包括蛛网膜炎、功能性胃肠疾病/膀胱功能障碍、头痛、脑膜炎、轻瘫/截瘫、惊厥、感觉障碍。长期应用的患者可出现糖皮质激素导致的全身性不良反应,如感染、过敏、体液潴留、内分泌异常等。

(三) 静脉滴注免疫球蛋白(intravenous immunoglobulin,IVIg)

【主要制剂与规格】2.5g/支。

【是否超说明书用药】是。

【适用疾病类型】适用于各种类型的自身免疫性脑炎,是自身免疫性脑炎一线免疫治疗药物,常与激素联合使用。

【用法与用量】静脉滴注,0.4g/(kg·d),连用5d,总剂量为2g/kg。对于重症自身免疫性脑炎患者,可以间隔2~4周重复使用。

【用药期间的监测指标】变态反应等。

【注意事项】停药后有反跳现象,需间歇、重复使用。输注过程中需定期观察患者的一般情况和生命体征,注意有无变态反应,必要时先使用小剂量地塞米松。

【禁忌证】禁用于对人免疫球蛋白过敏或有其他严重过敏史者、有抗IgA抗体的选择性IgA缺乏的患者。

【不良反应】一般无不良反应,极个别患者在输注时出现一过性头痛、心悸、恶心等不良反应,可能与输注速度过快或个体差异有关。因本品有高渗作用,对存在心脏基础疾病的患者,可能因循环负荷增加诱发充血性心力衰竭等。

(四) 利妥昔单抗(rituximab)

【主要制剂与规格】利妥昔单抗注射液,100mg/10ml。

【是否超说明书用药】是。

【适用疾病类型】对于一线免疫治疗无显著效果的患者,可以在其后1~2周使用利妥昔单抗。

【用法与用量】根据《中国自身免疫性脑炎诊治专家共识》,按375mg/m^2(体表面积)静脉滴注,每周1次,根据周围血CD20阳性的B细胞水平,共给药3~4次。儿童患者:儿童用药同成人方案。成人患者也可采用低剂量方案,例如,每次100mg,每周1次,连用3~4周;或者首日100mg,次日500mg的方案。

【用药期间的监测指标】周围血CD19/CD20阳性B淋巴细胞,血常规,肝、肾功能,血糖,血电解质,系统性感染指标等。

【药物调整】大部分患者治疗后可维持B淋巴细胞消减6个月,可监测CD19/CD20阳性B淋巴细胞比例(淋巴细胞亚群),若B淋巴细胞比例超过1%,可考虑启动第2疗程治疗。

【注意事项】为预防静脉滴注的不良反应,治疗前可用对乙酰氨基酚、泼尼松龙;利妥昔单抗静脉滴注速度要慢,并进行监测。有文献报道采用利妥昔单抗治疗时发生进行性多灶性白质脑病,但所报道的病例大多合用了其他免疫抑制剂。

【禁忌证】严重活动性感染或免疫应答严重损害(如低γ球蛋白血症,CD4或CD8细胞计数严重下降)的患者;严重心衰(NYHA心功能Ⅳ级)患者,妊娠期间禁止利妥昔单抗与甲氨蝶呤联合用药;对药物成分过敏者。

【不良反应】细菌、病毒感染；中性粒细胞、白细胞减少症；血管源性水肿，皮肤瘙痒、皮疹；IgG 水平降低；消化道症状；发热、寒战、头痛；糖、电解质代谢紊乱；感觉异常或迟钝，精神激动、焦虑；心律失常、血压波动等心脏、血管相关疾病也常出现。

（五）环磷酰胺（cyclophosphamide）

【主要制剂与规格】环磷酰胺注射剂，1g/ 支。

【是否超说明书用药】是。

【适用疾病类型】对于一线免疫治疗无显著效果的患者，可以在其后 1~2 周使用环磷酰胺。

【用法与用量】根据《中国自身免疫性脑炎诊治专家共识》，成人患者按 750mg/m² (体表面积)，溶于 100ml 生理盐水，静脉滴注，时间超过 1h，每 4 周 1 次。病情缓解后停用。儿童患者：每次 8~12mg/kg，连用 2d，每 2 周 1 次。

【用药期间的监测指标】血常规，肝、肾功能，血糖，血电解质，系统性感染指标等。

【药物调整】每 4 周一次。病情缓解后停用。

【注意事项】治疗前后嘱患者多饮水。如果周围血白细胞减少，应及时减量或停用。预防出血性膀胱炎可同时应用美司钠注射液（uromitexan）注射，恶心和呕吐可适当应用镇吐药对抗。

【禁忌证】严重的骨髓功能损害；膀胱炎症、尿路阻塞；急性感染；妊娠期和哺乳期；对环磷酰胺及其代谢产物过敏的患者。

【不良反应】骨髓抑制、全血细胞减少、感染；脱发；出血性膀胱炎，镜下或肉眼血尿；厌食、恶心、呕吐、腹泻、便秘等消化道症状；月经不调、停经、无精或少精等生殖系统症状；肝功能损害；发热、寒战、疲劳等非特异表现。

（六）吗替麦考酚酯（mycophenolate mofetil）

【主要制剂与规格】吗替麦考酚酯片，0.25/ 片，0.5g/ 片；吗替麦考酚酯胶囊，0.25g/ 粒。

【是否超说明书用药】是。

【适用疾病类型】主要用于复发的患者。也可用于一线免疫治疗效果不佳的自身免疫性脑炎患者，以及肿瘤阴性的重症抗 NMDAR 脑炎患者。

【用法与用量】根据《中国自身免疫性脑炎诊治专家共识》，1 000~2 000mg/d，每日分 2~3 次口服，至少 1 年。儿童患者 30mg/(kg·d)，分 2 次口服，每日总量不超过 2g。

【用药期间的监测指标】周围血 CD19/CD20 阳性 B 淋巴细胞，周围血 IgG 水平。血常规，肝、肾功能，血糖，血电解质，系统性感染指标等。

【药物调整】成人患者的吗替麦考酚酯方案可分为诱导期与维持期。诱导期：2~4 个月；起始剂量为 1.0g/d，在 2 周内加至 1.5~2.0g/d，个别患者可用至 2.5~3.0g/d，分 2~3 次口服；期间每 1~2 个月随诊，并复查患者血常规、肝功能、肾功能、B 细胞绝对值、血清 IgG 水平、自身免疫性脑炎相关抗体效价。若患者临床好转（例如 mRS 评分 ≤ 2 分），且 B 细胞或者 IgG 达到正常值低限水平或者轻度减低，例如 B 细胞计数(100~160) × 10⁶/L 或者 IgG 5~7g/L，可考虑减量 MMF 进入维持期。维持期：剂量 0.75~1.50g/d，分次口服。MMF 的总用药时间不少于 1 年。维持期结束拟停药前，需进行临床与免疫指标评估。

【注意事项】增加淋巴瘤或其他肿瘤发生的风险,与免疫抑制程度相关,其中皮肤癌最常见,患者应减少紫外线暴露;治疗过程中可发生机会性感染,需警惕 JC 病毒感染、乙型肝炎、丙型肝炎病毒再激活;治疗过程中避免接种减毒活疫苗;活动性消化系统疾病的患者慎用;不推荐与硫唑嘌呤联合应用。

【禁忌证】妊娠期、哺乳期妇女;对本品及相关成分过敏的患者。

【不良反应】机会性感染;发生淋巴瘤或其他肿瘤风险增加;白细胞减少症、贫血、血细胞减少症;腹泻、恶心、呕吐,胰腺炎、消化道溃疡或出血;发生超敏反应事件。

(七) 硫唑嘌呤(azathioprine)

【主要制剂与规格】硫唑嘌呤片,50mg/ 片。

【是否超说明书用药】是。

【适用疾病类型】主要用于复发性自身免疫性脑炎患者。

【用法与用量】根据《中国自身免疫性脑炎诊治专家共识》,成人患者的口服剂量100mg/d,至少 1 年。儿童患者:1~2mg/(kg·d),最大量不超过成人剂量。

【用药期间的监测指标】周围血 CD19 阳性 B 淋巴细胞,周围血 IgG 水平。血常规,肝、肾功能,血糖,血电解质,系统性感染指标等。

【药物调整】如果出现周围血白细胞减少、肝功能损害等不良反应,应及时减量或停用。

【注意事项】有条件的医院在应用硫唑嘌呤前建议患者测定硫代嘌呤甲基转移酶(TMTP)活性或进行相关基因检测,避免发生严重不良反应。

【禁忌证】妊娠期、哺乳期妇女;硫唑嘌呤及其相关成分过敏者。

【不良反应】变态反应,如发热、寒战、皮疹;致癌性,接受免疫抑制剂患者皮肤癌、肉瘤、原位宫颈癌发生危险增加;白细胞减少症等骨髓抑止作用;恶心、腹泻等胃肠道反应;个别患者出现脱发症状。

(关鸿志　马明圣)

参考文献

[1] DALMAU J, ARMANGUÉ T, PLANAGUMÀ J, et al. An update on anti-NMDA receptor encephalitis for neurologists and psychiatrists: Mechanisms and models [J]. Lancet Neurol, 2019, 18 (11): 1045-1057.

[2] 中华医学会神经病学分会. 中国自身免疫性脑炎诊治专家共识 [J]. 中华神经科杂志, 2017, 50 (2): 91-98.

[3] 关鸿志, 徐晓璐, 朱以诚, 等. 吗替麦考酚酯治疗抗富亮氨酸胶质瘤失活蛋白 1 脑炎的临床与免疫参数观察 [J]. 中华神经科杂志, 2018, 51 (4): 281-287.

[4] XU X, LU Q, HUANG Y, et al. Anti-NMDAR encephalitis: A single-center, longitudinal study in China [J]. Neurol Neuroimmunol Neuroinflamm, 2020, 7 (1).

[5] 关鸿志, 孔维泽, 彭斌, 等. 复发性抗 N- 甲基-D- 天冬氨酸受体脑炎临床分析 [J]. 中华医学杂志, 2015, 95 (13): 996-1001.

7

自身免疫性垂体炎

一、疾病概述

【定义】自身免疫性垂体炎（autoimmune hypophysitis, AH）是一类自身免疫介导的炎症侵犯垂体、下丘脑及其邻近器官的罕见疾病，病因尚不明确。临床分为原发性和继发性 AH。原发性 AH 按其组织学特点分为淋巴细胞性垂体炎、肉芽肿性垂体炎、黄瘤病性垂体炎、坏死性垂体炎、IgG4 相关垂体炎，其中淋巴细胞性垂体炎是最常见的类型。继发性 AH 可继发于系统性红斑狼疮等多种系统性疾病和一些药物的应用之后。

【主要症状与体征】AH 患者临床表现多样，取决于病变的部位、范围和进展速度。临床症状主要包含增大垂体的占位效应（持续的剧烈头痛和进行性加重的视功能障碍）、腺垂体功能减退、中枢性尿崩症、下丘脑综合征等。继发性 AH 患者常合并系统性疾病的相关表现。

【诊断要点及特殊检查】AH 诊断的金标准是组织学病理检查，但更多的患者可以通过临床表现、影像学、内分泌功能检查和糖皮质激素治疗反应等综合评价做出临床诊断。对于不能明确诊断的疑诊病例，可以考虑随访观察。

二、用药方案

【常用药物】

大多数淋巴细胞性垂体炎和 IgG4 相关垂体炎患者对糖皮质激素治疗反应良好，既可缩小垂体占位、缓解压迫症状，又可使部分患者垂体功能得以改善。部分对糖皮质激素治疗反应不佳的患者，可考虑联合甲氨蝶呤或环磷酰胺等免疫抑制剂的治疗。而其他类型的原发性 AH 患者，如肉芽肿性垂体炎、黄瘤病性垂体炎等，需要手术获得明确病理诊断的同时缓解压迫症状。手术指征还包括急性且进行性视神经受压或颅内压增高临床表现。继发性 AH 患者根据原发病的种类不同选择针对性的治疗方案。此外，AH 患者常合并不同程度的垂体前叶功能减低和 / 或中枢性尿崩症，应针对性给予激素替代治疗。

三、用药描述

泼尼松（prednisolone）

【主要制剂与规格】醋酸泼尼松片：5mg。

【是否超说明书用药】否。

【适用疾病类型】AH 的首选治疗药物，适用于 AH 导致的自身免疫状态，具有抗炎及抗过敏作用，能抑制结缔组织的增生，降低毛细血管壁和细胞膜的通透性，减少炎性渗出，并能抑制组胺及其他毒性物质的形成与释放。既可缩小垂体占位、缓解压迫症状，又可使部分患者垂体功能得以改善。

【用法与用量】通常建议药理剂量的泼尼松（0.5~1.0mg/kg）起始，鞍区病变在影像学上缩小后（通常需要治疗 2~4 周）逐渐减量至停药，建议治疗周期超过 6 个月以上以减少复发。

【用药期间的监测指标】①血压；②血脂；③血糖；④电解质，尤其是血钾；⑤眼科检查；⑥骨质疏松相关检查；⑦小儿定期监测生长发育情况；⑧大便隐血；⑨血常规。

【药物调整】不良反应严重或药物无法控制，如骨质疏松症或高血压，考虑停药。

【注意事项】①结核病患者慎用，必要应用时，必须给予适当的抗结核治疗。②长期服药后，停药时应逐渐减量。③糖尿病、骨质疏松症、肝硬化、肾功能不全、甲状腺功能减退患者慎用。④对有细菌、真菌、病毒感染者，应在应用足量敏感抗生素的同时谨慎使用。

【禁忌证】药物过敏患者禁用；高血压、血栓症、胃及十二指肠溃疡、精神病、电解质代谢异常、心肌梗死、内脏手术、青光眼等患者一般不宜使用，特殊情况下应权衡利弊，注意病情恶化的可能。

【不良反应】并发感染为主要的不良反应。较大剂量易引起糖尿病、消化道溃疡和类库欣综合征症状，对下丘脑 - 垂体 - 肾上腺轴的抑制作用较强。

（白　皙　潘　慧）

参考文献

［1］FALORNI A, MINARELLI V, BARTOLONI E, et al. Diagnosis and classification of autoimmune hypophysitis [J]. Autoimmun Rev, 2014, 13 (4-5): 412-416.

［2］GUARALDI F, GIORDANO R, GROTTOLI S, et al. Pituitary autoimmunity [J]. Front Horm Res, 2017, 48: 48-68.

［3］HONEGGER J, SCHLAFFER S, MENZEL C, et al. Diagnosis of primary hypophysitis in Germany [J]. J Clin Endocrinol Metab, 2015, 100 (10): 3841-3849.

8

自身免疫性胰岛素受体病

一、疾病概述

【定义】自身免疫性胰岛素受体病（autoimmune insulin receptopathy，AIR）又称B型胰岛素抵抗（type B insulin resistance，TBIR），是由于胰岛素受体自身抗体导致的一种罕见病，主要临床表现为高血糖、黑棘皮征、自身免疫性疾病等，少数患者病程中会出现低血糖。

【主要症状与体征】高血糖是AIR最常见的临床表现，但在没有干预的情况下患者也可以自发缓解而维持血糖水平正常。约25%的患者在病程中会出现自发性低血糖。约50%的患者存在黑棘皮征，多囊卵巢、高雄激素血症也相对常见。AIR患者常伴发其他的自身免疫性疾病，其中系统性红斑狼疮最常见，约占50%。

【诊断要点及特殊检查】该病无特异性临床表现。存在黑棘皮征和可疑自身免疫性疾病的患者，如空腹胰岛素浓度显著升高，需考虑AIR。每日外源性胰岛素用量>3U/kg的非肥胖患者也需考虑AIR。如检测到胰岛素受体自身抗体可确诊。

二、用药方案

【治疗目的】AIR的治疗主要针对两方面：一是胰岛素抵抗及糖代谢异常；二是严重低血糖。治疗目标包括改善糖代谢异常及解除自身免疫反应。针对胰岛素抵抗及糖代谢异常，通常需要使用大剂量胰岛素（可高达5 000U/d，甚至高达30 000U/d）治疗。此外，也可以考虑在患者中使用口服降血糖药。免疫调节治疗主要针对AIR导致的自身免疫状态，但缺乏大型的随机双盲试验。

【常用药物】各种糖皮质激素制剂、吗替麦考酚酯、环磷酰胺和硫唑嘌呤等可作为单药或联合治疗，尚缺乏统一规范的治疗原则和方法。对于AIR导致的低血糖，首先要进行生活方式的调整，包括规律进餐、夜间加餐，进入缓解期后应加用硫唑嘌呤作为免疫维持治疗。

三、用药描述

泼尼松（prednisolone）

【主要制剂与规格】醋酸泼尼松片：5mg。

【是否超说明书用药】否。

【适用疾病类型】适用于 AIR 导致的自身免疫状态，是 AIR 的一线治疗药物，糖皮质激素具有抑制已经产生的浆细胞的活性，从而减少自身抗体产生的作用。

【用法与用量】口服。通常需要使用大剂量的泼尼松（20~150mg/d）。患者的低血糖常在使用大剂量糖皮质激素的 24h 内缓解。

【用药期间的监测指标】①血压；②血脂；③血糖；④电解质，尤其是血钾；⑤眼科检查；⑥骨质疏松相关检查；⑦小儿定期监测生长发育情况；⑧大便隐血；⑨血常规。

【药物调整】如出现严重不良反应如骨质疏松症或高血压，应考虑停药。

【注意事项】①结核病、急性细菌性或病毒性感染患者慎用，必要应用时，必须给予适当的抗感染治疗。②长期服药后，停药时应逐渐减量。③糖尿病、骨质疏松症、肝硬化、肾功能不全、甲状腺功能减退患者慎用。④对有细菌、真菌、病毒感染者，应在应用足量敏感抗生素的同时谨慎使用。

【禁忌证】药物过敏患者禁用；高血压、血栓症、胃及十二指肠溃疡、精神病、电解质代谢异常、心肌梗死、内脏手术、青光眼等患者一般不宜使用，特殊情况下权衡利弊，注意病情恶化的可能。

【不良反应】并发感染为主要的不良反应。较大剂量易引起糖尿病、消化道溃疡和类库欣综合征的症状，对下丘脑 - 垂体 - 肾上腺轴的抑制作用较强。

（白　皙　潘　慧）

参考文献

[1] MANIKAS E D, ISAAC I, SEMPLE R K, et al. Successful treatment of type B insulin resistance with rituximab [J]. J Clin Endocrinol Metab, 2015, 100 (5): 1719-1722.

[2] BOURRON O, CARON-DEBARLE M, HIE M, et al. Type B Insulin-resistance syndrome: A cause of reversible autoimmune hypoglycaemia [J]. Lancet, 2014, 384 (9953): 1548.

[3] FLIER J S, KAHN C R, ROTH J, et al. Antibodies that impair insulin receptor binding in an unusual diabetic syndrome with severe insulin resistance [J]. Science, 1975, 190 (4209): 63-65.

9

原发性肉碱缺乏症

一、疾病概述

【定义】原发性肉碱缺乏症又称肉碱转运障碍或肉碱摄取障碍,是一种常染色体隐性遗传的脂肪酸 β 氧化代谢障碍疾病,致病基因 *SLC22A5* 定位于染色体 5q31.1,编码跨膜肉碱转运蛋白 OCTN2。*SLC22A5* 基因突变导致肉碱通过胃肠道进入血液受阻,同时小管重吸收肉碱障碍,引起血浆肉碱水平降低,细胞功能障碍,最终产生脏器功能缺陷。

【主要症状与体征】临床可表现为发作性急性代谢紊乱(喂养困难、呕吐、意识障碍、肝大、低酮症性低血糖、肝酶增高、高氨血症等)、心肌病(扩张型心肌病和肥厚型心肌病常见,也可见心律失常,如心室颤动、心房颤动、心动过缓、长 QT 综合征、短 QT 综合征等)、肌肉表现(肌无力、肌张力减弱)、肝脏表现(肝大、脂肪变性)及其他脏器损害,如反复恶心、腹痛、贫血、发育迟缓、智力落后、精神行为异常、反复感染等。该病是一种潜在的致死性疾病,患儿可因急性能量代谢障碍危象或急性心衰而猝死。

【诊断要点及特殊检查】①临床表现:患者具有婴儿发作性低酮症性低血糖,伴或不伴肝大、氨基转移酶水平增高或者高氨血症;儿童智力运动落后,肌无力,伴或不伴肌酸激酶增高;儿童心肌病合并脂肪肝;成人不明原因的易疲劳、耐力下降以及肌痛;原因不明的发育落后、反复腹痛、肝大、肾脏疾病等。②串联质谱检测:血肉碱提示血游离肉碱<10μmol/L(或低于实验室自定低限)或游离肉碱为 10~15μmol/L,但伴有多种酰基肉碱降低。③基因检测:*SLC22A5* 基因检测到 2 个突变;或只检测到一个突变或未检测到突变,但已除外继发性肉碱缺乏。

二、用药方案

【治疗目的】本病一经诊断,应终身应用肉碱替代治疗,维持血浆游离肉碱水平在正常或接近正常范围。避免应激状态诱发脂肪酸代谢障碍,进而引起能量代谢障碍和低血糖状态。对于合并心肌病及肝酶增高的患者,需要同时给予保护心肌及肝脏的药物,并在相关专

28

科治疗和随访。

【常用药物】左卡尼汀。

三、用药描述

左卡尼汀（L-carnitine）

【主要制剂与规格】左卡尼汀口服溶液，10ml：1g；左卡尼汀注射液，5ml：1g。

【是否超说明书用药】否。

【适用疾病类型】原发性肉碱缺乏症急性期及维持期均需应用。

【用法与用量】根据《2019 年中国原发性肉碱缺乏症诊治共识》，急性重症患者初始剂量为每日 100~400mg/kg，分 3 次口服或静脉滴注，餐间或餐后服用最佳。维持剂量通常为每日 100~200mg/kg。

【用药期间的监测指标】根据血浆游离肉碱水平个体化调整左卡尼汀补充剂量。

【药物调整】①出现肠道不适、腹泻不能耐受时，可酌情减量或改为 4 次口服。②如应用左卡尼汀 400mg/（kg·d）超过 1 个月后血游离肉碱仍未恢复正常，建议加用乙酰肉碱。

【注意事项】①宜餐后服用，以减轻胃肠道刺激。②如出现胃肠道症状或鱼腥样异味，可加用甲硝唑 10mg/（kg·d）×1 周改善症状。

【禁忌证】对本品过敏者禁用，肉碱棕榈酰转移酶 1 缺乏者禁用。

【不良反应】本品有胃肠道刺激性，口服可有口干、胃肠道不适、腹泻，有时会引起鱼腥样异味。

（周　煜　马明圣）

参考文献

［1］　中华预防医学会出生缺陷预防与控制专业委员会新生儿遗传代谢病筛查学组，中华医学会儿科分会出生缺陷预防与控制专业委员会，中国医师协会医学遗传医师分会临床生化遗传专业委员会，等. 原发性肉碱缺乏症筛查与诊治共识 [J]. 中华医学杂志，2019, 99 (2): 88-92.

［2］　ALMANNAI M, ALFADHEL M, EL-HATTAB A W. Carnitine inborn errors of metabolism [J]. Molecules, 2019, 24 (18): 3251

［3］　MAGOULAS P L, EL-HATTAB A W. Systemic primary carnitine deficiency: An overview of clinical manifestations, diagnosis, and management [J]. Orphanet J Rare Dis, 2012, 7: 68.

10

Castleman 病

一、疾病概述

【定义】Castleman 病（castleman disease，CD）又称巨大淋巴结病或血管滤泡性淋巴结增生症，是一种较为罕见的淋巴组织增生性疾病。临床上根据肿大淋巴结数目和器官受累情况将 CD 分为单中心型（unicentric CD，UCD）和多中心型（multicentric CD，MCD）。后者基于人类疱疹病毒 -8（HHV-8）的感染状态，再细分为 HHV-8 相关性 MCD 和特发性 MCD（idiopathic multicentric Castleman disease，iMCD）。前者仅累及单个淋巴结，相关症状较轻，外科治疗效果良好；后者则累及多个淋巴结区域淋巴结，有较为明显的全身症状，预后较差。

【主要症状与体征】CD 临床表现多样，无痛性淋巴结肿大最常见。UCD 累及单一淋巴结区，多无全身症状，常见于胸部、颈部、腹部和腹膜后。MCD 除了多发淋巴结肿大外，往往还伴有发热、盗汗、乏力、体重下降、贫血、肝功能异常、肾功能不全、容量负荷过多（全身水肿、胸腔积液、腹水等）等全身表现。

【诊断要点及特殊检查】病理组织学是诊断 CD 的关键，对于临床上怀疑的病例应进行淋巴结活检。CD 在病理上可以分为透明血管型、浆细胞型和混合型 3 种类型。①透明血管型：可见萎缩或退化的生发中心，生发中心周围套区的"洋葱皮样"外观。血管内皮明显肿胀，管壁增厚，后期呈玻璃样。硬化的血管径向穿入萎缩的生发中心，呈"棒棒糖样"外观。②浆细胞型：可见滤泡增生和浆细胞浸润，滤泡间区的透明血管及洋葱皮样排列较少。③混合型：兼具上述二者特征。2017 年 CDCN 工作组提出了 iMCD 的诊断标准：2 项主要标准、2 项及以上次要标准（至少包括 1 项异常的实验室指标）、排除其他与 CD 相似且易混淆的疾病等（表 10-1）。

表 10-1   特发性多中心型 Castleman 病的诊断标准

一、主要标准	
1. 病理组织学	萎缩或退化的生发中心(>2 级)伴套区增宽,呈同心圆样表现("洋葱皮样"外观) 滤泡树突状细胞明显增生 滤泡间区高内皮血管增生伴血管长入生发中心("棒棒糖样"外观) 滤泡间区各级浆细胞呈片状增生(>2 级) 生发中心增多
2. 淋巴结肿大	多部位淋巴结肿大(短径>2cm)
二、次要标准	
1. 临床表现	B 症状 肝脏或脾脏肿大 积液或水肿 淋巴细胞性间质性肺炎 多发性樱桃红血管瘤或紫红色丘疹
2. 实验室指标	C 反应蛋白升高和低白蛋白血症 贫血 血小板减少或血小板增多症 肾功能不全或蛋白尿 多克隆性高 γ 球蛋白血症
三、排除标准	感染性疾病,如 HHV-8、人类免疫缺陷病毒(HIV)、弓形虫病、EB 病毒、巨细胞病毒(CMV);自身免疫性或自身炎症性疾病,如系统性红斑狼疮、类风湿性关节炎、成人斯蒂尔病(Still 病)、幼年特发性关节炎、自身免疫性淋巴细胞增生综合征 肿瘤,如淋巴瘤、多发性骨髓瘤、浆细胞瘤、滤泡树突状细胞肉瘤、POEMS 综合征

二、用药方案

【治疗目的】UCD 的治疗主要依靠手术,手术完整切除病灶一般可治愈疾病。极少数情况下,UCD 病灶由于大小或位置(更常见)的原因,可考虑栓塞术或利妥昔单抗,目的是使病灶缩小,转化为可切除的病变。MCD 无特效治疗方法,一般认为手术治疗无效,该类型需根据患者疾病活动状态和终末器官功能是否损害进行分层治疗。合并 HHV-8 感染的患者,还需要联合抗病毒治疗。

【常用药物】①IL-6 抑制剂:阻断 IL-6 信号通路,为 iMCD 一线治疗药物,包括抗 IL-6 的单克隆抗体(司妥昔单抗)、抗 IL-6 受体单克隆抗体(托珠单抗),现司妥昔单抗在国内尚未上市,已入选国家药品监督管理局第一批临床急需境外新药的申请审批名录,托珠单抗为次选替代用药。②抗 CD20 单克隆抗体,利妥昔单抗:为 HHV-8 相关性 MCD 一线治疗药物。③免疫调节剂 / 免疫抑制剂:为非重症 iMCD 患者的三线用药,如环孢素、西罗莫司、沙利度胺、来那度胺、硼替佐米等。④抗病毒药物:更昔洛韦、缬更昔洛韦,不推荐其他抗病毒药物如膦甲酸钠等。⑤联合化疗:包括 R-CHOP(环磷酰胺、阿霉素、长春新碱、泼尼松和利妥昔单抗)、R-CVP(环磷酰胺、长春新碱、泼尼松和利妥昔单抗)、CER(环磷酰胺、依托泊苷、利妥昔单抗）、VDT-ACE-R（硼替佐米、地塞米松、沙利度胺、阿霉素、环磷酰胺、依托泊苷和利妥昔单抗）、TCP（沙利度胺、环磷酰胺、泼尼松）和 CVAD（环磷酰胺、长春新碱、阿霉素和地塞米松）。

三、用药描述

（一）司妥昔单抗（siltuximab）

【主要制剂与规格】司妥昔单抗注射液，100mg、400mg。

【是否超说明书用药】孤儿药，指定治疗 Castleman 病。

【适用疾病类型】HIV 阴性和 HHV-8 阴性的 MCD（iMCD）患者首选一线治疗方案。伴炎症指标升高且不易切除的 UCD 患者。

【用法与用量】11mg/kg，静脉输注，持续 1h，每 3 周 1 次。

【用药期间的监测指标】血常规、肝功能、肾功能、IL-6、红细胞沉降率（ESR）。

【药物调整】①对于中性粒细胞绝对计数（ANC）<1×10^9/L，或血小板计数<75×10^9/L，或血红蛋白 ≥ 170g/L 的患者，在开始给药前，需考虑延迟治疗，但不要减少剂量。对于绝对 ANC<1×10^9/L，或血小板计数<50×10^9/L，或血红蛋白 ≥ 170g/L 的患者，在第二次给药前及其以后，需考虑延迟治疗，但不要减少剂量。②肾功能损害（CrCl ≥ 15ml/min）、肝功能损害，无须调整初始剂量。③轻度至中度输液反应：中断输液直至反应消退，并以较低的输液速度重新开始给药；考虑给予抗组胺药、对乙酰氨基酚和糖皮质激素；如果干预效果不佳，应停止给药；如果出现过敏，则应停止治疗。

【注意事项】①不要接种活疫苗。②在胃肠道穿孔高危患者中谨慎使用。③可能出现输液相关反应和超敏反应（如过敏），可能需要中断或停止治疗。④可掩盖急性炎症的体征和症状（如发热、急性期反应物）；患有严重感染的患者不应给药，直至感染控制。⑤生育期患者在治疗期间和停药后 3 个月内避免怀孕。⑥停药有复发风险。

【禁忌证】对本品过敏者禁用。

【不良反应】①常见不良反应。心血管：水肿、高血压；皮肤：瘙痒、皮疹；内分泌与代谢：高甘油三酯血症、高尿酸血症、体重增加；胃肠道：腹痛、便秘、腹泻、胃食管反流病、恶心、呕吐等；血液系统：中性粒细胞减少、血小板减少；肌肉骨骼系统：关节疼痛；神经系统：头晕、头痛；肾脏：肾功能损害、泌尿系统感染性疾病；呼吸系统：下呼吸道感染、鼻咽炎、上呼吸道感染；其他：乏力、四肢疼痛。②严重不良反应。胃肠道：胃肠道穿孔；免疫系统：过敏；其他：感染性疾病、输液反应。

（二）托珠单抗（tocilizumab）

【主要制剂与规格】托珠单抗注射液，80mg、200mg、400mg。

【是否超说明书用药】是。

【适用疾病类型】HIV 阴性和 HHV-8 阴性的 MCD（iMCD）患者。伴炎症指标升高且不易切除的 UCD 患者。

【用法与用量】8mg/kg，静脉输注，每 2 周 1 次，持续 16 周，根据病情延长用药间隔。

【用药期间的监测指标】血常规、肝功能、肾功能、IL-6、ESR。

【药物调整】①肝酶高于 1~3 倍正常值上限（ULN）且持续增加,可将托珠单抗的剂量减量或中断用药,直至氨基转移酶恢复至正常水平。肝酶高于 3~5 倍 ULN,中断给予托珠单抗,直至恢复至 <3 倍 ULN,然后按照上述肝酶高于 1~3 倍 ULN 情况的建议进行给药。肝酶高于 5 倍 ULN 终止给予托珠单抗。② ANC>1×10^9/L,维持剂量。ANC 为 $(0.5~1) \times 10^9$/L,中断托珠单抗给药,ANC 增加至 >1×10^9/L 时恢复。ANC< 0.5×10^9/L,终止托珠单抗治疗。③血小板计数 $(50~100) \times 10^9$/L,中断托珠单抗给药,当血小板计数 >100×10^9/L 时恢复。血小板计数 <50×10^9/L,终止托珠单抗治疗。④轻度肾功能损伤患者无须调整剂量。

【注意事项】①感染,可有细菌、分枝杆菌、侵袭性真菌、病毒、原虫或其他机会性病原体引起的严重感染,甚至出现致死性感染。对感染活动期(包括局部感染)患者不得给予托珠单抗。②有发生憩室炎的并发症憩室穿孔事件的报道。对于既往有肠溃疡或憩室炎病史的患者,在使用托珠单抗时应格外注意。③活疫苗和减毒活疫苗不应与托珠单抗同时使用。④有托珠单抗引起严重超敏反应的报道,包括速发型变态反应。⑤应用托珠单抗可能会使肝氨基转移酶升高,需慎重考虑对有活动期肝病或肝功能损伤的患者进行治疗。⑥应警惕患者可能出现的中枢脱髓鞘病发作的潜在征象。⑦可能伴有中性粒细胞减少症的发生、血小板计数的减少。⑧停药有复发风险。

【禁忌证】①对本品过敏者禁用。②感染活动期患者。

【不良反应】①感染及侵染类疾病:上呼吸道感染、蜂窝织炎、口唇单纯疱疹、带状疱疹,偶见憩室炎。②消化系统:腹痛、口腔溃疡、胃炎、转移酶升高、总胆红素升高,偶见口腔黏膜炎、胃溃疡。③皮肤及皮下组织:皮疹、瘙痒、荨麻疹。④神经系统:头痛、头晕。⑤血液及淋巴系统:白细胞减少症、血小板减少。⑥代谢:高胆固醇血症、高甘油三酯血症。⑦全身及给药部位反应:外周水肿、超敏反应、高血压。⑧呼吸系统:咳嗽、呼吸困难。⑨眼:结膜炎。⑩泌尿系统:肾结石。⑪内分泌系统:甲状腺功能减退。

(三) 利妥昔单抗(rituximab)

【主要制剂与规格】利妥昔单抗注射液,100mg、500mg。

【是否超说明书用药】是。

【适用疾病类型】HHV-8 相关性 MCD 一线治疗,与抗病毒治疗联用。非严重 HIV 阴性和 HHV-8 阴性的 MCD 患者的二线替代治疗。

【用法与用量】初始治疗,375mg/m²,每周 1 次,治疗 4 周。病情缓解后停用利妥昔单抗,随访病情。疾病复发时使用利妥昔单抗再治疗。

【用药期间的监测指标】①血常规;②肝、肾功能;③血压。

【药物调整】如出现严重输注反应,应立即停止输注。减速至原滴注速度一半以下,仍有严重不良反应,应永久停药。

【注意事项】①利妥昔单抗可以引起输注反应,通常出现在利妥昔单抗输注开始后的 30min 至 2h,一般都是可以逆转的,建议采用苯海拉明和对乙酰氨基酚对输注症状进行治疗。当症状完全缓解以后,可以减慢 50% 的速度重新开始输注治疗。②超敏反应 / 速发型变态反应,应当立即使用肾上腺素、抗组胺药和糖皮质激素。③输注过程中可能会发生低血压,输注前 12h 以及输注过程中,应该考虑停用抗高血压药物。对于具有心脏病史的患者应该进行密切的监测。④ ANC<$1.5×10^9$/L 和 / 或血小板计数<$75×10^9$/L 患者治疗时,应慎重。⑤不得用于治疗同时患有严重活动性感染的患者。⑥若出现疑似与利妥昔单抗有关的严重皮肤反应发生,治疗应永久停止。⑦不建议使用活病毒疫苗进行接种。

【禁忌证】对本品任何成分或鼠蛋白过敏者。

【不良反应】①全身:发热、寒战、虚弱、头痛、颜面潮红。②皮肤:皮肤瘙痒、皮疹、荨麻疹、脱发症、多汗、盗汗。③呼吸系统:支气管痉挛、呼吸系统疾病、胸痛、呼吸困难、咳嗽、鼻炎。④循环系统:心律失常、心肌梗死、血压升高。⑤消化系统:恶心、呕吐、腹泻、腹痛、吞咽困难、口腔炎、便秘、消化不良、食欲减退、咽喉刺激。⑥血液系统:骨髓抑制、中性粒细胞减低、白细胞减少、血小板减少、血红蛋白下降。⑦神经系统:感觉异常、感觉迟钝、精神激动、失眠、血管舒张、头晕、焦虑。⑧肌肉骨骼系统:肌张力过强、肌肉痛、关节痛、背痛、颈部痛。⑨感染:细菌感染,病毒感染等。⑩免疫系统:血管性水肿、超敏反应。⑪代谢紊乱和营养不良:高血糖、体重减轻、外周性水肿、面部水肿、LDH 升高、低钙血症。

(四)西罗莫司(sirolimus)

【主要制剂与规格】西罗莫司片,1mg。

【是否超说明书用药】是。

【适用疾病类型】iMCD 患者三线治疗。

【用法与用量】3mg/kg,血药浓度 5~10ng/ml。

【用药期间的监测指标】血药浓度监测。改变西罗莫司剂量时及同服 CYP3A4 强诱导剂或抑制剂期间,尤其是可能出现药物代谢变化、13 岁或以上但体重低于 40kg 以及肝损伤患者需要进行西罗莫司谷浓度监测。

【药物调整】①肝功能损害患者西罗莫司的维持剂量可减少 1/3~1/2。②肾功能损害患者不需要调整西罗莫司的负荷剂量。

【注意事项】①增加感染机会和可能引发淋巴瘤。②避免与 CYP3A4 和 / 或 P-gp 的强效抑制剂(如酮康唑、伏立康唑、伊曲康唑、红霉素等)或 CYP3A4 和 / 或 P-gp 的强效诱导剂(如利福平等)联合使用。③与钙调磷酸酶抑制剂联合应用,有可能增加钙调磷酸酶抑制剂诱发 HUS/TTP/TMA 的风险。④联合服用 ACEI 导致血管神经性水肿型反应。⑤推荐的西罗莫司 24h 血谷浓度范围检测基于色谱法。⑥治疗开始前、治疗维持期间和治疗停止后 12 周内,应采取有效的避孕措施。⑦治疗期间应避免使用活疫苗。

【禁忌证】对西罗莫司、西罗莫司的衍生物或对本品中任何成分过敏的患者。

【不良反应】最常见的不良反应为血小板减少、贫血、发热、高血压、低钾血症、低磷酸盐血症、尿道感染、高胆固醇血症、高血糖、高甘油三酯血症、腹痛、淋巴囊肿、外周水肿、关节痛、痤疮、腹泻、疼痛、便秘、恶心、头痛、血肌酐水平升高、血乳酸脱氢酶水平升高。

(肖 娟 李 卓)

参考文献

[1] VAN RHEE F, OKSENHENDLER E, SRKALOVIC G, et al. International evidence-based consensus diag-

nostic and treatment guidelines for unicentric Castleman disease [J]. Blood Adv, 2020, 4 (23): 6039-6050.

［2］ FAJGENBAUM D C, ULDRICK T S, BAGG A, et al. International, evidence-based consensus diagnostic criteria for HHV-8-negative/idiopathic multicentric Castleman disease [J]. Blood, 2017, 129 (12): 1646-1657.

［3］ VAN RHEE F, VOORHEES P, DISPENZIERI A, et al. International, evidence-based consensus treatment guidelines for idiopathic multicentric Castleman disease [J]. Blood, 2018, 132 (20): 2115-2124.

［4］ VAN RHEE F, WONG R S, MUNSHI N, et al. Siltuximab for multicentric Castleman's disease: A randomised, double-blind, placebo-controlled trial [J]. Lancet Oncol, 2014, 15 (9): 966-974.

［5］ NISHIMOTO N, KANAKURA Y, AOZASA K, et al. Humanized anti-interleukin-6 receptor antibody treatment of multicentric Castleman disease [J]. Blood, 2005, 106 (8): 2627-2632.

［6］ FAJGENBAUM D C, LANGAN R A, JAPP A S, et al. Identifying and targeting pathogenic PI3K/AKT/mTOR signaling in IL-6-blockade-refractory idiopathic multicentric Castleman disease [J]. J Clin Invest, 2019, 129 (10): 4451-4463.

［7］ 刘海玲, 范磊, 李建勇. Castleman 病的诊疗进展 [J]. 中华血液学杂志, 2020, 41 (8): 697-700.

11

先天性肾上腺发育不良

一、疾病概述

【定义】先天性肾上腺发育不良（congenital adrenal hypoplasia，PAHC）是由 *DAX-1* 基因突变导致的 X 染色体连锁隐性遗传病。*DAX-1* 基因也称为 *NROB1* 基因，主要在下丘脑、垂体、肾上腺以及性腺中表达，影响类固醇激素的合成及相关器官发育。该类患者除了表现为肾上腺功能减退以外，通常会合并嗅觉正常的低促性腺激素性性腺功能减退症（HH），即促性腺激素分泌低下所致的青春期第二性征不发育。

【主要症状与体征】婴儿期起病的临床表现为以失盐为主的肾上腺皮质功能不全，常见症状包括高血钾、低血钠脱水、代谢性酸中毒、低血糖、呕吐、休克、皮肤色素沉着等。多数患者在青春期表现为不发育或发育不完全，或生育能力受损、少精和无精症等。少数患者可以表现为儿童早期高雄激素血症、单纯性盐皮质激素缺乏，青春期可出现假性性早熟或自发性青春发育等。

【诊断要点及特殊检查】诊断需结合临床表现，确诊需要基因检测结果。对于临床疑诊艾迪生病，尤其是合并青春发育异常，或是符合 X 连锁遗传规律家族史的患者，需警惕此病的可能。可行实验室检查测量血 ACTH、血或尿皮质醇等，影像学检查肾上腺 CT 观察肾上腺腺体体积。部分患者表现为单侧肾上腺缺失，部分可见双侧肾上腺发育欠佳。基因检查有无 *DAX-1* 基因突变，包括无义突变、移码突变和错义突变。

二、用药方案

【治疗目的】本病治疗以药物治疗为主，根据患者情况补充糖皮质激素、盐皮质激素及性激素，对有生育要求的患者进行促生精治疗。

【常用药物】①糖皮质激素：替代生理需要量的糖皮质激素，剂量和方案应结合年龄和发育期个体化制定，包括氢化可的松等。②氟氢可的松：盐皮质激素替代治疗。③睾酮：对于男性患者，睾酮替代疗法能够促进第二性征的发育。④促性腺激素：可选择促性腺激素释放激素(GnRH)脉冲治疗或人绒毛膜促性腺激素(hCG)与尿促性腺激素(HMG)联合间断肌内注射治疗。

三、用药描述

(一)氢化可的松(hydrocortisone)

【主要制剂与规格】醋酸氢化可的松片,20mg。

【是否超说明书用药】否。

【适用疾病类型】急、慢性肾上腺皮质功能减退(包括肾上腺危象)患者、腺垂体功能减退及肾上腺次全切除术后行替代治疗的患者,严重感染并发的毒血症和过敏性疾病患者,用于抗休克治疗抢救等。

【用法与用量】儿童用药剂量为 $10\sim15mg/m^2$,一日分 3 次给药。成人用药剂量为 $20\sim25mg/d$,晨服 2/3 量,午餐后服 1/3 量。

【用药期间的监测指标】应检测 17- 羟孕酮、雄烯二酮和睾酮的水平,目的是使雄烯二酮和睾酮水平恢复正常,17- 羟孕酮水平升高至正常上限的 2~3 倍是可接受的。

【药物调整】中等剂量氢化可的松单药应用可抑制生长激素的分泌和促生长作用,与免疫抑制剂合用会增加感染风险。

【注意事项】儿童或青少年患者长程使用糖皮质激素必须密切观察,患儿发生骨质疏松症、股骨头缺血性坏死、青光眼、白内障的危险性增加;老年患者用药易发生高血压和骨质疏松症。

【禁忌证】肾上腺皮质激素类药物过敏者或肾上腺皮质功能亢进者,活动性胃、十二指肠溃疡者,病毒性皮肤病者,角膜溃疡者禁用。

【不良反应】静脉迅速给予大剂量氢化可的松可能发生全身性变态反应,如气喘、荨麻疹等,患者可出现精神症状,如欣快感、激动、不安、谵妄等,大剂量长期使用该药可有肥胖、多毛症、痤疮、水钠潴留等不良反应。

(二)睾酮(testosterone)

【主要制剂与规格】丙酸睾酮注射剂(油),10mg、25mg、50mg。

【是否超说明书用药】否。

【适用疾病类型】用于隐睾症、性腺功能减退症、阳痿及男性更年期患者,适用于再生不良性贫血和老年男性骨质疏松症,也可用于妇女更年期综合征、月经过多及功能性子宫出血。

【用法与用量】肌内注射丙酸睾酮:①男性性腺功能减退、性腺发育不良等,10~25mg/ 次,2~3 次 / 周;②子宫肌瘤,25~50mg/ 次,2 次 / 周;③功能性子宫出血,25~50mg/次,隔日 1 次,连用 3~4 次;④绝经后乳腺癌,50~100mg/ 次,隔日 1 次;⑤小儿再生不良性贫血,1~2mg/kg,隔日 1 次,连用半年。应进行深部肌内注射。

【用药期间的监测指标】治疗过程中,应定期测定血清钙及胆固醇水平,在开始治疗时应每日监测液体出入量和体重。

【**药物调整**】睾酮可使甲状腺素、环孢素、抗糖尿病药和抗凝血药的作用增强，必须减少抗凝血药等药物的剂量。

【**注意事项**】使用透皮制剂睾酮可能引起局部刺激、红斑、过敏性接触性皮炎，有时出现烧灼样皮损，注意皮肤反应。

【**禁忌证**】患前列腺癌或乳腺癌以及良性前列腺增生的男性禁用；已有心脏、肾及肝受损或伴高钙血症的患者忌用；计划怀孕和正在哺乳的妇女禁用。

【**不良反应**】青春期以后的男性如果长期使用该药，可出现睾丸肿大、精液量减少、精子缺乏、阳痿、附睾炎和阴茎异常勃起。女性可出现排卵、泌乳或月经受抑，也可发生男性化（声音低而嘶哑），多毛、阴蒂增大、乳腺退化及男性样秃发。

（罗云云　潘　慧）

参考文献

［1］ PRASAD R, HADJIDEMETRIOU I, MAHARAJ A, et al. Sphingosine-1-phosphate lyase mutations cause primary adrenal insufficiency and steroid-resistant nephrotic syndrome [J]. J Clin Invest, 2017, 127 (3): 942-953.

［2］ SETTAS N, PERSKY R, FAUCZ F R, et al. SGPL1 Deficiency: A rare cause of primary adrenal insufficiency [J]. J Clin Endocrinol Metab, 2019, 104 (5): 1484-1490.

［3］ EL-KHAIRI R, MARTINEZ-AGUAYO A, FERRAZ-DE-SOUZA B, et al. Role of DAX-1 (NR0B1) and steroidogenic factor-1 (NR5A1) in human adrenal function [J]. Endocr Dev, 2011, 20: 38-46.

［4］ STEWART P M, NEWELL-PRICE J D C. The Adrenal cortex: Williams textbook of endocrinology [M]. 13th ed. Philadelphia: Elsevier, 2016.

12

先天性高胰岛素血症

一、疾病概述

【定义】先天性高胰岛素血症,或者先天性高胰岛素性低血糖症(congenital hyper-insulinism,CHI)是胰岛 B 细胞过量分泌胰岛素或分泌失调所致的以顽固的低血糖为主要临床表现的一组疾病。

【主要症状与体征】CHI 主要症状是低血糖相关临床表现,可以表现为喂养困难、嗜睡、易激惹、惊厥、昏迷、四肢厥冷、多汗、面色苍白等。新生儿期患者临床表现不典型,容易被忽视。部分新生儿患者为巨大儿。如延迟诊断,患者可有智力损害。

【诊断要点及特殊检查】CHI 的实验室诊断存在争议,目前仅有美国和日本儿科内分泌协会提出了诊治指南。一致推荐所有实验室检查均应在低血糖时进行。由于胰岛素的半衰期短(6min),实验室测量可能不准确,错过了胰岛素分泌的峰值。因此游离脂肪酸、β- 羟丁酸水平有助于诊断。当患者血糖低于 50mg/dl(2.8mmol/L)时,游离脂肪酸<1.5mmol/L,β- 羟丁酸<2mmol/L;血浆胰岛素、C 肽可以检测到;胰高血糖素刺激试验阳性(血浆葡萄糖升高>1.7mmol/L)可考虑诊断为 CHI。也有学者提出当治疗前血糖<3.0mmol/L 时,实验室检查结果符合上述指标,即可确诊。

特殊检查:CHI 患者病理类型分为弥漫型、局灶型和不典型。其中局灶型患者 90% 可通过胰腺病灶切除达到根治的目的。^{18}F 标记左旋多巴 - 正电子发射计算机断层扫描(fluorin-18 L-3,4-dihydroxyphenyl alanine-positron emission tomography,^{18}F-DOPA PET/CT)是目前公认的术前定位“金标准”,特异度可达 94%,灵敏度为 88%~94%。因患者的病灶形态不规则,术中还应行 B 超确定病灶范围。非手术者,可采取如下药物治疗。

二、用药方案

【治疗目的】在与同龄儿童相同的正常饮食下维持血糖在正常范围内。

【常用药物】①二氮嗪:是治疗 CHI 的首选药物。它与 ATP 敏感性钾通道的磺脲类受体 1 亚单位结合,使钾通道处于开放状态,抑制胰岛素的分泌。二氮嗪是 CHI 治疗的一线用药,目前国内尚无此药的口服剂型;②奥曲肽;③胰高血糖素。

三、用药描述

(一) 二氮嗪 (diazoxide)

【主要制剂与规格】二氮嗪口服溶液,50mg/ml、30ml。二氮嗪胶囊,25mg/ 粒、100mg/ 粒胶囊、100 粒 / 盒。

【是否超说明书用药】否。

【适用疾病类型】口服二氮嗪用于治疗以下情况引起的与高胰岛素血症相关的低血糖:①成人,不能手术的胰岛细胞腺瘤、胰岛细胞腺瘤癌、胰腺外的恶性肿瘤。②婴儿和儿童,亮氨酸敏感型、胰岛细胞增生症、胰腺外恶性肿瘤、胰岛细胞腺瘤或腺瘤病。二氮嗪还可以临时用于处理外科手术的术前、术后持续性血糖过低。

【用法与用量】口服。通常剂量为 5~15mg/(kg·d),分为 2~3 次服用,间隔 8~12h。最大剂量 15mg/(kg·d)(成人 500mg,一日 2 次)。

【用药期间的监测指标】血常规、尿酸、血糖、心脏彩超、心电图。

【药物调整】从小剂量开始,如使用 2~3d 仍存在低血糖,应逐渐增加剂量,直至最大剂量或不能耐受。

【注意事项】治疗期间需做心脏、血液检查、血压监测及生长发育监测。单次给药达300mg 时可引起心绞痛、心肌梗死、脑梗死。肾损害时,可增加低血糖或高血糖的敏感性,剂量需减少。β 受体阻滞剂可防止本品引起的反射性心动过速。本品与呋塞米、噻嗪类等合用可增强降压作用,但升高血糖和血尿酸的作用也增强,须调整用量。本品与抗凝血药合用可使抗凝作用加强,应调整剂量。本品与其他抗高血压药合用,可加强降压作用而发生低血压,应调整剂量及监测血压。治疗水肿性疾病,氢氯噻嗪的常规剂量为 1~2mg/(kg·d)或按体表面积 30~60mg/m^2,分 1~2 次服用,并按疗效调整剂量。小于 6 个月的婴儿剂量可达3mg/(kg·d)。在 CHI 治疗中可使用氢氯噻嗪,用量为 7~10mg/(kg·d),一日 2 次,不仅可减轻二氮嗪引起的水钠潴留,还可增加二氮嗪潜在的升糖效应。

【禁忌证】禁用于功能性低血糖症。对二氮嗪或噻嗪类药物过敏者禁用,除非潜在的获益大于风险。

【不良反应】食欲减退、恶心、呕吐、高尿酸血症、水钠潴留、高血糖、低血压、水肿、心动过速、心律失常、锥体外系症状、多毛、过敏。在先天性心脏病患者中可引起肺动脉高压,停药后可恢复。少数患者可能发生血小板减少,停药后可恢复。

(二) 奥曲肽 (octreotide acetate)

【主要制剂与规格】奥曲肽注射液,1ml:50μg、1ml:100μg。

【是否超说明书用药】是。

【适用疾病类型】对于胰岛素分泌过多的慢性顽固性低血糖,如二氮嗪无效,可以在2~3 个月后加用奥曲肽。

【用法与用量】对于持续性高胰岛素性低血糖,给予皮下注射。5~25μg/(kg·d),分 3~4 次皮下注射或持续皮下注射(成人最大总剂量为 500μg/d)。

【用药期间的监测指标】血糖、血常规、肝功能、胆囊超声、心电图、甲状腺功能。

【药物调整】从小剂量开始,如血糖不能达标,可逐渐调整剂量,直至最大量。

【注意事项】①在胰岛素瘤患者中,由于奥曲肽对生长激素和胰高血糖素分泌的抑制作用大于对胰岛素的抑制,并且对胰岛素的抑制作用持续时间较短,可能会增加低血糖的程度并延长持续时间。故在最初治疗阶段需密切监测,酌情调整。②奥曲肽可能引起胆囊结石,如发生胆囊结石,可给予熊去氧胆酸治疗,无须停药。③可能引起新生儿或婴幼儿坏死性小肠结肠炎或严重胆汁淤积性肝炎,一旦发生,需停药,改为持续静脉输注葡萄糖维持血糖。④奥曲肽可抑制生长激素的分泌。

【禁忌证】对奥曲肽或任一赋型剂过敏者禁用。

【不良反应】食欲减退、恶心、呕吐、腹痛、肿胀、肠胃胀气、腹泻、脂肪泻、糖耐量受损、罕见持续性高血糖、胆汁分泌减少,长期用药可引起胆结石,突然停药可引起胆绞痛和胰腺炎,注射部位的疼痛刺激、肝损害、肝炎、暂时性脱发。

(三) 胰高糖素(glucagon)

【主要制剂与规格】注射用盐酸高血糖素,1mg(附溶媒 1ml)、10mg(附溶媒 10ml)。

【是否超说明书用药】否。

【适用疾病类型】①主要用于低血糖症(特别是暂时不能口服或静脉注射葡萄糖的患者,但低血糖发生时通常应首选葡萄糖)。②心源性休克。③评估糖尿病患者胰岛 B 细胞的最大分泌情况。④胃肠道检查时暂时抑制胃肠道蠕动。

【用法与用量】①低血糖的急救用药:25kg 或 8 岁以下儿童肌内注射 0.5mg/ 次,25kg 或 8 岁以上儿童 1mg/ 次。②持续静脉输注,不能与钙剂同时输注,否则易产生沉淀。每小时 1~20μg/kg,根据血糖酌情调整。

【用药期间的监测指标】肝功能、血糖、电解质。

【药物调整】持续静脉输注应从小剂量开始,根据血糖逐渐加量直至血糖达标。

【注意事项】①胰高血糖素多用于急救或者术前准备。②作为术前准备持续输注时,由于胰高糖素的黏滞性,容易发生管路阻塞。③长期使用胰高糖素治疗 CHI 需持续皮下输注。④如溶液呈现凝胶状或出现了不溶性粉末,请勿使用。

【禁忌证】对胰高血糖素或其他成分过敏者或有嗜铬细胞瘤等肾上腺肿瘤者禁用。

【不良反应】罕见严重的不良反应。偶见恶心、呕吐、腹泻、低血钾,罕见高血糖反应。特别是剂量超过 1mg 或注射速度过快(<1min)时,可能会出现暂时性心动加速。少数患者可能发生变态反应,有患者出现游走性红斑的报告。部分患者出现肝功能损害。

(巩纯秀　苏　畅)

参考文献

[1]　THORNTON P S, STANLEY C A, DE LEON D D, et al. Recommendations from the pediatric endocrine

society for evaluation and management of persistent hypoglycemia in neonates, infants, and children [J]. J Pediatr, 2015, 167 (2): 238-245.

［2］YORIFUJI T, HORIKAWA R, HASEGAWA T, et al. Clinical practice guidelines for congenital hyperinsulinism [J]. Clin Pediatr Endocrinol, 2017, 26 (3): 127-152.

［3］GALCHEVA S, Al-KHAWAGA S, HUSSAIN K. Diagnosis and management of hyperinsulinaemic hypoglycaemia [J]. Best Pract Res Clin Endocrinol Metab, 2018, 32 (4): 551-573.

［4］《中国国家处方集》编委会. 中国国家处方集: 化学药品与生物制品卷 (儿童版) (2013). 北京: 人民军医出版社, 2013: 229-230.

13 先天性肌无力综合征

一、疾病概述

【定义】先天性肌无力综合征(congenital myasthenia syndrome,CMS)是由于基因缺陷导致的神经肌肉接头功能障碍一组临床和遗传异质性疾病。目前已报道CMS的致病基因有30余个,属于常染色体隐性或显性遗传。由于神经肌肉接头突触前、突触基膜和突触后膜部分缺陷,导致神经肌肉接头信息传递受损,临床以易疲劳性和肌无力为特征,可能出现呼吸暂停而危及生命。根据受累部位、遗传方式和基因突变类型分为不同的亚型及综合征。

【主要症状与体征】出生后及婴幼儿起病,病情缓慢进展,主要累及眼外肌、延髓肌、肢体近端及呼吸肌,常有喂养困难、哭声低、眼睑下垂、呛咳、四肢无力,严重者会出现呼吸暂停危及生命。部分患者出现肌肉萎缩及脊柱侧弯。常由应激、感染、劳累诱发。CMS不同亚型有其相对应的表现。

【诊断要点及特殊检查】出生后及婴幼儿起病的肌肉无力和易疲劳,血肌酶正常或轻度升高。部分亚型新斯的明试验阳性及胆碱酯酶抑制剂治疗有效。重复神经电刺激低频刺激递减,神经传导测定可见重复复合肌肉动作电位波,单纤维肌电图可见颤抖值增宽或传导阻滞,重症肌无力抗体检测阴性。肌肉活检不支持其他神经肌肉接头疾病。基因检测到CMS致病基因突变。

二、用药方案

【治疗目的】缓解肌无力症状,改善脏器功能。药物治疗及其他对症支持治疗包括理疗、言语治疗、使用矫形器、使用步行器、呼吸支持等。

【常用药物】根据不同亚型选择治疗的药物,共有4类药物:①胆碱酯酶抑制剂(溴比斯的明);②钾通道阻滞剂(3,4二氨基吡啶),国内无药;③β受体激动剂(沙丁胺醇、麻黄碱);④乙酰胆碱受体通道阻滞剂(氟西汀)。大多数CMS对胆碱酯酶抑制剂及钾通道阻滞剂有反应。如对胆碱酯酶抑制剂无效,可选择沙丁胺醇、麻黄碱,慢通道综合征应用奎尼丁和氟西汀。

三、用药描述

(一) 溴吡斯的明(pyridostigmine bromide)

【主要制剂与规格】溴吡斯的明片,60mg。

【是否超说明书用药】是。

【适用疾病类型】适用 *SLC5A7*、*CHAT*、*SLC18A3*、*VAMP1*、*SYB1*、*LAMA5*、*CHRNA1*、*CHRND*、*MYO9A*、*PREPL*、*SCN4A*、*RAPSN*、*PLEC1*、*GFPT1*、*GMPPB*、*ALG2*、*ALG14DPAGT1* 基因突变的先天性肌无力综合征。对伴有乙酰胆碱受体(AChR)缺陷的 CMS,如 *COLQ*、*LAMB2*、*DOK7*、*MUSK*、*LRP4* 基因突变和慢通道综合征,应用溴吡斯的明无效或通常使症状恶化。

【用法与用量】根据 2019 年意大利先天性肌无力综合征诊断与治疗建议,成人剂量:起始量 120mg/d,逐渐增加为 240~480mg/d,分 4 次口服。儿童剂量:起始量每日 1mg/kg,逐渐增加每日 4~6mg/kg,分 4~6 次口服。

【用药期间的监测指标】心电图。

【药物调整】根据药物疗效、年龄增长及体重增加以及不良反应调整药物剂量,如出现不能耐受不良反应,停药。

【禁忌证】对溴吡斯的明过敏或对溴化物过敏禁用;机械肠梗阻、尿路梗阻禁用。

【不良反应】常见有出汗、恶心、呕吐、胃痉挛、腹泻、流涎、肌肉痉挛、瞳孔缩小、支气管分泌物增多。严重不良反应有心律失常、胆碱能危象。

【注意事项】合并支气管哮喘、心律失常、胆碱能危象慎用。

(二) 沙丁胺醇(salbutamol)

【主要制剂与规格】硫酸沙丁胺醇缓释片/胶囊,4mg、8mg;硫酸沙丁胺醇片/胶囊,0.6mg、2.4mg。

【是否超说明书用药】是。

【适用疾病类型】*SLC5A7*、*COLQ*、*COL13A1*、*CHRNE*、*DOK7*、*MUSK*、*AGRN*、*LRP4* 基因突变的先天性肌无力综合征。

【用法与用量】成人剂量缓释剂 4~12mg/d,分 2 次口服。儿童剂量:<6 岁每日 0.1~0.15mg/kg,6~12 岁 4~6mg/d,分 2 次口服。

【用药期间的监测指标】血压及心电图。

【药物调整】根据疗效及年龄增长及体重增加调整药物剂量,如出现不良反应,调整剂量或停药。

【禁忌证】过敏者禁用。

【不良反应】震颤、恶心、心悸、心率增快、口咽发干、头痛。

【注意事项】高血压、糖尿病、甲状腺功能亢进慎用,长期用药可形成耐药,对其他肾上腺受体激动剂过敏者可能对本品交叉过敏。

（三）麻黄碱（ephedrine）

【主要制剂与规格】麻黄碱片,15mg、20mg、25mg。

【是否超说明书用药】是。

【主要制剂与规格】*SLC5A7*、*COLQ*、*COL13A1*、*CHRNE*、*DOK7*、*MUSK*、*AGRN*、*LRP4* 基因突变的先天性肌无力综合征。

【用法与用量】成人剂量 45~90mg/d,分 3 次口服。儿童剂量,起始量每日 0.5~1mg/kg,缓慢加量至每日 3mg/kg,分 3 次口服。

【用药期间的监测指标】血压及心电图。

【药物调整】根据疗效及年龄增长及体重增加调整药物剂量,出现不良反应调整剂量或停药。

【禁忌证】甲状腺功能亢进、高血压、动脉硬化、心绞痛患者禁用。

【不良反应】大量长期使用可引起震颤、焦虑、失眠、头痛、心悸、发热感、出汗等。

【注意事项】短期反复使用可致快速耐受现象,作用减弱,停药数小时可恢复。

（四）奎尼丁（quinidine）

【主要制剂与规格】硫酸奎尼丁片,0.2g。

【是否超说明书用药】是。

【主要制剂与规格】*CHRNB1* 突变的先天性肌无力综合征。

【用法与用量】成人剂量 600mg/d,分 3 次口服。儿童剂量每日 15~60mg/kg,分 4~6 次口服。

【用药期间的监测指标】血压、心电图、血常规、心功能、肝功能、肾功能、血钾、血药浓度。

【药物调整】根据药物疗效及年龄增长及体重增加调整药物剂量,如出现不能耐受的不良反应,应停药。

【禁忌证】对本品过敏者,洋地黄中毒导致二度、三度房室传导阻滞,病态窦房结综合征,心源性休克,严重肝功能、肾功能损害,血小板减少患者禁用。

【不良反应】本品治疗指数低,1/3 发生不良反应,变态反应、特异体质反应、全血细胞减少、金鸡纳反应(cinchonism,表现为耳鸣、头痛、惊厥、视力障碍、兴奋、昏迷等)。儿科胃肠道反应很常见,可引起心律失常。

【注意事项】过敏体质、肝功能及肾功能损害、一度房室传导阻滞、心动过缓、低钾血症、未治疗心力衰竭慎用。

（五）氟西汀（fluoxetine）

【主要制剂与规格】盐酸氟西汀片,10mg;盐酸氟西汀胶囊,10mg、20mg。

【是否超说明书用药】是。

【主要制剂与规格】*CHRNB1* 突变的先天性肌无力综合征。

【用法与用量】成人 80~100mg/d,早晨服。无儿童推荐剂量。

【用药期间的监测指标】心电图及肝功能。

【**药物调整**】如出现不能耐受的不良反应,应停药。

【**禁忌证**】对氟西丁过敏者、哺乳期妇女及同时服用单胺氧化酶抑制剂药物或匹莫齐特患者禁用。

【**不良反应**】常见焦虑、腹泻、恶心、倦怠等；少见 QT 间期延长、胸痛、咳嗽、味觉改变、呕吐、体重下降、便秘、心率加快等。

【**注意事项**】肝功能、肾功能不全及儿童慎用；有增加自杀风险,双相情感障碍者慎用；正在服用抗凝血药者易增加出血风险。

（张玉琴）

参考文献

[1] 肖婷, 吴丽文. 先天性肌无力综合征的诊治进展 [J]. 中国当代儿科杂志, 2020, 22 (6): 672-677.

[2] MAGGI L, BERNASCONI P, D'AMICO A, et al. Italian recommendations for diagnosis and management of congenitalmyasthenic syndromes [J]. Neurol Sci, 2019, 40 (3): 457-468.

14

先天性纯红细胞再生障碍性贫血

一、疾病概述

【定义】先天性纯红细胞再生障碍性贫血,又称 Diamond-Blackfan Anemia(DBA),是一种核糖体蛋白结构基因突变导致核糖体生物合成异常的罕见遗传性疾病,由红细胞内源性生成缺陷所致,呈常染色体显性或隐性遗传。

【主要症状与体征】绝大多数患儿于 1 岁以内发病,表现为大细胞性贫血、骨髓红系细胞明显减少、发育畸形(主要涉及头部、上肢、心脏和泌尿生殖系统)和肿瘤易感性增高等。

【诊断要点及特殊检查】患者发病年龄小于 1 岁,大细胞性(或正细胞性)贫血,白细胞计数正常或稍降低,血小板计数正常或稍增加,同时网织红细胞明显减少,骨髓增生活跃伴红系前体细胞明显减少,可诊断 DBA。对于不满足以上标准的患者,可参照以下支持标准作出拟诊。主要支持标准包括存在与 DBA 相关的基因突变和阳性家族史,次要支持标准包括红细胞中腺苷脱氨酶活性增高、与 DBA 相关的先天畸形、胎儿血红蛋白增高和排除其他导致遗传性骨髓衰竭综合征的病因。

二、用药方案

【治疗目的】DBA 的治疗应以维持生长发育所需的血红蛋白水平(80~100g/L 以上)为目的,不建议为提高血红蛋白达正常水平而应用过多、过量的治疗。主要治疗为皮质类固醇和输血。总体上 10%~25% 患者可自发缓解,约 70% 患者经治疗可达完全缓解,但仍有部分患者复发或对皮质类固醇依赖。对治疗效果较差的患者,主要靠输血改善症状,故易引起血色病等。长期输血可引起铁过载,应及时去铁治疗,类固醇无效或依赖、输血依赖型 DBA 可以考虑造血干细胞移植。

【常用药物】①皮质类固醇:首选泼尼松,通过与糖皮质激素受体结合,启动下游信号,诱导红系爆式集落形成单位的自我更新,快速而持久地增加红细胞数量。②铁螯合剂:包括地拉罗司和去铁胺,促进血浆或细胞中过量游离铁从尿和粪便中排出,减少铁在器官的病理性沉积。

三、用药描述

（一）泼尼松（prednisone）

【主要制剂与规格】泼尼松龙片,5mg/片;醋酸泼尼松片,5mg/片;醋酸泼尼松龙片:5mg/片。

【是否超说明书用药】是。

【适用疾病类型】多数专家推荐用于6~12月龄以上的患儿,越早治疗,有效率越高。6~12月龄前应避免使用,在此期间可以通过输血治疗进行替代。

【用法与用量】根据《罕见病诊疗指南(2019年版)》,常用泼尼松每日2mg/kg,以早晨单剂量1次或每日分2次给药。

【用药期间的监测指标】①血常规。②网织红细胞:治疗有效者,通常治疗1~2周即可出现网织红细胞比例的升高。

【药物调整】血红蛋白(Hb)上升至100g/L以上后可开始减量,8~12周内应缓慢减少激素剂量,直至达到最小有效剂量。逐渐减量目标为达到每日剂量 ≤ 0.5mg/kg,目标血红蛋白为80~100g/L。治疗4周,如无反应,则应终止治疗。

【注意事项】①长期接受泼尼松治疗者,必要时预防性使用磺胺甲噁唑-甲氧苄啶。②注意补充维生素D及钙剂。③加强护理,避免感染。④避免快速减停。⑤饮食注意补钾限钠。

【禁忌证】①全身性真菌感染。②对泼尼松及该药中任何成分过敏者。

【不良反应】库欣综合征、高血压、低血钾、体重增加、骨质疏松、股骨头缺血性坏死、创口愈合不良、情绪波动、胃肠道刺激、消化性溃疡、青光眼、白内障及并发感染等。

（二）地拉罗司（deferasirox）

【主要制剂与规格】地拉罗司分散片:每片125mg;250mg;500mg。

【是否超说明书用药】否。

【适用疾病类型】建议在输注红细胞15次后或患儿满2岁后开始应用该药去铁治疗。

【用法与用量】根据《罕见病诊疗指南(2019年版)》,每日20mg/kg起始,缓慢加量,一般以每日5mg/kg或10mg/kg作剂量调升,最大剂量不超过每日40mg/kg。

【用药期间的监测指标】每3个月监测血清铁蛋白,目标值为1 000~1 500μg/L。

【药物调整】根据血清铁蛋白水平缓慢调整用药剂量。若该药引起的皮疹严重或持续,应停药。

【注意事项】①应在餐前30min服用。②应在每日相同时间服用。

【禁忌证】对该药任何成分过敏者禁用。

【不良反应】①皮疹,通常会自动消失而不需作剂量调校或停止用药,但情况严重或持续,应停药。②视觉或听觉损害。

（三）去铁胺（desferrioxamine）

【主要制剂与规格】注射用甲磺胺去铁胺,0.5g/瓶。

【是否超说明书用药】否。

【适用疾病类型】建议在输血 10~20 次后或血清铁蛋白水平达到 500~1 000μg/L 开始应用该药。可用于 2 岁以内儿童。

【用法与用量】通常每周用药少于 7d,平均日剂量 20~30mg/kg,最大剂量不超过 40mg/kg。

【用药期间的监测指标】①开始服药时每日监测 24h 尿铁排出量,以确定所增加的药物剂量,确定剂量后,可数周监测 1 次。②血清铁蛋白。③磁共振:评估肝铁状态。

【药物调整】剂量的安排和给药方式都应个体化,根据铁负荷的严重程度及尿铁排出量进行调节,应使用最小有效剂量,即平均日剂量可维持治疗指数小于 0.025［平均日剂量（mg/kg）除以血清铁蛋白浓度（μg/L）的结果小于 0.025］。控制铁蛋白目标值为<500μg/L。

【注意事项】①皮下注射时,建议使用输液泵,不推荐本品皮下冲击式注射使用,且不能使用 10% 以上浓度注射。②静脉输注时,禁止快速冲击式输注,否则会导致急性循环衰竭。③可联合应用维生素 C。④溶解后应立即使用(溶解后 3h 内)。

【禁忌证】如已知对活性成分过敏,除非有可能脱敏,应列为禁忌。

【不良反应】恶心、风疹、关节痛、肌痛、生长迟缓、骨骼疾病(如干骺端发育不良)、注射部位反应(疼痛、肿胀渗出及红斑瘙痒等)、视觉与听觉损伤、发热等。

（鞠秀丽）

参考文献

［1］DA COSTA L, LEBLANC T, MOHANDAS N. Diamond-Blackfan anemia [J]. Blood, 2020, 136 (11): 1262-1273.

［2］HALPERIN D S, FREEDMAN M H. Diamond-blackfan anemia: Etiology, pathophysiology, and treatment [J]. Am J Pediatr Hematol Oncol, 1989, 11 (4): 380-394.

［3］FARRAR J E, NATER M, CAYWOOD E, et al. Abnormalities of the large ribosomal subunit protein, Rpl35a, in Diamond-Blackfan anemia [J]. Blood, 2008, 112 (5): 1582-1592.

［4］中华人民共和国国家卫生健康委员会. 罕见病诊疗指南 (2019 年版): 先天性纯红细胞再生障碍性贫血. 国卫办〔2019〕198 号.

15 法布里病

一、疾病概述

【定义】法布里病(Fabry disease,OMIM 301500),又称法布雷病,是一种 X 连锁遗传病,致病基因 *GLA* 定位于染色体 Xq22.1,编码 α-半乳糖苷酶。*GLA* 基因突变导致 α-半乳糖苷酶功能部分或全部缺失,引起三聚己糖神经酰胺(GL-3)的降解受阻,未降解的底物在心脏、肝、肾、眼、脑、皮肤的神经及血管等多种组织的细胞溶酶体内堆积,造成组织和器官的缺血、梗死及功能障碍。

【主要症状与体征】临床可表现为特殊面容(眶上嵴外凸,额部隆起和嘴唇增厚)、皮肤血管角质瘤、神经系统表现(周围神经疼痛、少汗或无汗、早发短暂性脑缺血发作或缺血性卒中)、眼(结膜血管迂曲、角膜涡状混浊、晶状体后囊混浊、视网膜血管迂曲、视力降低甚至丧失)、胃肠道(腹泻、恶心、呕吐、腹胀、痉挛性腹痛)、肾脏(夜尿增多、多尿、遗尿、蛋白尿、肾病综合征、终末期肾病)及心血管系统(高血压、冠心病、心脏瓣膜病变和肥厚型心肌病)。典型患者多见于男性,多在儿童期起病。

【诊断要点及特殊检查】法布里病缺乏特异性症状,容易漏诊、误诊,诊断需结合临床表现、酶活性、基因检测、生物标志物等多项指标。①α-Gal A 酶活性检测:男性患者酶活性常明显下降,多数女性患者酶活性可在正常范围。②病理检查具有辅助诊断意义:全身组织内广泛的糖鞘磷脂结晶沉积,光镜下呈反折光的十字形伴随细胞空泡改变,电镜下特征性表现为细胞质内充满嗜铄"髓样小体"。③基因检测是诊断的重要手段,如发现致病性突变,可确诊法布里病。

二、用药方案

【治疗目的】延缓疾病进展,改善生活治疗,降低相关并发症的发病率,延长患者生存期。

【常用药物】①酶替代治疗:即利用基因重组技术体外合成 α-Gal A 替代体内缺陷的酶

促进 GL-3 的分解,减少 GL-3 和 Lyso-GL-3 的贮积,包括 α- 半乳糖苷酶 A(Agalsidase-α)和 β- 半乳糖苷酶 A(Agalsidase-β)。②分子伴侣疗法:米加司他,国内尚无此药。③对症支持治疗。

三、用药描述

(一)阿加糖酶 β(agalsidase beta)

【主要制剂与规格】注射用粉末,5mg、35mg。

【是否超说明书用药】否。

【适用疾病类型】对于儿童患者,适用于①出现法布里病特异性症状,如神经痛、肾脏疾病、心肌病或心律失常的任何年龄的患者;②有家族史、检测不到 α-Gal A 活性、血浆 Lyso-GL-3 显著升高的经典型无症状男孩;③其他经典型无症状男孩以及迟发型无症状患者可酌情考虑。对于成人患者,适用于①所有男性经典型患者;②有症状的经典型女性患者;③无症状但有辅助检查证实肾脏、心脏或神经系统受损的经典型女性患者;④有辅助检查证实肾脏、心脏或神经系统受损的迟发型患者。

【用法与用量】1mg/kg,每 2 周 1 次静脉输注。

【用药期间的监测指标】常规监测原发病相关指标,包括估算肾小球滤过率(eGFR)、尿白蛋白、血压、心率、心电图和超声心动图(每年 1 次)、心肌酶、脑 MRI、疼痛评估、听力等,血浆 GL3 及 Lyso-GL-3 水平(每 3~6 个月 1 次),r-hα GAL 的抗体水平(每 6 个月 1 次)

【药物调整】出现以下情况应考虑停用:出现严重不良反应;治疗 1 年以上未达到临床缓解;发生严重的并发症,预期寿命少于 1 年;重度永久性神经认知功能损伤;患者要求。

【注意事项】①如出现输液相关反应,可通过减缓输注速度及给予非甾体抗炎药、抗组胺药和 / 或皮质类固醇进行管理。②避免与抑制 α-Gal A 活性药物同时使用,如氯喹、胺碘酮、苯醌或庆大霉素等。③以下情况考虑停止治疗:治疗 1 年以上未达到临床缓解;发生严重的并发症,预期患者寿命少于 1 年;重度永久性神经认知功能损伤;严重输液不良反应及患者要求。

【禁忌证】对本品过敏者禁用。

【不良反应】本品输液相关反应较常见,包括寒战、发热、恶心、呕吐等,少数患者出现类速发型变态反应,包括局部血管性水肿、全身荨麻疹、支气管痉挛和低血压。

(二)阿加糖酶 α(agalsidase alfa)

【主要制剂与规格】注射液,1mg/ml、3.5ml。

【是否超说明书用药】否。

【适用疾病类型或病情】对于儿童患者,适用于①出现法布里病特异性症状,如神经痛、肾脏疾病、心肌病或心律失常的任何年龄的患者;②有家族史、检测不到 α-Gal A 活性、血浆 Lyso-GL-3 显著升高的经典型无症状男孩;③其他经典型无症状男孩以及迟发型无症状患者可酌情考虑。对于成人患者,适用于①所有男性经典型患者;②有症状的经典型女性患者;③无症状但有辅助检查证实肾脏、心脏或神经系统受损的经典型女性患者;④有辅助检查证实肾脏、心脏或神经系统受损的迟发型患者。

【用法与用量】0.2mg/kg,每 2 周 1 次静脉输注。

【用药期间的监测指标】常规监测原发病相关指标包括 eGFR、尿白蛋白、血压、心率、心电图和超声心动图(每年 1 次)、心肌酶、脑 MRI、疼痛评估、听力等,血浆 GL3 及 Lyso-GL-3 水平(每 3~6 个月 1 次),r-hα GAL 的抗体水平(每 6 个月 1 次)。

【药物调整】出现以下情况应考虑停止:出现严重副作用;治疗 1 年以上未达到临床缓解;严重的并发症预期寿命少于 1 年;重度永久性神经认知功能损伤;患者要求。

【注意事项】①输注时间在 40min 以上。②妊娠期及哺乳期慎用。③出现输液相关反应时,可暂停输注至症状缓解。④对于曾出现过需要治疗的输液相关反应的患者,再次输注前可应用口服或静脉抗组胺药和 / 或激素预处理。⑤避免与抑制 α-Gal A 活性药物同时使用,如氯喹、胺碘酮、苯醌或庆大霉素等。

【禁忌证】对本品过敏者禁用。

【不良反应】输液相关反应发生率约为 13.7%,包括寒战、头痛、恶心、发热、面色潮红和乏力等,少数患者出现类速发型变态反应,包括局部血管性水肿、全身荨麻疹、支气管痉挛和低血压。

(马明圣　周　煜)

参考文献

［1］ORTIZ A, GERMAIN D P, DESNICK R J, et al. Fabry disease revisited: Management and treatment recommendations for adult patients [J]. Mol Genet Metab, 2018, 123 (4): 416-427.

［2］VAN DER VEEN S J, HOLLAK C, VAN KUILENBURG A, et al. Developments in the treatment of Fabry disease [J]. J Inherit Metab Dis, 2020, 43 (5): 908-921.

［3］中国法布雷病专家协作组. 中国法布雷病诊疗专家共识 (2021 年版)[J]. 中华内科杂志, 2021, 60 (4): 321-330.

16 家族性地中海热

一、疾病概述

【定义】家族性地中海热（familial Mediterranean fever, FMF）（MIM#249100）是一种常染色体隐性遗传病，最早于 1947 年由 Estren 等报道，致病基因 *MEFV* 位于染色体 16p13.3，编码 pyrin 蛋白，是固有免疫细胞胞质 pyrin 炎症小体的模式识别分子。*MEFV* 基因突变导致 pyrin 蛋白去磷酸化而异常活化，从而诱导 pyrin 炎症小体组装和活化，引起炎症级联反应。

【主要症状与体征】以反复发作的发热和浆膜炎为特点，浆膜炎症的反复发作表现为关节痛、腹痛及胸痛等。远期并发症主要为肾脏淀粉样变，严重者发展为终末期肾病。少数情况下，肾脏淀粉样变相关的蛋白尿也可以为该病的首发甚至唯一表现。

【诊断要点及特殊检查】目前诊断 FMF 主要依靠临床标准。依据时间顺序，FMF 临床诊断标准包括 Tel Hashomer 标准、Livneh 标准、土耳其儿童标准及 Eurofever/PRINTO 标准，这些标准的诊断要点均是典型发作的发热及浆膜炎症状，每次发作 ≤3d。基因测序结果用于支持诊断，并帮助产前诊断及咨询，无法用于排除诊断。对于满足临床标准但基因检测不支持诊断的个体，若试用 6 个月秋水仙碱能缓解发作且停止治疗后疾病复发，则支持 FMF 的诊断。

二、用药方案

【治疗目的】治疗原则为预防急性发作，积极控制发作以及发作之间的亚临床炎症反应，防止淀粉样变性的发生和发展，预防远期并发症，改善患者的生活质量和预后。

【常用药物】一线治疗药物为秋水仙碱，一经诊断，所有患者应尽早开始秋水仙碱治疗，并且需要长期、持续地治疗。秋水仙碱可以有效地预防 FMF 发作。不推荐仅发作时给予秋水仙碱控制急性发作，因为无症状的亚临床炎症反应也将导致淀粉样变发展。

白介素 1（interleukin-1, IL-1）拮抗剂为 FMF 的二线治疗。依从性患者对秋水仙碱最大耐受剂量治疗无效，可认为无应答或耐药。这些患者可予以 IL-1 拮抗剂治疗。但目前 3 种

IL-1 拮抗剂(即卡那单抗、阿那白滞素、利纳西普)在我国大陆地区均无药。

此外,有慢性关节炎的 FMF 患者可能需要额外的药物治疗,如抗风湿药物、糖皮质激素关节内注射或生物制剂。对于持续发热、肌痛的患者,糖皮质激素可帮助缓解症状。非甾体抗炎药对劳力性腿痛有效。

三、用药描述

秋水仙碱(colchicine)

【主要制剂与规格】秋水仙碱片:0.5mg。

【是否超说明书用药】是。

【适用疾病类型】所有 FMF 患者,一经诊断,应立即开始秋水仙碱治疗。

【用法与用量】2016 年欧洲抗风湿病联盟(The European League Against Rheumatism, EULAR)指南推荐的秋水仙碱起始剂量:<5 岁儿童, ≤0.5mg/d;5~10 岁儿童,0.5~1.0mg/d; ≥10 岁儿童及成人,1.0~1.5mg/d。如果治疗不达标,可酌情增加药物剂量,一般成人患者 ≤3mg/d,儿童 ≤2mg/d。根据耐受性和依从性,可以单次或分次服用。

【用药期间的监测指标】①血常规;②红细胞沉降率、C 反应蛋白、血清淀粉样蛋白; ③肝功能、肾功能:如肝酶升高至正常上限的 2 倍,应减少用量并查因;④肌酸激酶。

【药物调整】①持续发作或亚临床炎症是增加秋水仙碱剂量的指征;②发生淀粉样变性需要加强治疗,使用最大耐受剂量的秋水仙碱,并根据需要联用生物制剂;③身体或情绪上的压力可诱发 FMF 发作,可以暂时适当增加秋水仙碱的剂量;④肝酶升高超过正常上限的 2 倍,应减少秋水仙碱,并查因;⑤肾脏毒性及肌酸激酶升高,可酌情减少秋水仙碱的剂量;⑥如病情稳定,5 年以上没有发作,炎症指标正常,在专家会诊并持续监测的情况下,可以考虑减少剂量;⑦妊娠前、妊娠期或哺乳期的 FMF 患者不需停用秋水仙碱;⑧一般来说,男性在计划生育下一代期间不需要停用秋水仙碱,在被证实与秋水仙碱有关的罕见无精子症或少精子症病例中,可能需要暂时减少剂量或停药。

【注意事项】①宜餐后服用,以减少胃肠道刺激;②开始治疗后,应每 6 个月监测一次药物疗效及副作用。发作频繁或有严重并发症的患者需要更密切地随访。

【禁忌证】骨髓增生低下、肝功能及肾功能不全、对本品过敏者禁用。

【不良反应】秋水仙碱的常见药物不良反应呈剂量依赖,一般减少剂量后可改善。主要不良反应:①胃肠道症状,恶心、食欲降低、腹泻是较常见的副作用;②骨髓抑制,部分患者出现白细胞减少、中性粒细胞减少等;③肌肉病变,有近端肌无力和 / 或血清肌酸激酶增高; ④肝功能损害。

(宋红梅)

参考文献

[1] SOHAR E, GAFNI J, PRAS M, et al. Familial Mediterranean fever: A survey of 470 cases and review of the

literature [J]. Am J Med, 1967, 43 (2): 227-253.

［2］LIVNEH A, LANGEVITZ P, ZEMER D, et al. Criteria for the diagnosis of familial Mediterranean fever [J]. Arthritis Rheum, 1997, 40 (10): 1879-1885.

［3］YALÇINKAYA F, OZEN S, OZÇAKAR Z B, et al. A new set of criteria for the diagnosis of familial Mediterranean fever in childhood [J]. Rheumatology (Oxford), 2009, 48 (4): 395-398.

［4］GATTORNO M, HOFER M, FEDERICI S, et al. Classification criteria for autoinflammatory recurrent fevers [J]. Ann Rheum Dis, 2019, 78 (8): 1025-1032.

［5］OZEN S, DEMIRKAYA E, ERER B, et al. EULAR recommendations for the management of familial Mediterranean fever [J]. Ann Rheum Dis, 2016, 75 (4): 644-651.

17

范可尼贫血

一、疾病概述

【定义】范可尼贫血（fanconi anemia，FA）是最常见的遗传性再生障碍性贫血，是由于基因异常引起基因组不稳定所致的疾病，主要表现为先天发育异常、进行性骨髓衰竭和发生恶性肿瘤风险增高。

【主要症状与体征】临床可表现为发育异常（异常皮肤色素沉着、身材矮小、上肢单侧或双侧骨骼畸形、中轴骨异常、眼部异常、泌尿生殖道畸形、生殖器畸形、耳部异常、先天性心脏病、胃肠道畸形、中枢神经系统异常等）、进行性骨髓衰竭（血小板减少或白细胞减少，通常先于贫血出现，常伴随大红细胞，胎儿血红蛋白增加，全血细胞减少逐渐加重）、肿瘤发生风险增高［包括骨髓增生异常综合征（MDS）、急性髓系白血病（AML）和实体瘤等］。

【诊断要点及特殊检查】环氧丁烷（DEB）和丝裂霉素 C（MMC）刺激的淋巴细胞染色体断裂试验提示染色体断裂增加，可考虑诊断 FA。如果临床怀疑 FA，而淋巴细胞染色体断裂试验的结果正常或可疑，不能除外回复性嵌合，可再以皮肤成纤维细胞检测。有下列之一基因改变，可确诊。①具有已知可导致常染色体隐性遗传 FA 的 18 个基因之一的双等位致病突变。②RAD51 杂合致病突变，引起常染色体显性遗传 FA。③FANCB 半合子致病突变，引起 X 连锁遗传 FA。

二、用药方案

【治疗目的】FA 的治疗主要针对骨髓衰竭的血液学改变以及内分泌异常等各种并发症。并定期筛查血液系统肿瘤和实体肿瘤，在出现这些疾病时，应进行治疗。异基因造血干细胞移植（HST）是唯一能够治愈 FA 骨髓衰竭、血液系统肿瘤的方法。

【常用药物】主要包括雄激素、粒细胞集落刺激细胞因子（GCSF），为非治愈性疗法。雄激素可刺激造血，辅助提升血细胞计数，包括羟甲烯龙、达那唑和氧雄龙，现国内尚无羟甲烯龙、氧雄龙。GCSF 可增加中性粒细胞计数，需警惕 GCSF 刺激白血病克隆生长的风险。肿瘤治疗：由于 FA 患者 DNA 修复缺陷，放疗与化疗（尤其烷化剂类）不良反应明显。需根据肿瘤类型、疾病分期情况，减低药物剂量或换用其他方案。

三、用药描述

达那唑（danazol）

【主要制剂与规格】达那唑胶囊，100mg、200mg。

【是否超说明书用药】是。

【适用疾病类型】暂无法进行 HST 的患者以及 HST 前的辅助治疗，可在患者出现中到重度骨髓衰竭但没有输血依赖的时候开始尝试雄激素治疗。

【用法与用量】根据 2014 年范可尼贫血诊疗和治疗指南，有病例报道显示，3.5~7.7mg/（kg·d）可取得一定效果。

【用药期间的监测指标】①血细胞计数；②血压；③肝功能；④肝脏超声；⑤眼科检查是否有视神经乳头水肿。

【药物调整】①氨基转移酶升高至 3~5 倍，需逐渐减量，直至肝功能好转。②出现视神经乳头水肿，应立即停用。③女性患者出现男性化症状，应停用。④女性患者发生妊娠，应立即停药并终止妊娠。⑤出现药物过敏时，应停用。

【注意事项】①癫痫、偏头痛、糖尿病患者慎用。②女性患者应采取工具避孕，防止妊娠。③服药期间对一些内分泌诊断性实验有影响。

【禁忌证】①雄激素依赖性肿瘤患者。②妊娠期、哺乳期妇女。③有血栓栓塞性疾病或活动性血栓形成及此类事件病史者。④明显的心脏、肝脏或肾功能受损者。⑤卟啉症患者。⑥未确诊的异常生殖器出血者。⑦对本品过敏者。

【不良反应】①常见的有闭经，突破性子宫出血，可出现痤疮、下肢水肿或体重增加，症状与药量有关，是雄激素效应的表现。②少见的有血尿、鼻出血、牙龈出血、白内障（逐渐视物模糊）、肝功能异常、颅内压增高（表现为严重头痛、视力减退、复视、呕吐）、白细胞增多症、急性胰腺炎、多发性神经炎等。③罕见的有女性阴蒂增大、男性睾丸缩小；肝功能损害严重时，男女均可出现巩膜或皮肤黄染。

（肖 娟　李 卓）

参考文献

［1］HAYS L, FROHNMAYER D, FROHNMAYER L, et al. Fanconi anemia: Guidelines for diagnosis and management [M]. 4th ed. Eugene: Fanconi Anemia Research Fund Inc., 2014.

［2］常丽贤, 竺晓凡. 范可尼贫血的实验室诊断和治疗进展 [J]. 中华儿科杂志, 2014, 52 (11): 833-835.

18 戈 谢 病

一、疾病概述

【定义】戈谢病(Gaucher disease)是较常见的溶酶体贮积病,为常染色体隐性遗传病。该病由于葡萄糖脑苷脂酶基因突变导致机体葡萄糖脑苷脂酶(又称酸性 β 葡萄糖苷酶)活性缺乏,造成其底物葡萄糖脑苷脂在肝、脾、骨骼、肺,甚至脑的巨噬细胞溶酶体中贮积,形成典型的贮积细胞即"戈谢细胞",导致受累组织和器官出现病变,临床表现多脏器受累并呈进行性加重。

【主要症状与体征】戈谢病常有多脏器受累的表现,但轻重程度差异很大。戈谢病临床表现为不明原因的脾大、肝大、贫血、血小板减少、骨痛、神经系统症状等。根据神经系统是否受累,将戈谢病主要分为非神经病变型(Ⅰ型)及神经病变型(Ⅱ型、Ⅲ型)。其他少见亚型(围生期致死型、心血管型等)也有报道。

【诊断要点及特殊检查】①葡萄糖脑苷脂酶活性检测:葡萄糖脑苷脂酶活性检测是戈谢病诊断的"金标准"。当其外周血白细胞或皮肤成纤维细胞中葡萄糖脑苷脂酶活性降低至正常值的 30% 以下时,即可确诊戈谢病。血浆壳三糖酶活性检测可用于戈谢病患者的辅助诊断和治疗效果的检测。②骨髓形态学检查:大多数戈谢病患者骨髓形态学检查能发现特征性细胞,即戈谢细胞。③基因检测:基因诊断并不能代替酶活性测定的生化诊断,但可作为诊断的补充依据并明确对杂合子的诊断。

二、用药方案

【治疗目的】预防不可逆性并发症的发生,改善生活质量。对症治疗:可根据患者的临床症状与特征选择。贫血患者可补充维生素及铁剂,预防继发感染,必要时输注红细胞及血小板,以纠正贫血或血小板减少。骨骼病变的处理包括镇痛、理疗、处理骨折、人工关节置换等,并可辅以钙剂及双磷酸盐治疗骨质疏松。如反复发生脾梗死导致的无法缓解的腹痛、严重限制性肺疾病、下腔静脉综合征、不能耐受酶替代治疗患者,可谨慎考虑脾切除。特异性治疗主要包括酶替代治疗、造血干细胞移植、底物抑制疗法。

【常用药物】酶替代治疗：伊米苷酶、维拉苷酶 α 可以补充或替代葡萄糖脑苷脂酶，可明显改善戈谢病患者的临床症状和体征，维持正常生长发育，提高生活质量。

三、用药描述

（一）注射用伊米苷酶（imiglucerase for injection）

【主要制剂与规格】注射用伊米苷酶，400U。

【是否超说明书用药】否。

【适用疾病类型】戈谢病 Ⅰ 型和Ⅲ型。

【用法与用量】成人及儿童高风险患者的推荐初始剂量为 60U/kg，低风险患者的初始剂量为 30~45U/kg，均为每 2 周 1 次静脉滴注。

高风险儿童标准（18 岁以下）：至少有以下 1 种表现。相关症状明显，包括腹痛、骨痛、疲劳、活动受限、虚弱、恶病质；生长落后；骨骼受侵（包括烧瓶样畸形）；血小板计数 $\leqslant 60 \times 10^9$/L，或异常出血；血红蛋白低于相应年龄及性别的正常下限 20g/L 以上；因戈谢病导致生活质量明显下降。

高风险成人标准：至少有以下 1 种表现。有症状的骨骼疾病；中度或重度骨密度减低；慢性骨痛；无血管性坏死；病理性骨折；关节置换；因戈谢病导致生活质量严重下降；心肺疾病（包括肺动脉高压）；血小板计数 $\leqslant 20 \times 10^9$/L，或异常出血；有症状的贫血或血红蛋白 $\leqslant 60$g/L；依赖输血；严重脾脏疾病；脾梗死；脾脏体积 $\geqslant$ 健康人 15 倍；严重肝脏疾病；门脉高压；肝脏体积 $\geqslant$ 健康人 2.5 倍。

低风险儿童标准（18 岁以下）：有任何戈谢病表现或相关症状的儿童患者。

低风险成人标准：符合以下所有表现。心脏、肺、肝、肾功能正常或稍下降；无明显和近期疾病快速进展表现；轻度骨密度下降和烧瓶样畸形；血红蛋白 >105g/L（女性）或 >115g/L（男性），不低于同年龄及性别正常值的 20g/L；3 次检测血小板计数 $>20 \times 10^9$/L；脾脏体积 <健康人 15 倍；肝脏体积 <健康人 2.5 倍。

【用药期间的监测指标】血红蛋白、血小板计数、生物标志物、脾脏体积 MRI 或 CT、肝脏体积 MRI 或 CT、骨骼 MRI、X 线、双能 X 线吸收法（DEXA）骨密度、健康量表（SF-36）等。

【药物调整】定期对患者进行持续临床监测，对病情稳定者可酌情减少伊米苷酶治疗剂量进行维持治疗。病情严重的高风险成人患者及所有儿童患者，伊米苷酶长期维持剂量不应 <30U/kg，每 2 周 1 次。而低风险成人患者的长期维持剂量不应 <20U/kg，每 2 周 1 次。

【注意事项】静脉滴注，滴注时间为 1~2h。

【禁忌证】对其活性成分或任一辅料有严重变态反应者禁用。

【不良反应】少数的患者会出现超敏反应的症状，如感觉异常、心动过速、发绀、面部潮红、低血压、呼吸困难、咳嗽、瘙痒、皮疹、背部疼痛。

（二）注射用维拉苷酶 α（velaglucerase α for injection）

【主要制剂与规格】注射用维拉苷酶 α，440U。

【是否超说明书用药】否。

【适用疾病类型或病情】适用于Ⅰ型戈谢病患者。

【用法与用量】初治患者的推荐起始剂量：对于未接受过酶替代治疗的成人和未接受过酶替代治疗的4岁及4岁以上儿童患者，维拉苷酶α的推荐起始剂量为60U/kg，隔周一次。

【用药期间的监测指标】血红蛋白、血小板计数、生物标志物、脾脏体积MRI或CT、肝脏体积MRI或CT、骨骼MRI、X线、双能X线吸收法（DEXA）骨密度、健康量表（SF-36）等。

【药物调整】剂量可根据每例患者治疗目标的达成和维持情况进行调整。肾或肝功能损伤患者、老年人（≥65岁），无须进行剂量调整。

【注意事项】静脉滴注，滴注时间为60min。

【禁忌证】对其活性成分或任一辅料有严重变态反应者禁用。

【不良反应】临床试验中患者最严重的不良反应为超敏反应。大多数超敏反应通常在滴注后12h以内发生。最常报告的超敏反应症状包括恶心、皮疹、呼吸困难、背痛、胸部不适（包括胸闷）、荨麻疹、关节痛和头痛。最常见的不良反应为输液相关反应。最常见的输液相关反应症状：头痛、头晕、低血压、高血压、恶心、疲乏/乏力、发热/体温升高，瘙痒症或视物模糊。

（张朕杰　马明圣）

参考文献

［1］ BIEGSTRAATEN M, COX T M, BELMATOUG N, et al. Management goals for type 1 Gaucher disease: An expert consensus document from the European working group on Gaucher disease [J]. Blood Cells Mol Dis, 2018, 68: 203-208.

［2］ 中华医学会儿科学分会遗传代谢内分泌学组, 中华医学会儿科学分会血液学组, 中华医学会血液学分会红细胞疾病 (贫血) 学组. 中国戈谢病诊治专家共识 (2015)[J]. 中华儿科杂志, 2015, 53 (4): 256-261.

［3］ 中华医学会血液学分会红细胞疾病 (贫血) 学组. 中国成人戈谢病诊治专家共识 (2020)[J]. 中华医学杂志, 2020, 100 (24): 1841-1849.

19 全身型重症肌无力

一、疾病概述

【定义】重症肌无力（myasthenia gravis，MG）是一种神经肌肉接头处传递功能障碍为特点的自身免疫性疾病。

【主要症状与体征】部分或全身骨骼肌无力和易疲劳，活动后症状加重，经休息后症状减轻。发病初期表现为眼睑下垂和复视。随着病情发展，讲话"大舌头"、构音困难，常伴鼻音，咀嚼无力、饮水呛咳、吞咽困难。此后出现颈部和四肢骨骼肌明显疲乏无力，下午或傍晚劳累后加重，晨起或休息后减轻。颈软、抬头困难，转颈、耸肩无力，抬臂、梳头、上楼梯、下蹲、上车困难。部分患者发生肌无力危象，在病程中突然发生病情急剧恶化，呼吸困难，危及生命的危重现象。

MG 改良的 Osserman 分型：①Ⅰ型眼肌型，仅出现眼外肌无力；②ⅡA 型轻度全身型，四肢肌群常伴眼肌受累，无咀嚼困难、吞咽困难和构音不清；③ⅡB 型四肢肌群常伴眼肌受累，有咀嚼困难、吞咽困难和构音不清，多在半年内出现呼吸困难；④Ⅲ型重度激进型，发病迅速，多由数周或数月发展到呼吸困难；⑤Ⅳ型迟发重症型，多在 2 年左右由Ⅰ型、ⅡA 型、ⅡB 型演变；⑥Ⅴ型肌萎缩型，出现全身肌肉萎缩。

【诊断要点及特殊检查】主要依据临床表现出现的病理性肌肉疲劳现象，进行疲劳试验阳性，新斯的明试验阳性，重复神经电刺激发现患者肌肉动作电位波幅递减，MG 相关的特异性抗体阳性。胸腺 CT 和 MRI 可以发现胸腺增生或胸腺瘤。须排除其他具有类似表现的神经肌肉病，特别是先天性肌无力综合征。

二、用药方案

【治疗目的】消除症状，治愈疾病。

【常用药物】严重的 MG 患者或出现危象的患者需要进行血浆置换加呼吸机辅助通气进行综合治疗。药物治疗的时机是当没有胸腺瘤或胸腺瘤已经进行了手术治疗。胆碱酯酶抑制剂、免疫抑制剂、静脉注射免疫球蛋白。这些药物中只有胆碱酯酶抑制剂对 MG 具有针对性。免疫抑制剂（泼尼松、甲泼尼龙、硫唑嘌呤、环孢素、环磷酸胺、他克莫司等）、静脉注射免疫球蛋白以及血浆置换或免疫吸附为免疫性疾病的通用方法。全身型 MG 的一线药物是用丙种球蛋白进行静脉滴注 5d，而后给予甲泼尼龙冲击治疗 5~7d，随后给予泼尼松口服治疗 3~5 周，随后按照每个月减少 2%~5% 的速度减少剂量，在开始减量时加用免疫抑制剂硫唑嘌呤、环孢素、环磷酸胺、他克莫司其中之一。一般糖皮质激素减少到停止之后需要免疫抑制剂再维持 6~2 个月，防止复发。

三、用药描述

（一）溴吡斯的明［pyridostigmine（溴化 1- 甲基 -3- 羟基吡啶鎓二甲氨基甲酸酯）］

【主要制剂与规格】片剂，60mg/ 片。

【是否超说明书用药】否。

【适用疾病类型】各种类型的 MG。

【用法与用量】由于 MG 病情不同以及患者的耐受力不同，用法与用量遵医嘱，一般从小剂量开始，每日 3 次或 4 次，每次 30mg，视病情改善情况确定增加的量，一般成人为 60~120mg（1~2 片），每 3~4h 口服一次，不超过 600mg。

【用药期间的监测指标】无。

【药物调整】本品吸收、代谢、排泄存在明显的个体差异，其药量和用药时间应根据服药后效应而定。

【注意事项】心律失常、房室传导阻滞、术后肺不张或肺炎及妊娠期妇女慎用。

【禁忌证】对溴吡斯的明过敏、心绞痛、支气管哮喘、机械性肠梗阻及尿路梗阻患者禁用。

【不良反应】与药物剂量有关，常见的副作用包括腹泻、恶心、呕吐、胃痉挛、汗液及唾液增多等。较少见的有尿频、缩瞳等。大剂量治疗的 MG 患者偶尔出现精神异常。

（二）醋酸泼尼松（prednisone acetate）

【主要制剂与规格】5mg/ 片。

【是否超说明书用药】否。

【适用疾病类型】MG 的一线药物。

【用法与用量】成年人开始口服 1mg/（kg·d），或从 30mg/d 开始每 3d 增加 5mg，达到最大剂量。儿童 1~2 mg/（kg·d），分单次或多次口服。

【用药期间的监测指标】血常规、肝功能、肾功能、血糖、血电解质、系统性感染指标等。激素减停的过程中需注意病情的波动与复发。

【药物调整】醋酸泼尼松 1mg/（kg·d），4 周后每 2 周减 5mg。轻症患者，总疗程为 8~12 个月，严重患者可以 10mg/d 维持 24~36 个月。

【注意事项】激素常见不良反应包括电解质代谢紊乱，血糖、血压、血脂异常，上消化道出血,骨质疏松,股骨头坏死等。激素治疗中应注意补钾、补钙,应用维生素 D 等。大剂量时应用质子泵抑制剂等预防上消化道出血。糖尿病、骨质疏松症、肝硬化、肾功能不良、甲状腺功能减退患者慎用。

【禁忌证】全身性真菌感染。对泼尼松或其中任何成分过敏。

【不良反应】常见不良反应包括高血压、体液潴留、糖耐量受损、食欲增加、体重增加、骨质疏松、情绪波动。大剂量易引起糖尿病、消化道溃疡和类库欣综合征症状,对下丘脑 - 垂体 - 肾上腺轴抑制作用较强。并发感染为主要的不良反应。

(三) 甲泼尼龙(methylprednisolone)

【主要制剂与规格】40mg/ 支,4mg/ 片。

【是否超说明书用药】否。

【适用疾病类型】一线药物。冲击剂量主要用于重症 MG 患者。

【用法与用量】在冲击治疗前需要配合静脉滴注丙种球蛋白治疗 2d,而后开始甲泼尼龙 1 000mg/d,连续静脉滴注 3d,然后改为 500mg/d,静脉滴注 2d;后 240mg/d,用 2d;而后改为醋酸泼尼松 80mg/d,2d;或者改为口服醋酸泼尼松。

儿童起始剂量为 0.11~1.6mg/(kg·d) 或 3.2~48mg/(m^2·d) 口服。冲击治疗剂量为 15~30 mg/(kg·d)用 3d,最大剂量为 1 000mg。

【用药期间的监测指标】血常规、肝功能、肾功能、血糖、血电解质、系统性感染指标等。

【药物调整】对于存在较高副作用风险的患者,甲泼尼龙的冲击剂量可以下调为 500mg/d,连续静脉滴注 3d,然后改为 240mg/d,静脉滴注 3d。如发现严重不良反应,应终止激素冲击治疗。

【注意事项】可引起心律失常,应注意激素冲击的静脉输液速度要慢,每次静脉滴注应持续 3~4h,一旦出现心律失常,应及时处理,甚至停药。

【禁忌证】绝对禁忌证包括全身性真菌感染的患者、已知对甲泼尼龙或者配方中的任何成分过敏的患者、已知或疑似对牛乳过敏的患者。相对禁忌证包括儿童糖尿病、高血压、精神病史者,有明显症状的感染性疾病。

【不良反应】长期应用的患者可出现糖皮质激素导致的全身性不良反应,如感染、过敏、体液潴留、内分泌异常、血液和淋巴系统异常等。

(四) 环磷酰胺(cyclophosphamide)

【主要制剂与规格】1g/ 支。

【是否超说明书用药】是。

【适用疾病类型】MG 的二线药物。

【用法与用量】按 750mg/m^2(体表面积),溶于 100ml 生理盐水,静脉滴注,时间超过 1h。

【用药期间的监测指标】血常规、肝功能、肾功能、血糖、血电解质、系统性感染指标等。

【药物调整】每 4 周 1 次。病情缓解后停用。

【注意事项】治疗前后嘱患者多饮水。如果外周血白细胞减少,应及时减量或停用。预防出血性膀胱炎可同时应用美司钠注射,恶心和呕吐可适当应用镇吐药对抗。

【禁忌证】严重的骨髓功能损害;膀胱炎症、尿路阻塞;急性感染;妊娠期和哺乳期;对环磷酰胺及其代谢产物过敏的患者。

【不良反应】骨髓抑制、全血细胞减少、感染；脱发；出血性膀胱炎，镜下或肉眼血尿；厌食、恶心、呕吐、腹泻、便秘等消化道症状；月经不调、停经、无精或少精等生殖系统症状；肝功能损害；发热、寒战、疲劳等非特异表现。

（五）吗替麦考酚酯（mycophenolate mofetil）

【主要制剂与规格】0.25g/片、0.5g/片、0.25g/粒。

【是否超说明书用药】是。

【适用疾病类型】二线药物。

【用法与用量】成年人为 2 000mg/d，每日分 2 次口服，至少 1 年。儿童为 $600mg/m^2$，每日 2 次，最大剂量不超过 2g/d。

【用药期间的监测指标】外周血 CD19/CD20 阳性 B 淋巴细胞，外周血 IgG 水平。血常规、肝功能、肾功能、血糖、血电解质、系统性感染指标等。

【药物调整】总用药时间不少于 1 年。维持期结束拟停药前，需进行临床与免疫指标评估。

【注意事项】本药可增加淋巴瘤或其他肿瘤发生风险，与免疫抑制程度相关，其中皮肤癌最常见，患者应减少紫外线暴露；治疗过程中可发生机会性感染，需警惕 JC 病毒感染、乙肝及丙肝病毒再激活；治疗过程中避免接种减毒活疫苗；活动性消化系统疾病的患者慎用；不推荐与硫唑嘌呤联合应用。

【禁忌证】妊娠期、哺乳期妇女禁用。对本品及相关成分过敏患者禁用。

【不良反应】机会性感染；发生淋巴瘤或其他肿瘤风险增加；白细胞减少症、贫血；腹泻、恶心、呕吐，胰腺炎、消化道溃疡或出血；超敏反应。

（六）他克莫司（tacrolimus）

【主要制剂与规格】0.5mg/片，1mg/片。

【是否超说明书用药】是。

【适用疾病类型】二线药物。

【用法与用量】口服剂量，3mg/d。首次使用儿童病患通常需要成人建议剂量的 1.5~2 倍，0.05~0.1mg/（kg·d），一般 1~2mg/d，才能达到相同的治疗血浓度。一般在餐前 1h 或餐后 2h 吞服，不可捣碎或咀嚼。

【用药期间的监测指标】血常规、肝功能、肾功能、心电图、血糖、系统性感染指标等、血药浓度。

【药物调整】先小剂量应用，在监测不良反应的情况下逐渐加到治疗剂量，同时检测血药浓度，以此调整每日药物剂量。停药的时候也需要逐渐减少药物的剂量，如果出现外周血白细胞减少、肝功能损害、心电图异常等不良反应，应及时减量或停用。

【注意事项】主要是要注意监测肝、肾的功能，有肝功能及肾功能不全、糖尿病、高钾血症的患者要慎用。用药期间也要注意保证良好的饮食习惯，不要经常吃一些油腻性食物，不要喝酒。

【禁忌证】妊娠期、哺乳期妇女禁用；他克莫司过敏者禁用。

【不良反应】较常见的副作用主要有①循环系统：缺血性冠状动脉疾病、心动过速、高血压、出血、血栓。②血液系统：贫血、白细胞减少、血小板减少。③神经精神系统：震颤、头痛、意识障碍、眩晕、耳鸣、失眠、焦虑、抑郁、情绪低落。④视觉系统：视物模糊、畏光、眼睛不适。⑤呼吸系统：呼吸困难、胸腔积液、咳嗽。⑥消化系统：腹泻、恶心、呕吐、肝功能异常、胆汁淤积、黄疸。⑦泌尿系统：肾损伤、肾衰竭。⑧皮肤和皮下组织：发疹、脱发。⑨骨骼肌肉：关节痛、肌肉痉挛、肢体疼痛。⑩代谢系统：糖尿病、电解质代谢紊乱、高脂血症。⑪免疫系统：过敏等。

（七）硫唑嘌呤（azathioprine）

【主要制剂与规格】50mg/ 片。

【是否超说明书用药】是。

【适用疾病类型】二线药物。

【用法与用量】口服剂量，100mg/d，至少 1 年；或按照 1.5~4mg/（kg·d）计算用量。

【用药期间的监测指标】外周血 CD19 阳性 B 淋巴细胞，外周血 IgG 水平。血常规、肝功能、肾功能、血糖、血电解质、系统性感染指标等。

【药物调整】初始剂量为 50mg/d，一般逐渐增加到 2~4mg/（kg·d）。如果外周血白细胞低于 4×10^9/L，药量减半，低于 3.5×10^9/L，停药。肝功能损害也应及时减量或停用。

【注意事项】用药前测定硫代嘌呤甲基转移酶活性或相关基因检测，避免发生严重不良反应。

【禁忌证】妊娠期、哺乳期妇女。硫唑嘌呤及其相关成分过敏者。

【不良反应】变态反应，如发热、寒战、皮疹；致癌性，接受免疫抑制剂患者皮肤癌、肉瘤、原位宫颈癌发生危险增加；白细胞减少症等骨髓抑止作用；恶心、腹泻等胃肠道反应；个别患者出现脱发症状。

（八）静脉滴注免疫球蛋白（intravenous immunoglobulin，IVIg）

【主要制剂与规格】2.5g/ 支。

【是否超说明书用药】否。

【适用疾病类型】全身型 MG 以及 MG 危象。

【用法与用量】静脉滴注免疫球蛋白最初剂量为 0.4g/（kg·d），连续 5d，总剂量为 2g/kg。也可以每日 1g/kg 的剂量在 2d 内给药。

【用药期间的监测指标】血压和心率。

【注意事项】停药后有反跳现象，需间歇、重复使用。输注过程中需观察血压、脉搏、体温、呼吸及其他症状和体征，特别注意有无变态反应，必要时先使用小剂量地塞米松。一旦开启，应立即使用，且应在 3h 内 1 次输注完毕，不得分次或给其他人使用。为防止大量注射时机体组织脱水，可采用 5% 葡萄糖注射液或氯化钠注射液适当稀释作静脉滴注（宜用备有滤网装置的输血器）。滴注速度应以每分钟不超过 2ml 为宜，但在开始 15min 内，应特别注意速度缓慢，逐渐加速至上述速度。

【禁忌证】禁止用于对人免疫球蛋白过敏或有其他严重过敏史者、有抗 IgA 抗体的选择性 IgA 缺乏的患者。

【不良反应】极个别患者在输注时出现一过性头痛、心悸、恶心等不良反应,可能与输注速度过快或个体差异有关。因本品有高渗作用,过量注射时,可造成脱水、机体循环负荷增加、充血性心力衰竭和肺水肿。

(九) 利妥昔单抗(rituximab)

【主要制剂与规格】100mg/10ml。

【是否超说明书用药】是。

【适用疾病类型】对于一线药物无显著效果的 MG 患者。

【用法与用量】按 375mg/m² (体表面积)静脉滴注,每 6 个月一次,根据外周血 CD20 阳性的 B 细胞水平。

【用药期间的监测指标】外周血 CD19/CD20 阳性 B 淋巴细胞,血常规、肝功能、肾功能、血糖、血电解质、系统性感染指标等。

【药物调整】也可采用低剂量方案:每次 100mg,每周 1 次,连续 3~4 周;或者首日 100mg,次日 500mg 的两日方案。大部分患者治疗后可维持 B 淋巴细胞消减 6 个月,可根据 CD19/CD20 阳性 B 淋巴细胞,若 CD20 阳性 B 淋巴细胞超过 1% 可进行第 2 疗程治疗。

【注意事项】为预防静脉滴注的不良反应,治疗前可用对乙酰氨基酚、泼尼松龙;利妥昔单抗静脉滴注速度要慢,并进行监测。

【禁忌证】严重活动性感染或免疫应答严重损害(如低 γ 球蛋白血症,CD4 或 CD8 细胞计数严重下降)的患者;严重心衰患者;妊娠期间禁止利妥昔单抗与甲氨蝶呤联合用药;对药物成分过敏者。

【不良反应】细菌、病毒感染;中性粒细胞、白细胞减少症;血管源性水肿,皮肤瘙痒、皮疹;IgG 水平降低;消化道症状;发热、寒战、头痛。除此以外,糖、电解质代谢紊乱;感觉异常或迟钝、进行性多灶性白质脑病、激动、焦虑;心律失常、血压波动等心脏、血管相关疾病也常出现。

(袁 云)

参考文献

[1] SANDERS D B, WOLFE G I, BENATAR M, et al. International consensus guidance for management of myasthenia gravis: Executive summary [J]. Neurology, 2016, 87 (4): 419-425.

[2] MURAI H, UTSUGISAWA K, NAGANE Y, et al. Rationale for the clinical guidelines for myasthenia gravis in Japan [J]. Ann N Y Acad Sci, 2018, 1413 (1): 35-40.

20

Gitelman 综合征

一、疾病概述

【定义】Gitelman 综合征(GS),也称家族性低钾血症-低镁血症,是一种常染色体隐性遗传的盐丢失肾小管疾病,致病基因是编码肾远曲小管基底膜顶泡细胞噻嗪敏感钠-氯共转运子(NCC)*SLC12A3* 等位基因惰性突变。至今发现>500 个突变,常见突变类型为复合杂合突变,但也有相当数量的单杂合突变。

【主要症状与体征】多青年或成年发病,也有部分儿童或新生儿发病。表现为盐饥渴、肌肉无力、疲乏、运动受限、发作性软瘫、生长发育延迟、手足抽搐、饥渴或饮水习惯异常、多尿、夜尿增多等。

【诊断要点及特殊检查】①常见低钾血症(<3.5mmol/L);②尿钾排出增多,次尿钾/肌酐>2.0mmol/mmol,24h 尿钾>25mmol;③代谢性碱中毒;④低镁血症(<0.7mmol/l),尿镁排出增多(尿镁排泄分数>4%);⑤低钙尿(次尿钙/肌酐<0.2mmol/mmol),儿童也可能正常;⑥高血浆肾素活性或水平,氯排泄分数>0.5%,血压正常或低血压;⑦泌尿系超声检查一般无肾钙化或正常。

二、用药方案

【治疗目的】GS 是钠-氯共转运子原发缺陷,氯化钠的摄入不受限制,可以鼓励患者按自己的饮食习惯摄入盐,尚无试验证明间断补充药物氯化钠有明显益处。应终生口服补充钾和镁,有低镁血症应先补镁,因为低镁可以加重低钾血症,补镁能减轻手足抽搐等并发症。补钾的目标是 3.0mmol/L,补镁的目标是 0.6mmol/L,应根据患者反应和药物副作用进行个体化调整。高尿钙可用噻嗪类利尿药减少尿钙排泄,补充枸橼酸,减少草酸钙结石形成。如果补钾效果不好,可以酌情加用保钾利尿药、非甾体抗炎药、血管紧张素转换酶抑制剂和血管紧张素受体拮抗剂。前列腺素抑制剂如吲哚美辛 GS 的患者一般较少应用,由于这类患者尿中前列腺素 E2 水平通常是正常的。可以应用某些前列环素抑制剂如罗非西布(rofecoxib),但长期应用可能出现心脏毒性。血管紧张素转换酶抑制剂和血管紧张素受体拮抗剂的应用仅偶有报道,因为这类药物促进肾钠的排泄,有加重低血容量的风险。儿童 GS 患者由于电解质代谢紊乱可能涉及青春期和生长发育迟缓,如果在充分补充电解质情况下仍有生长延迟,应密切监测青春期状态和生长激素水平,确实存在生长激素水平低的可酌情予以补充。预防软骨钙质沉积症的基石是补镁,小剂量应用非甾体抗炎药和秋水仙碱可用于急性软骨钙质沉积症,但应注意肾毒性和加重腹泻的风险。如无禁忌证,也可以关节内注射皮质激素,严重的软骨钙质沉积症也可以间断全身应用皮质激素和甲氨蝶呤。

【常用药物】①钾和镁制剂:主要用于补充钾、镁。②保钾利尿药,醛固酮拮抗剂以及非甾体抗炎药:主要在补钾效果不好时使用,由于软骨钙质沉积症可以导致假性痛风发作,在补镁的基础上也可以应用非甾体抗炎药。③氢氯噻嗪和枸橼酸合剂等:在伴高尿钙时使用,减少尿钙排泄,防止草酸钙结石形成。

三、用药描述

(一) 氯化钾(potassium chloride)

【主要制剂与规格】氯化钾片,0.25g、0.5g;氯化钾缓释片,0.5g;氯化钾注射液 10ml:1.0g、10ml:1.5g。

【是否超说明书用药】否。

【适用疾病类型】GS 和遗传性低镁血症。

【用法与用量】钾离子 1~3mmol/(kg·d),分 3~4 次服用,开始剂量 ≥40mmol(儿童 1~2mmol/kg)(1g 氯化钾 =13.4mmol 钾)或氯化钾、氯化钾缓释片 0.5~1g,每日 2~4 次。

【用药期间的监测指标】血钾水平。

【药物调整】根据血钾水平调整。

【注意事项】饭后服药,缓释片吞服不可嚼碎。

【禁忌证】高钾血症,少尿或无尿。

【不良反应】偶有胃肠道刺激症状,如恶心、呕吐、咽部不适、胸痛(食管刺激)、腹痛腹泻,甚至消化性溃疡及出血。

(二) 氯化钾注射液

【主要制剂与规格】注射液,10ml,1.0g、10ml,1.5g。

【是否超说明书用药】否。

【适用疾病类型】不能口服或严重低钾血症导致心律失常,软瘫,呼吸衰竭或肌溶解。

【用法与用量】需用盐水稀释,外周静脉,浓度 40~50mmol/L,最大输注速度 10mmol/h,中心静脉 80mmol/L,最大输注速度 20mmol/h。

【用药期间的监测指标】血钾、镁、钠、钙,心电图,酸碱平衡,肾功能,尿量。

【药物调整】根据血钾水平调整。

【注意事项】密切监测上述各项指标。

【禁忌证】高钾血症,少尿或无尿。

【不良反应】高钾血症,表现为软弱乏力、手足口唇麻木、不明原因焦虑、意识模糊、呼吸困难、心率减慢、心律失常。

(三) 氯化镁(magnesium chloride)/门冬氨酸钾镁(potassium aspartate and magnesium aspartate)/硫酸镁(magnesium sulfate)

　　一般补充,镁离子 300mg/(kg·d)(12.24mmol),儿童 5mg/kg 或 0.2mmol/kg,分 2~4 次口服,最好餐中吃,有机盐(如门冬氨酸镁)生物利用度较氧化镁和羟化镁高。剂量滴定取决于血镁水平和胃肠道耐受程度。仅出现急性严重的低镁血症并发症如手足抽搐、强直性痉挛、心律失常,或不能耐受口服时才给予静脉应用。由于镁离子从细胞外到细胞内的再分布过程缓慢,因此体内总镁补足之前,血清镁离子浓度就已正常,所以在血清镁恢复正常后还需静脉补镁 1~2d。

(四) 氯化镁(magnesium chloride)

【主要制剂与规格】20% 氯化镁。

【是否超说明书用药】否。

【适用疾病类型】GS 和遗传性低镁血症。

【用法与用量】儿童 3mmol Mg/(m²·24h),成人 4~5mg/(kg·24h),分 3~4 次口服,抽搐或痉挛发作时,0.1mmol Mg/(kg·次),IV,每 6h 一次(1mmol Mg=24.305mg)。

【用药期间的监测指标】血镁。

【药物调整】根据血镁水平调整。

【注意事项】应常规检查血镁离子浓度。

【禁忌证】高镁血症。

【不良反应】恶心偶见。

(五) 门冬氨酸钾镁(potassium aspartate and magnesium aspartate)

【主要制剂与规格】片剂,每片含无水门冬氨酸钾 0.158g,无水门冬氨酸镁 0.14g;注射液,每支 10ml,含无水门冬氨酸钾 0.425g,无水门冬氨酸镁 0.4g。

【用法与用量】1~4 片,3 次 /d。静脉注射:每日 20~60ml,稀释于 5%~10% 的葡萄糖液 100~250ml 中滴注,糖尿病患者可加入胰岛素。

【注意事项】①片剂:与保钾利尿药合用时应监测血钾和血镁水平。②注射液:不能肌内注射和静脉推注,需经稀释后缓慢滴注,肾功能损害和房室传导阻滞患者慎用。有电解质代谢紊乱的患者应常规检查血钾、镁离子浓度。

【禁忌证】高钾血症、急性和慢性肾衰竭、艾迪生病、三度房室传导阻滞、心源性休克(血压低于 90mmHg)。

【不良反应】①片剂:偶见恶心,停药恢复。②注射液:滴注速度过快可能引起高钾血症和高镁血症,还可出现恶心、呕吐、颜面潮红、胸闷、血压下降;偶见血管刺激性疼痛;大剂量可能引起腹泻。

（六）硫酸镁（magnesium sulfate）

【主要制剂与规格】注射液，10ml∶1g、10ml∶2.5g；注射用硫酸镁，2.5g；散剂，50g、500g。

【用法与用量】每小时 1~2g 静脉滴注维持，24h 内总量不应超过 30g。

【注意事项】老年>60 岁，肾功能不全者慎用。注射液：有电解质代谢紊乱的患者应常规检查血钾、镁离子浓度。

【禁忌证】低血压呼吸抑制、尿量<100ml/4h、三度房室传导阻滞、心源性休克（血压低于 90mmHg）。

【不良反应】滴注速度过快可能引起高镁血症，还可出现恶心、呕吐、颜面潮红、胸闷、血压下降；偶见血管刺激性疼痛；大剂量可能引起腹泻。

（七）阿米洛利（amiloride）

【主要制剂与规格】2.5mg。

【是否超说明书用药】否。

【用法与用量】5~10mg/（1.73m^2·d），每日 3~4 次，每日最大剂量 20mg，可以联合应用氯化钾 1~2mmol/（kg·d）。

【用药期间的监测指标】血钾、血压。

【药物调整】根据血钾水平调整。

【注意事项】无尿、肾功能损害、糖尿病、酸中毒和低钠血症慎用，注意监测血钾和血压。

【禁忌证】高钾血症。

【不良反应】低血压、恶心、呕吐、腹痛、腹泻、便秘、头痛、头晕、性功能减退、变态反应、低钠血症、高钙血症、轻度代谢性酸中毒；肾结石、巨细胞贫血、嗜睡、口干；淡蓝色荧光尿。

（八）螺内酯（spironolactone）/ 坎利酸钾（canrenoate potassium）

【主要制剂与规格】螺内酯片剂，20mg；胶囊，20mg；坎利酸钾，200mg。

【是否超说明书用药】否。

【用法与用量】螺内酯，10~20mg，每日分 1~2 次；坎利酸钾，200~400mg，每日分 2~3 次；儿童，1~3mg/（kg·d）。

【用药期间的监测指标】血钾。

【药物调整】根据血钾水平调整。

【注意事项】注意监测血钾和血钠水平。

【禁忌证】高钾血症，妊娠期妇女慎用。

【不良反应】高钾血症、恶心、呕吐、胃痉挛、腹泻、便秘，可致消化性溃疡；少见低钠血症；男性乳房发育，阳痿，性功能下降，女性乳房胀痛，声音变粗，毛发增多，月经失调，性功能下降；行走不协调，头痛；罕见变态反应；一过性肌酐尿素氮升高；轻度高氯性酸中毒；偶见乳腺癌。

（九）依普利酮（eplerenone）

【主要制剂与规格】25mg、50mg。

【是否超说明书用药】否。

【用法与用量】25~100mg,每日 1 次。

【用药期间的监测指标】血钾。

【药物调整】根据血钾水平调整。

【注意事项】不可与 CYP450 肝酶强抑制剂合用。非甾体抗炎药、锂剂可影响本药药物浓度。妊娠期妇女、儿童、肝功能不全、肾功能不全者慎用。

【禁忌证】高钾血症。

【不良反应】咳嗽、腹泻、腹痛、心绞痛、心肌梗死、蛋白尿、头痛、眩晕、疲乏、流感样症状等;男性乳房发育,不正常阴道出血,血钾、甘油三酯、胆固醇、丙氨酸氨基转移酶、Y- 谷氨腺转移酶、肌酐、尿酸水平升高,低钠血症。

(十)氢氯噻嗪(hydrochlorothiazide)

【主要制剂与规格】25mg。

【是否超说明书用药】否。

【用法与用量】12.5~25mg,每日 1 次,儿童 1~2mg/(kg·d),每日 2~3 次。

【用药期间的监测指标】血钾。

【药物调整】根据血钾水平调整。

【注意事项】注意监测血钾和血钠水平。

【禁忌证】高钾血症,妊娠期妇女慎用。

【不良反应】高钾血症、恶心、呕吐、胃痉挛、腹泻、便秘、高尿酸血症,少见低钠血症、糖耐量下降,罕见变态反应、一过性肌酐、尿素氮升高。

(十一)枸橼酸钾(potassium citrate)

【主要制剂与规格】颗粒,1.46g/2g;溶液,10 :0.73g;口服液,10%(g/ml)。

【是否超说明书用药】否。

【用法与用量】每次 1~2 包,每日 3 次,用温开水溶解后服用,或 10~40ml,每日 3 次,12.5~25mg,每日 1 次。

【用药期间的监测指标】血钾。

【药物调整】根据血钾水平调整。

【注意事项】注意监测血钾和血钠水平。

【禁忌证】无尿、高钾血症、消化性溃疡。

【不良反应】胃肠道刺激、高钾血症。

(十二)罗非昔布(rofecoxib)

【主要制剂与规格】12.5mg,25mg。

【是否超说明书用药】否。

【用法与用量】12.5~25mg/d,每日 1 次;儿童 0.5~1mg/kg,每日 2~3 次。

【用药期间的监测指标】血钾、血常规、肝功能、肾功能。

【药物调整】根据血钾水平和肝功能、肾功能等调整。

【注意事项】中度肝功能及肾功能不全者注意应用最低剂量。严重脱水者慎用。

【禁忌证】对本药过敏者禁用。

【不良反应】变态反应、血管性水肿、充血性心衰、胃溃疡、血细胞减少、间质性肾炎。

（十三）吲哚美辛（indomethacin）

【主要制剂与规格】肠溶片和胶囊，25mg；缓释片和胶囊，25mg、50mg、75mg。

【是否超说明书用药】否。

【用法与用量】12.5~25mg/d，每日 1 次；儿童 0.5~1mg/kg，每日 2~3 次。

【用药期间的监测指标】血钾、血常规、肝功能、肾功能，长期用药需定期眼科检查。

【药物调整】根据血钾水平和肝功能、肾功能等调整。

【注意事项】中度肝功能、肾功能不全注意应用最低剂量。严重脱水者慎用。再生障碍性贫血患者慎用。

【禁忌证】对本药过敏者禁用，重度肝功能、肾功能不全者禁用。

【不良反应】变态反应、血管性水肿、充血性心衰、胃痛、胃溃疡、血细胞减少、间质性肾炎、肝功能异常。

（于 阳）

参考文献

［1］ KNOERS N V, LEVTCHENKO E N. Gitelman syndrome [J]. Orphanet J Rare Dis, 2008, 3: 22.

［2］ BLANCHARD A, BOCKENHAUER D, BOLIGNANO D, et al. Gitelman syndrome: Consensus and guidance from a kidney disease: Improving Global Outcomes (KDIGO) Controversies Conference [J]. Kidney Int, 2017, 91 (1): 24-33.

［3］ CLASE C M, CARRERO J J, ELLISON D H, et al. Potassium homeostasis and management of dyskalemia in kidney diseases: Conclusions from a Kidney Disease: Improving Global Outcomes (KDIGO) Controversies Conference [J]. Kidney Int, 2020, 97 (1): 42-61.

21

糖原贮积症 Ⅱ 型

一、疾病概述

【定义】糖原贮积症 Ⅱ 型,又称为 Pompe 病,为常染色体隐性遗传性疾病。位于染色体 17q25.3 上的溶酶体酸性 α-1,4- 葡糖苷酶(acidα-1,4-glucosidase,GAA)基因突变,所编码的 GAA 活性降低或缺失,导致糖原不能在溶酶体内分解为麦芽糖和葡萄糖,溶酶体内糖原储积,多组织和器官损害,以心脏、肝、骨骼肌损害为著,从而引起相应的临床症状。

【主要症状与体征】根据发病年龄、疾病累及的组织范围和严重程度不同,分为婴儿型(infantile-onset Pompe disease,IOPD)和晚发型(late-onset Pompe disease,LOPD)。根据起病年龄不同,LOPD 又可分儿童型和成年型(18 岁后起病)。经典的 IOPD 通常在生后 6 个月内发病,表现为喂养困难、肌张力低下、肢体活动少、运动发育迟缓、呼吸困难、充血性心力衰竭、心律失常、肝大、肝功能异常,多数患儿于 2 岁内死于呼吸衰竭和心力衰竭。LOPD 在 1 岁之后发病,表现为对称性四肢近端无力,心肌受累相对较轻,呼吸衰竭是主要的致死原因。

【诊断要点及特殊检查】对于 1 岁前起病、肌无力、心脏扩大、心肌肥厚、血清肌酸激酶升高的患者,应怀疑 IOPD。所有缓慢进展的肌无力患者均应考虑 LOPD 的可能。对于临床怀疑 Pompe 病的患者,宜尽早行 GAA 活性测定及 GAA 基因分析。外周血白细胞或皮肤成纤维细胞培养 GAA 酶活性明显降低有确诊意义。发现 GAA 基因 2 个等位基因致病突变也有确诊意义。

二、用药方案

【治疗目的】该病是一个多系统受累的疾病,需要多学科综合治疗,包括遗传代谢、心脏、呼吸、神经、骨科、康复、营养、语言声音训练等。①心血管系统:疾病早期表现为左心室流出道梗阻,应避免使用地高辛等增加心肌收缩力的药物、利尿药、血管紧张素转换酶抑制剂等降低后负荷的药物;但在疾病后期出现左室功能不全时可适当选用。②呼吸系统:积极预防和控制呼吸道感染,出现睡眠呼吸障碍时给予持续正压通气,出现严重呼吸衰竭时给予机械通气治疗。③营养支持:建议高蛋白、低糖类饮食,并保证足够的能量、维生素及微量元素的摄入。④酶替代治疗(enzyme replacement therapy,ERT):是目前已经证明的针对Pompe病的最有效治疗方法。

【**常用药物**】重组人类酸性 α-葡萄糖苷酶(recombinant human alpha-glucosidase,rhGAA)(注射用阿糖苷酶 α)是 Pompe 病最有效的治疗药物。

三、用药描述

重组人酸性 α 葡糖苷酶(recombinant human alpha-glucosidase)

【**主要制剂与规格**】注射用阿糖苷酶 α:50mg。

【**是否超说明书用药**】否。

【**适用疾病类型**】IOPD 患儿一旦确诊,应尽早开始 ERT。LOPD 患儿如果有肌无力症状和/或呼吸功能减退伴肌酸激酶增高时,应给予 ERT。对于轮椅依赖且需有创通气支持的患儿,可尝试给予 1 年的 ERT,若经评估 LOPD 患儿的近端肌力和肺功能改善或稳定,则推荐继续 ERT。

【**用法与用量**】20mg/kg,每 2 周 1 次,静脉输注。以速率递增方式在 4h 内完成输注。起始速率不超过 1mg/(kg·h),如能耐受,则每 30min 增加 2mg/(kg·h),直到最大速率 7mg/(kg·h)。

【**用药期间的监测指标**】LOPD 患者每 2~4 周一次心脏评估,直到心肌肥厚完全缓解,此后每 3~6 个月一次。每年一次 24h 动态心电图和听力评估。儿童患者治疗后每 3~6 个月一次身高、体重、营养、运动和肺功能评估。成人患者治疗过程中应每 6 个月一次临床评估,包括肌酶、肝功能、肌力检测、肺功能、6min 步行试验(6MWT)、日常生活能力等。rhGAA 具有免疫原性,有抗体形成风险。临床效果下降时可检测抗 rhGAA IgG 抗体效价。

【**药物调整**】对于<5 岁的患者,在 20mg/kg 推荐剂量治疗不佳时可增加到 40mg/kg。有以下情况时需考虑停药:①患者存在严重的输液相关反应,通过相应临床处理不能缓解。②经过 2 年的规律治疗,呼吸功能和/或肌力没有改善时;但是停药后如果呼吸功能和/或肌力快速恶化时可再次开始 ERT。③高效价的抗 rhGAA IgG 抗体抵消了 ERT 的效果。

【**注意事项**】①注意控制输液速度。②应用过程应密切观察患者病情变化,及时发现速发变态反应或超敏反应,并快速处理。③有急性呼吸疾病或心肺功能受损患者接受输注时存在损害程度加重的风险,需严密监测。④妊娠期和哺乳期妇女可应用 ERT,但为了安全起见,哺乳期妇女建议在接受 ERT 治疗 24h 后再进行母乳喂养。

【**禁忌证**】当患者处于危及生命的疾病的终末期时,不建议使用。

【**不良反应**】最常见的不良反应为超敏反应,包括速发变态反应、皮疹、发热、面部潮红、荨麻疹、头痛、血氧饱和度下降、高血压、呼吸急促、心动过速、咳嗽等。心肺功能不全者可能引起急性心肺衰竭。迟发型反应(输注结束后 2~48h)包括多汗、疲乏、肌痛、恶心等。

(丁 娟　马明圣)

参考文献

［1］ 中华医学会神经病学分会, 中华医学会神经病学分会神经肌肉病学组, 中华医学会神经病学分会肌电图与临床神经生理学组. 中国糖原累积性肌病诊治指南 [J]. 中华神经科杂志, 2016, 49 (1): 8-16.

［2］ CUPLER E J, BERGER K I, LESHNER R T, et al. Consensus treatment recommendations for late-onset Pompe disease [J]. Muscle Nerve, 2012, 45 (3): 319-333.

［3］ CHEN M, ZHANG L, QUAN S. Enzyme replacement therapy for infantile-onset Pompe disease [J]. Cochrane Database Syst Rev, 2017, 11 (11): CD011539.

［4］ VAN DER PLOEG A T, KRUIJSHAAR M E, TOSCANO A, et al. European consensus for starting and stopping enzyme replacement therapy in adult patients with Pompe disease: a 10-year experience [J]. Eur J Neurol, 2017, 24 (6): 768-e31.

22

血 友 病

一、疾病概述

【定义】血友病是一组遗传性出血性疾病,呈 X 染色体连锁隐性遗传。临床上主要分为血友病 A(凝血因子Ⅷ缺乏症)和血友病 B(凝血因子Ⅸ缺乏症),由编码相应凝血因子的基因发生突变引起。

【主要症状与体征】血友病患者绝大多数为男性,女性患者罕见。临床表现为不易止血或持续而缓慢的渗血。出血在各个部位都可能发生,以关节最为常见,肌肉出血次之,内脏出血少见,但病情常较重。据患者体内凝血因子活性水平分为轻型、中型、重型三型。重型患者常在无明显创伤时自发出血;轻型患者极少自发出血,常由外伤引起;中型患者出血的严重程度介于轻型和重型之间。

【诊断要点及特殊检查】患者如具有容易出现瘀斑、自发性出血(特别是关节、肌肉)、手术或外伤后的过度出血等表现,应考虑出血性疾病的可能,尤其是血友病。约 1/3 血友病患者有出血家族史。出凝血筛选:血小板计数和形态正常,凝血酶原时间(PT)、凝血酶时间(TT)、纤维蛋白原正常,活化部分凝血活酶时间(APTT)不同程度延长,APTT 能被 1∶1 正常血浆所纠正。血友病 A 患者的 FⅧ活性(FⅧ:C)减低,血管性血友病因子抗原(vWF:Ag)正常;血友病 B 患者的 FⅨ活性(FⅨ:C)减低。

二、用药方案

【治疗目的】血友病患者需要多学科综合治疗。目前以凝血因子替代治疗为主,根据患者的病情、经济及药物供应等多种因素决定采用按需治疗或预防治疗。按需治疗是指有明显出血时给予的替代治疗,目的在于及时止血。原则是早期、足量、足疗程。替代治疗的剂量和疗程应考虑出血部位和出血严重程度。预防治疗是指为了防止出血而定期给予的规律性替代治疗,是以维持正常关节和肌肉功能为目标的治疗。

【常用药物】①血友病 A 的替代治疗:首选基因重组 FⅧ制剂或者病毒灭活的血浆源

性 FⅧ 制剂，无条件者可选用冷沉淀或新鲜冰冻血浆等。②血友病 B 的替代治疗：首选基因重组 FⅨ 制剂或病毒灭活的血源性凝血酶原复合物（PCC），无条件者可选用新鲜冰冻血浆等。③血友病抑制物的治疗：需要控制出血和诱导免疫耐受治疗（ITI）清除抑制物。控制出血包括大剂量凝血因子、旁路制剂（aPCC、PCC、rFⅦa、重组猪 FⅧ，国内无 aPCC、重组猪 FⅧ）和艾美赛珠单抗。④辅助治疗：包括 1- 去氨基 -8-D- 精氨酸加压素（DDAVP）、抗纤溶药物。

三、用药描述

（一）人凝血因子Ⅷ（human coagulation factor Ⅷ）

【主要制剂与规格】人凝血因子Ⅷ，100IU、200IU、300IU、400IU。

【是否超说明书用药】否。

【适用疾病类型】血友病 A 患者出血时的替代治疗或预防治疗。

【用法与用量】输注 1IU/kg 体重的 FⅧ制剂可使体内 FⅧ：C 提高 2%，根据其半衰期需每 8~12h 输注 1 次。

成人按需治疗剂量：根据《血友病治疗中国指南（2020 年版）》，剂量及疗程见表 22-1 和表 22-2。

儿童按需治疗剂量：根据《中国儿童血友病专家指导意见（2017 年）》，FⅧ首次需要量 =（需要达到的 FⅧ浓度 – 患者基础 FⅧ浓度）× 体重（kg）× 0.5；在给予首剂之后，视出血症状，每 8~12h 输注首剂的 1/2 剂量。

儿童预防治疗剂量：15~40IU/kg，每周 2~3 次。

【用药期间的监测指标】①FⅧ抑制物；②血液传播性病毒。

【药物调整】①有条件的医院可根据药物代谢动力学指导预防治疗方案。②合并低滴度 FⅧ抑制物的血友病 A 患者急性出血时，需大剂量 FⅧ治疗。1BU/ml 抑制物可中和 20IU/kg 外源性 FⅧ，再加上达到预期因子水平需额外增加的 FⅧ剂量。③出现药物过敏时应停用。

【注意事项】①大量反复输注时，可能出现变态反应、溶血反应及肺水肿，对有心脏病的患者尤应注意。②大量给药可能引起血栓栓塞。③用于输注的输血器必须带有滤网装置。④可能产生 FⅧ抑制物。⑤本品一旦被溶解后应立即使用。未用完部分必须弃去。⑥本品为血液制品，理论上存在传播某些已知和未知病原体的潜在风险。

【禁忌证】对本品过敏者禁用。

【不良反应】可能出现变态反应，严重者血压下降甚至休克；注射局部烧灼感或炎症；偶见头晕、疲乏、恶心及呕吐等；偶见肝功能障碍；可能产生 FⅧ抑制物。

（二）重组人凝血因子Ⅷ（recombinant human coagulation factor Ⅷ）

【主要制剂与规格】注射用重组人凝血因子Ⅷ，250IU、500IU、1 000IU、1 500IU。

【是否超说明书用药】否。

【适用疾病类型】血友病 A 患者出血时的替代治疗或预防治疗。

【用法与用量】同人凝血因子Ⅷ。

【用药期间的监测指标】FⅧ抑制物。

【药物调整】同人凝血因子Ⅷ。

表 22-1　血友病患者获取凝血因子不受限时的替代治疗方案

出血部位	血友病 A		血友病 B	
	预期因子水平 / (IU·d⁻¹)	疗程 /d	预期因子水平 / (IU·d⁻¹)	疗程 /d
关节	40~60	1~2(反应不充分 可延长)	40~60	1~2(反应不充分 可延长)
表层肌(除外髂腰肌)、无 神经血管损害	40~60	2~3(反应不充分 可延长)	40~60	2~3(反应不充分 可延长)
髂腰肌和深层肌、有神经血管损伤或大量失血				
起始	80~100	1~2	60~80	1~2
维持	30~60	3~5(物理治疗期 间可延长)	30~60	3~5(物理治疗期 间可延长)
中枢神经系统 / 头部				
起始	80~100	1~7	60~80	1~7
维持	50	8~21	30	8~21
咽喉和颈部				
起始	80~100	1~7	60~80	1~7
维持	50	8~14	30	8~14
胃肠道				
起始	80~100	7~14	60~80	7~14
维持	50		30	
肾脏	50	3~5	40	3~5
深部裂伤	50	5~7	40	5~7
大手术				
术前	80~100		60~80	
术后	60~80	1~3	40~60	1~3
	40~60	4~6	30~50	4~6
	30~50	7~14	20~40	7~14
小手术				
术前	50~80		50~80	
术后	30~80	1~5(取决于手术 类型)	30~80	1~5(取决于手术 类型)

表 22-2　血友病患者获取凝血因子受限时的替代治疗方案

出血类型	血友病 A		血友病 B	
	预期因子水平 / (IU·d⁻¹)	疗程 /d	预期因子水平 / (IU·d⁻¹)	疗程 /d
关节	10~20	1~2(反应不充分 可延长)	10~20	1~2(反应不充分 可延长)
表层肌(除外髂腰肌)、无神 经血管损害	10~20	2~3(反应不充分 可延长)	10~20	2~3(反应不充分 可延长)
髂腰肌和深层肌、有神经血管损伤或大量失血				
起始	20~40		15~30	
维持	10~20	3~5(物理治疗期 间可延长)	10~20	3~5(物理治疗期 间可延长)
中枢神经系统 / 头部				
起始	50~80	1~3	50~80	1~3
维持	30~50	4~7	30~50	4~7
咽喉和颈部				
起始	20~40	8~14	20~40	8~14
维持	30~50	1~3	30~50	1~3
胃肠道				
起始	10~20	4~7	10~20	4~7
维持	30~50	1~3	30~50	1~3
肾脏	10~20	4~7	10~20	4~7
深部裂伤	20~40	3~5	15~30	3~5
大手术	20~40	5~7	15~30	5~7
术前	60~80		50~70	
术后	30~40	1~3	30~40	1~3
	20~30	4~6	20~30	4~6
	10~20	7~14	10~20	7~14
大手术				
术前	40~80		40~80	
术后	20~50	1~5(取决于手术 类型)	20~50	1~5(取决于手术 类型)

【注意事项】①使用本品可能发生变态反应,应将过敏性反应的早期症状告知患者。如果发生变态反应,应立即停用本品,根据反应的种类和严重程度,给予适当的紧急治疗。本品含有微量的小鼠和仓鼠蛋白,患者可能对非人类哺乳动物蛋白产生超敏反应。②可能产生 FⅧ抑制物。③如使用中心静脉通路装置(CVAD),应考虑到 CVAD 相关并发症的风险。

④辅料含钠,限钠饮食患者应予以考虑。

【禁忌证】对本品活性成分或辅料过敏,对小鼠或仓鼠蛋白过敏者禁用。

【不良反应】①变态反应:如荨麻疹、皮疹、瘙痒、血管性水肿、皮肤潮红、寒战等,在某些情况下可能发展成为包括休克在内的重度变态反应。②可能产生FⅧ抑制物。③给药部位反应:输液部位疼痛、炎症。④神经系统:常见头痛、头晕,偶见味觉障碍。⑤消化系统:偶见腹泻、呕吐、腹痛、恶心。

(三)人凝血酶原复合物(human prothrombin complex)

【主要制剂与规格】人凝血酶原复合物:100IU(含因子Ⅸ 100IU、Ⅱ因子 100IU、Ⅶ因子 25IU、Ⅹ因子 100IU,复溶后体积 10ml)、200IU、300IU、400IU、1 000IU。

【是否超说明书用药】否。

【适用疾病类型】血友病 B 患者出血时的替代治疗或预防治疗。合并抑制物的血友病 A 患者出血时的替代治疗。

【用法与用量】每输注 1IU/kg 的 FⅨ可使体内 FⅨ活性(FⅨ:C)提高 1%,根据其半衰期需每日输注 1 次。

(1)成人按需治疗剂量:根据《血友病治疗中国指南(2020 年版)》,剂量及疗程见表 22-1 和表 22-2。

(2)儿童按需治疗剂量:根据《中国儿童血友病专家指导意见(2017 年)》,FⅨ首次需要量 =(需要达到的 FⅨ浓度 – 患者基础 FⅨ浓度)× 体重(kg);在首剂给予之后,每 12~24h 输注首剂的 1/2 剂量。

(3)儿童患者预防治疗剂量:20~50IU/kg,每周 1 次。

(4)成人合并抑制物者:根据《血友病治疗中国指南(2020 年版)》,50~100IU/(kg·d)。

(5)儿童合并抑制物者:根据《中国儿童血友病专家指导意见(2017 年)》,50~100IU/(kg·次),每次间隔 8~12h,每日剂量不超过 200U/kg。

【用药期间的监测指标】①FⅨ抑制物;②血液传播病毒。

【药物调整】①有条件的医院可根据药物代谢动力学指导预防治疗方案。②合并低滴度 FⅨ抑制物的血友病 B 患者急性出血时,需大剂量 FⅨ治疗。1BU/ml 抑制物可中和 20IU/kg 外源性 FⅨ,再加上达到预期因子水平需额外增加的 FⅨ剂量。③出现药物过敏时应停用。

【注意事项】①一旦开瓶应立即使用(不超过 3h),未用完部分不能保留再用。②可能产生 FⅨ抑制物。③本品为血液制品,理论上存在传播某些已知和未知病原体的潜在风险。④有产生血栓栓塞的风险,使用的剂量不宜过大。

【禁忌证】对本品过敏者禁用。

【不良反应】少数患者会出现面部潮红、眼睑水肿、皮疹及呼吸急促等变态反应,严重者甚至血压下降或过敏性休克;偶可伴发血栓形成;快速滴注可出现发热、寒战、头痛、潮红、恶心、呕吐及气短,减缓或停止滴注,上述症状可消失;可能产生 FⅨ抑制物。

(四)重组人凝血因子Ⅸ(recombinant human coagulation factor Ⅸ)

【主要制剂与规格】注射用重组人凝血因子Ⅸ,250IU、500IU、1 000IU、2 000IU。

【是否超说明书用药】否。

【适用疾病类型】血友病 B 患者出血时的替代治疗或预防治疗。

【用法与用量】同人凝血酶原复合物。

【用药期间的监测指标】FIX 抑制物。

【药物调整】同人凝血酶原复合物。

【注意事项】①使用本品可能发生变态反应,应将过敏性反应的早期症状告知患者。如果发生过敏性反应,应立即停用本品,根据反应的种类和严重程度,给予适当的紧急治疗。本品含有微量的小鼠和仓鼠蛋白,患者可能对非人类哺乳动物蛋白产生超敏反应。②可能出现 FIX 抑制物。③血栓栓塞的潜在风险。④在有心血管风险因素的患者中,FIX 替代疗法可能会增加心血管风险。⑤有应用本品诱导免疫耐受时出现肾病综合征的报道。本品行免疫耐受诱导的安全性和疗效尚未确立。

【禁忌证】对本品活性成分或辅料过敏,对小鼠或仓鼠蛋白过敏者禁用。

【不良反应】①变态反应:如荨麻疹、皮疹、瘙痒、血管性水肿、皮肤潮红、寒战等,在某些情况下可能发展成为包括休克在内的重度变态反应。②可能产生 FIX 抑制物。③给药部位反应:输液部位疼痛、炎症。④血栓栓塞的潜在风险。⑤泌尿系统:有应用本品诱导免疫耐受时出现肾病综合征的报道。⑥神经系统:常见头痛、头晕,偶见味觉障碍。⑦消化系统:偶见腹泻、呕吐、腹痛、恶心。

(五) 重组人凝血因子Ⅶa(recombinant human coagulation factor Ⅶa)

【主要制剂与规格】注射用重组人凝血因子Ⅶa,1mg(50KIU)、2mg(100KIU)、5mg(250KIU)。

【是否超说明书用药】否。

【适用疾病类型】合并高滴度抑制物(>5BU/ml)的血友病 A 或血友病 B 患者出血时的替代治疗。尚未获批预防治疗。

【用法与用量】成人:根据《血友病治疗中国指南(2020 年版)》,90μg/kg,每次间隔 2~4h;或 270μg/kg,单次给药。儿童:根据《中国儿童血友病专家指导意见(2017 年)》,90μg/kg,每次间隔 2~3h;或 270μg/kg,单次给药。

【用药期间的监测指标】无须监测。

【药物调整】出现药物过敏时应停用。

【注意事项】①使用本品可能发生变态反应,应将过敏性反应的早期症状告知患者。如果发生过敏性反应,应立即停用本品,根据反应的种类和严重程度,给予适当的紧急治疗。本品含有微量的小鼠、仓鼠或牛蛋白,患者可能对非人类哺乳动物蛋白产生超敏反应。②在组织因子表达强度可能高于正常的病理情况下,使用本品有发生血栓事件或导致弥散性血管内凝血(DIC)的潜在风险。③本品配成溶液后,应立即使用。④患有罕见的果糖不耐受、葡萄糖吸收不良或蔗糖 - 麦芽糖酶缺乏等遗传问题的患者不应使用本品。

【禁忌证】对本品活性成分或辅料过敏,对小鼠、仓鼠或牛蛋白过敏者禁用。

【不良反应】偶见荨麻疹、皮疹、瘙痒、静脉血栓栓塞事件、发热,其他不良反应罕见。

(六) 艾美赛珠单抗(emicizumab)

【主要制剂与规格】艾美赛珠单抗注射液:30mg、60mg、105mg、150mg。

【是否超说明书用药】否。

【适用疾病类型或病情】有或无抑制物的血友病 A 患者的预防治疗。

【用法与用量】根据《血友病治疗中国指南(2020 年版)》,前 4 周给予负荷剂量 3mg/kg,每周 1 次,皮下注射,以快速达到目标血药浓度。第 5 周起给予维持剂量 15mg/kg,每周 1 次。

【用药期间的监测指标】应避免接受艾美赛珠单抗的患者同时接受 PCC 治疗。如 PCC 是患者唯一的可选择治疗,需严密监测发生血栓性微血管病(TMA)的可能,注意监测肾功能、血小板计数和血栓相关检查。

【药物调整】本品与 PCC 同时治疗者:①如临床症状和 / 或实验室检查结果提示发生 TMA,应立即终止 PCC 治疗,暂停艾美赛珠单抗治疗。②如果临床症状、影像学检查结果和 / 或实验室检查结果提示发生血栓形成事件,应立即终止 PCC 治疗,暂停艾美赛珠单抗治疗。③出现药物过敏时,应停用。

【注意事项】①接受本品治疗的同时,接受 aPCC 治疗的患者中,有 TMA 事件发生,应避免将本品与 PCC 同时使用进行治疗。②开始本品治疗前一天应中止旁路制剂治疗(PCC、rFⅦa)。③本品可影响基于内源性凝血途径的实验室检查,包括活化凝血时间(ACT)、活化部分凝血活酶时间(aPTT)等的测定结果。

【禁忌证】对艾美赛珠单抗或任何辅料过敏的患者。

【不良反应】①最常见的不良反应是注射部位反应、头痛和关节痛。②常见发热、腹泻、肌痛。③最严重的不良反应是 TMA 和血栓形成事件,发生者均在本品预防治疗期间接受了 24h 以上的 aPCC 治疗。④有患者在运动增加后发生横纹肌溶解。

(七) 1- 去氨基 -8-D- 精氨酸加压素(1-deamino-8-D-arginine vasopressin)

【主要制剂与规格】醋酸去氨加压素注射液:1ml(4μg)。

【是否超说明书用药】否。

【适用疾病类型或病情】轻型血友病 A 患者。

【用法与用量】根据《血友病治疗中国指南(2020 年版)》,0.3μg/kg,用 50ml 生理盐水稀释后静脉滴注,至少 30min 滴完,每次间隔 12h,1~3d 为 1 个疗程。

【用药期间的监测指标】①液体出入量。②电解质。

【药物调整】出现药物过敏时应停用。

【注意事项】由于水钠潴留等不良反应,本品慎用于幼儿。

【禁忌证】①习惯性及精神性烦渴症患者。②不稳定型心绞痛患者。③代偿失调的心功能不全患者。④ⅡB 型血管性血友病患者。⑤对本品过敏者。⑥2 岁以下儿童。

【不良反应】①水钠潴留,可导致低钠血症、头痛、恶心、呕吐和体重增加,严重者可引起惊厥。②面色潮红、心动过速。③皮肤过敏、全身变态反应。

(八) 氨甲环酸(tranexamic acid)

【主要制剂与规格】氨甲环酸片,0.5g。

【是否超说明书用药】否。

【适用疾病类型或病情】血友病患者黏膜出血,尤其在鼻腔和口腔黏膜出血时。

【用法与用量】根据《中国儿童血友病专家指导意见(2017年)》,氨甲环酸每次 25mg/kg,口服。拔牙和口腔出血时,5% 氨甲环酸溶液 10ml 含漱 2min,每日 4 次,连用 7d。

【用药期间的监测指标】必须长时间使用者,应进行眼科检查,包括视力、色觉、眼底、视野。

【药物调整】①肾功能不全的患者应适当减量。②眼科检查异常应停用。③出现药物过敏时应停用。

【注意事项】①可导致继发性肾盂肾炎和输尿管凝血块阻塞,不适用于血友病泌尿系统出血者。②因为有蓄积的危险,肾功能不全的患者应适当减量。③长时间使用本品,应进行眼科检查,包括视力、色觉、眼底、视野。

【禁忌证】①泌尿系统出血者。②正在使用凝血酶的患者。③对本品过敏者。

【不良反应】①主要的不良反应有食欲减退、恶心、呕吐、胃灼热、瘙痒、皮疹等。②较少见的有经期不适(经期血液凝固所致)。

(肖 娟　李 卓)

参考文献

［1］ SRIVASTAVA A, SANTAGOSTINO E, DOUGALL A, et al. WFH guidelines for the management of hemophilia, 3rd edition [J]. Haemophilia, 2020, 26 (Suppl 6): 1-158.

［2］ BLANCHETTE V S, KEY N S, LJUNG L R, et al. Definitions in hemophilia: Communication from the SSC of the ISTH [J]. J Thromb Haemost, 2014, 12 (11): 1935-1939.

［3］ SRIVASTAVA A, BREWER A K, MAUSER-BUNSCHOTEN E P, et al. Guidelines for the management of hemophilia [J]. Haemophilia, 2013, 19 (1): e1-e47.

［4］ 中华医学会血液学分会血栓与止血学组, 中国血友病协作组. 血友病治疗中国指南 (2020 年版)[J]. 中华血液学杂志, 2020, 41 (4): 265-271.

［5］ 中华医学会血液学分会血栓与止血学组, 中国血友病协作组儿童组, 中华医学会儿科学分会血液学组. 中国儿童血友病专家指导意见 (2017 年)[J]. 中国实用儿科杂志, 2017, 32 (1): 1-5.

［6］ 中华医学会儿科学分会血液学组, 中华医学会血液学分会止血血栓组中国血友病治疗协作组儿童组/ 预防治疗组,《中华儿科杂志》编辑委员会. 儿童血友病诊疗建议 [J]. 中华儿科杂志, 2011, 49 (3): 193-195.

23

肝豆状核变性

一、疾病概述

【定义】肝豆状核变性又称 Wilson 病（Wilson disease，WD），是一种常染色体隐性遗传的铜代谢障碍性疾病，致病基因 *ATP7B* 定位于染色体 13q14.3，编码一种铜转运 P 型 ATP 酶。*ATP7B* 基因突变导致 ATP 酶功能减弱或丧失，引致血清铜蓝蛋白合成减少以及胆道排铜障碍，铜在体内蓄积。

【主要症状与体征】临床可表现为肝损害（无症状持续转氨酶水平增高、急性或慢性肝炎、肝硬化、暴发性肝衰竭）、神经精神疾病（帕金森综合征、运动障碍、口-下颌肌张力障碍、精神异常）及其他脏器损害，如肾损害（镜下血尿、微量蛋白尿、肾小管酸中毒、急性非免疫性溶血性贫血）、骨关节病及肌肉损害等。

【诊断要点及特殊检查】患者具有锥体外系症状或肝病表现，同时 K-F 环阳性、血清铜蓝蛋白低于正常下限、24h 尿铜＞100μg（儿童 24h 尿铜＞40μg），可临床诊断为肝豆状核变性。对不符合以上诊断指标的疑似患者，可进行 *ATP7B* 基因检测，发现 2 个等位基因致病变异具有确诊价值。

二、用药方案

【治疗目的】减少铜摄入，阻止铜吸收，排出体内多余的铜，维持体内铜代谢平衡。本病一经诊断，应及早治疗，在医生指导下终身低铜饮食和药物治疗。患者出现暴发性肝衰竭、对螯合剂无效的失代偿性肝硬化时，可考虑肝移植。对于出现了神经、血液等系统症状的患者，可分别予对症治疗。

【常用药物】①铜螯合剂：促进血液和组织中过量游离铜从尿液中排出，包括青霉胺、曲恩汀、二巯丁二酸胶囊、二巯丙磺酸钠注射液，现国内尚无曲恩汀。②锌剂：可在小肠黏膜细胞中和铜结合，从而阻止铜离子进入血液循环，使铜通过粪便排出，包括硫酸锌、葡萄糖酸锌等。③四硫钼酸盐，国内尚无此药。

三、用药描述

(一) 硫酸锌(zinc sulfate)

【主要制剂与规格】硫酸锌片,25mg(含锌元素 5.7mg);葡萄糖酸锌片,70mg(含锌元素 10mg)。

【是否超说明书用药】否。

【适用疾病类型】症状前患者、儿童肝型(只有持续转氨酶增高)患者、妊娠患者、不能耐受青霉胺治疗者以及肝豆状核变性各型的维持治疗。

【用法与用量】成人剂量:150mg/d(锌元素),分 3 次口服,餐后 1h 后服用。儿童剂量:5 岁以下 50mg/d(锌元素),分 2 次口服;5~15 岁 75mg/d(锌元素),分 3 次口服。

【用药期间的监测指标】①尿铜;②尿锌;③肝功能。

【药物调整】单药应用硫酸锌治疗肝豆状核变性,持续转氨酶 3 倍以上升高,需更改治疗,如加用青霉胺。若出现不能耐受的恶心、呕吐、胃溃疡应停药。

【注意事项】①宜餐后服用,以减少胃肠道刺激。②超量服用可出现中毒反应,表现如急性肠胃炎、恶心、呕吐、腹痛、腹泻。

【禁忌证】消化道溃疡患者及对本品过敏者禁用。

【不良反应】本品有胃肠道刺激性,口服可有轻度恶心、呕吐、便秘。偶见皮疹、胃肠道出血,罕见肠穿孔。

(二) 青霉胺(penicillamine)

【主要制剂与规格】D- 青霉胺片,0.125g。

【是否超说明书用药】否。

【适用疾病类型】有症状的肝豆状核变性的一线治疗药物,但严重扭转痉挛变形和口面肌张力障碍慎用青霉胺。

【用法与用量】餐前 1h 服用;需与其他药物、食物或牛奶分开服用。

成人:开始时 0.125g~0.25g/d,逐渐缓慢加量,最大剂量 1.5g/d,分 2~4 次口服。

儿童:开始剂量每次 2.5mg/kg,每日 2 次,每 1 周可增加剂量,最大剂量每日 20mg/kg,分 2~3 次口服。

【用药期间的监测指标】①尿铜;②肝功能;③血常规;④尿常规;⑤抗核抗体。

【药物调整】根据病情及尿铜调整青霉胺剂量,成人维持剂量 0.75~1g/d,儿童维持剂量约 250mg/d。若出现严重的骨髓移植、变态反应、肾功能损害,应立即停药。

【注意事项】① 10%~50% 的肝豆状核变性患者口服青霉胺后神经系统症状会加重。②长期服用青霉胺时应加用维生素 B₆ 25~50mg/d。③手术患者在创口未愈合时,应减量或停药。④肝豆状核变性患者服用本品出现发热时,应暂停使用青霉胺至反应消失,随后可以小剂量重新开始治疗。⑤出现不良反应时,须减量或停药。

【禁忌证】①肾功能不全、妊娠期妇女及对青霉素类药过敏的患者禁用。②粒细胞缺乏症、再生障碍性贫血患者禁用。③红斑狼疮患者、重症肌无力患者及严重的皮肤病患者禁用。

【不良反应】①变态反应,如全身瘙痒、皮疹、荨麻疹、发热、关节疼痛和淋巴结肿大等变态反应。重者可发生狼疮样红斑和剥脱性皮炎。②泌尿生殖系统:部分患者出现蛋白尿,少数患者可出现肾病综合征。用药6个月后,有的患者出现严重的肾病综合征。③血液系统:可导致骨髓抑制,主要表现为血小板和白细胞减少、粒细胞缺乏,严重者可出现再生障碍性贫血。也可见嗜酸性粒细胞增多、溶血性贫血。④神经系统:可有眼睑下垂、斜视、动眼神经麻痹等。少数患者在用药初期可出现周围神经病变。长期服用可引起视神经炎。⑤代谢/内分泌系统:青霉胺可与多种金属形成复合物,可能导致铜、铁、锌或其他微量元素的缺乏。⑥呼吸系统:可能加重或诱发哮喘发作。⑦其他:本药可使皮肤变脆和出血,并影响创口愈合。该药可以导致狼疮样综合征、重症肌无力、肺出血肾炎(Goodpasture)综合征、多发性肌炎、耳鸣,注意警惕相关表现。

(三)二巯丙磺酸钠(sodium dimercaptopropane sulfonate)

【主要制剂与规格】二巯丙磺酸钠注射液,2ml:0.125g。

【是否超说明书用药】是。

【适用疾病类型】可用于有轻、中度肝损害和神经精神症状的肝豆状核变性患者,特别是不能使用青霉胺的患者。

【用法与用量】根据2008年国内肝豆状核变性诊疗指南:静脉滴注,二巯丙磺酸钠5mg/kg溶于5%葡萄糖溶液500ml中缓慢静滴,每日1次,6d为1个疗程,2个疗程之间休息1~2d,连续注射6~10个疗程。

【用药期间的监测指标】①尿铜;②肝功能;③血常规;④凝血功能。

【药物调整】出现药物过敏时应停用。

【注意事项】少数患者会出现神系统症状加重,若神经系统症状加重,应停药或减量。

【禁忌证】对本品活性成分或任何辅料过敏的患者禁用。

【不良反应】静脉注射速度过快时有恶心、心动过速、头晕及口唇发麻等,一般10~15min即可消失。偶有变态反应,如皮疹、寒战、发热,甚至过敏性休克、剥脱性皮炎等。一旦发生,应立即停药,并对症治疗。轻症者可用抗组胺药,反应严重者应用肾上腺素或肾上腺皮质激素。

(四)二巯丁二酸钠(dimercaptosuccinic acid)

【主要制剂与规格】二巯丁二酸钠胶囊,0.25g。

【是否超说明书用药】否。

【适用疾病类型】可用于有轻、中度肝损害和神经精神症状的肝豆状核变性患者。

【用法与用量】成人0.75~1g/d,分2次口服;儿童每日35mg/kg,分2次口服。

【用药期间的监测指标】①尿铜;②肝功能;③血常规。

【药物调整】出现肝功异常加重或贫血、血小板减少时应停用。

【注意事项】①监测全部血细胞计数,发现有中性粒细胞减少时停药。②对一些葡萄糖-6-磷酸脱氢酶缺乏症和镰状细胞性贫血儿童用本品治疗无效。③注意监测肝功能。

【禁忌证】严重肝功能障碍和妊娠期妇女禁用。

【不良反应】成人和儿童的常见不良反应有恶心、呕吐、腹泻、食欲丧失、稀便等胃肠道反应。偶见皮疹（约 4% 成人）、血清氨基转移酶一过性升高（6%~10%）、血小板减少导致的鼻出血、牙龈出血及皮下紫癜。偶见中性粒细胞减少。

（马明圣）

参考文献

［1］ SOCHA P, JANCZYK W, DHAWAN A, et al. Wilson's disease in children: A position paper by the Hepatology Committee of the European Society for Paediatric Gastroenterology, Hepatology and Nutrition [J]. J Pediatr Gastroenterol Nutr, 2018, 66 (2): 334-344.

［2］ EASL Clinical Practice Guidelines: Wilson's disease [J]. J Hepatol, 2012, 56 (3): 671-685.

［3］ 中华医学会神经病学分会帕金森及运动障碍学组. 肝豆状核变性的诊断与治疗指南 [J]. 中华神经科杂志, 2008, 41 (8): 566-569.

24 遗传性低镁血症

一、疾病概述

【定义】遗传性低镁血症是一组表现为血镁降低,伴或不伴其他电解质代谢紊乱的基因缺陷性疾病。通常是由肾镁丢失引起的,根据合并的其他电解质紊乱,可分为3种主要类型:① Bartter 综合征和 Gitelman 综合征,与肾脏盐消耗和低钾代谢性碱中毒(hypokalemic metabolic alkalosis)有关;②家族性低镁血症伴高钙尿症(hypercalciuria)和肾钙沉着症(nephrocalcinosis);③孤立性低镁血症,通常与低钙血症有关。根据遗传方式主要包括 Gitelman 综合征、Bartter 综合征,家族性低镁血症合并高尿钙和肾钙沉积症,家族性低镁血症伴继发性低钙血症,常染色体显性遗传低镁血症合并低钙尿,孤立性常染色体隐性遗传低镁血症等。遗传方式有常染色体显性和常染色体隐性遗传。目前已知致病基因包括 *SLC12A3*、*CLDN16*、*CLDN19*、*FXYD2*、*TRPM6*、*CASR*、*KCNA1*、*HNF1B*、*CNNM2*、*CLCNKB*、*BSND*、*KCNJ10*、*PCBD1*、*EGFR*、*FAM111A*。其中最常见的是 Gitelman 综合征(表 24-1)。

【主要症状与体征】不同类型的遗传性低镁血症患者的年龄、临床表现、实验室检查各不相同(表 24-1)。主要临床表现是低镁血症和可能伴发的低钾血症、低钙血症、高尿钙等。如神经肌肉系统:惊厥、昏迷、共济失调、腱反射亢进、震颤、手足抽搐、肌无力等;心脏:心电图改变、严重者心律失常;肾脏:肾结石、肾钙质沉着;骨关节:骨质疏松、骨软化;消化道:肠梗阻;内分泌:糖耐量减低、糖尿病;眼部:眼球震颤、视野缺损等。

【诊断要点和特殊检查】①家族史、临床表现。②血尿镁、钙、钾等生化检查,血镁<0.7mmol/L、24h 尿镁>24mg 或尿镁排泄分数>2%。③确诊需要基因检测,需依靠基因检测确定致病基因和致病突变,明确遗传性低镁血症的疾病具体分型。二代测序可同时完成多个基因检测,提高了临床表型类似的遗传性低镁血症病因的诊断效率,但仍需一代测序来验证。

表 24-1　遗传性低镁血症主要疾病类型

疾病 /OMIM	致病基因 / 遗传方式	编码蛋白	起病年龄	主要临床 /实验室检查特点
Gitelman 综合征 /263800	*SLC12A3*/AR	NCC	常于青少年或成年早期起病	肌无力、疲乏、心悸、手足搐搦、麻木等低血镁、低血钾、低尿钙
家族性低镁血症合并高钙尿和肾钙沉着症 /248250/248190	*CLDN16*/AR *CLDN19*/AR	Claudin-16 Claudin-19	常于婴儿期起病	多尿、肾结石、肾钙质沉着、眼部病变等低血镁、高尿钙
常染色体显性遗传低镁血症合并低尿钙 /154020	*FXYD2*/AD	Na$^+$/K$^+$-ATP酶的 γ 亚单位	常于儿童期至成年早期起病	惊厥、软骨钙化等；低血镁、低尿钙
家族性低镁血症伴继发性低钙血症 /602014	*TRPM6*/AR	TRPM6	常于新生儿或婴儿早期起病	手足搐搦、惊厥等；低血镁、低血钙
孤立性常染色体隐性遗传低镁血症	*EGF*/AR	EGF	常于儿童期起病	手足搐搦、惊厥等；低血镁、正常尿钙

注：AR. 常染色体隐性遗传；AD. 常染色体显性遗传；NCC. 钠氯协同转运体；TRPM6. 瞬时受体电位阳离子通道M6；EGF. 表皮生长因子。

二、用药方案

【治疗目的】主要是对症治疗，维持电解质平衡，缓解症状，提高生活质量和避免发生严重并发症。

三、用药描述

1. **替代治疗**　补充镁是唯一的治疗方法，急性发作时需要静脉补镁，有低钾的需要补钾。
2. **治疗高尿钙**　可用噻嗪类利尿药减少尿钙的排泄，以及枸橼酸合剂减少草酸盐结石形成的风险。
3. **其他对症治疗**　包括惊厥发作时的抗惊厥治疗和泌尿系结石并发感染的抗感染治疗等。具体用药方案及方法等详见 Gitelman 综合征。

（于　阳）

参考文献

［1］HORINOUCHI T, NOZU K, KAMIYOSHI N, et al. Diagnostic strategy for inherited hypomagne-semia [J]. Clin Exp Nephrol, 2017, 21 (6): 1003-1010.

［2］ KNOERS N V, LEVTCHENKO E N. Gitelman syndrome [J]. Orphanet J Rare Dis, 2008, 3: 22.

［3］ BLANCHARD A, BOCKENHAUER D, BOLIGNANO D, et al. Gitelman syndrome:Consensus and guidance from a Kidney Disease: Improving Global Outcomes (KDIGO) Controversies Conference [J]. Kidney Int, 2017, 91 (1): 24-33.

［4］ VIERING D, de BAAIJ J, WALSH S B, et al. Genetic causes of hypomagnesemia, a clinical overview [J]. Pediatr Nephrol, 2017, 32 (7): 1123-1135.

25 高同型半胱氨酸血症Ⅰ型

一、疾病概述

【定义】高同型半胱氨酸血症Ⅰ型是罕见的常染色体隐性遗传病,由于编码胱硫醚 β-合成酶(cystathionine β-synthase,CBS)基因突变导致胱硫醚 β- 合成酶缺陷,血液同型半胱氨酸、甲硫氨酸升高,导致心脏、脑、血管、肾脏及眼等多脏器损伤。

【主要症状与体征】出生时多无明显临床症状,多数在 3 岁以后因视力下降、发育落后就诊。

(1)眼:晶体脱位常在幼儿期后出现,导致重度近视,可见虹膜颤动。随着病程发展,出现散光、青光眼、白内障、视网膜脱离、视神经萎缩等表现。

(2)骨骼:身材细长,酷似马方综合征。骨质疏松,常见脊柱侧凸、椎体压缩、病理性骨折等骨骼损害,尚有膝外翻、鸡胸或漏斗胸等畸形。

(3)脑:约半数患者智力、运动发育迟滞,智力较好的患者大多为维生素 B_6 反应型。患者心理、行为异常亦较多见,部分患者伴有癫痫发作和脑电图异常。

(4)心血管系统:血液同型胱氨酸增高可增强血小板的粘连,造成动、静脉血管壁损伤,易发生血栓栓塞,导致肾血管梗死、脑梗死、肺源性心脏病、肢体静脉血栓等。

【诊断要点及特殊检查】患者临床表现多样,血液或尿液总同型半胱氨酸检测是诊断的关键。

(1)血、尿液氨基酸检测:血浆中总同型半胱氨酸和甲硫氨酸浓度明显增高,胱硫醚和胱氨酸水平下降;尿液中排出大量同型(半)胱氨酸。

(2)酶学检测:淋巴细胞、皮肤成纤维细胞、肝、脑、胰等组织的胱硫醚合成酶活性降低。

(3)CBS 基因双等位基因致病突变。

二、用药方案

【治疗目的】降低血液甲硫氨酸、总同型半胱氨酸水平,保证生长发育。

【常用药物】

（1）维生素 B_6：对约 30% 的同型半胱氨酸血症Ⅰ型患儿有效，剂量因人而异，100~1 000mg/d。当口服 500~1 000mg/d 数周而血生化指标无好转时，可视为维生素 B_6 无反应型。

（2）低甲硫氨酸 - 高胱氨酸饮食：限制天然蛋白质，应多进食甲硫氨酸含量少的食物，如蔬菜、水果；为保证营养，可补充无甲硫氨酸的特殊配方奶粉。

（3）甜菜碱：用于维生素 B_6 无反应型患者的治疗，每日 3~9g，分次服用。

（4）肝移植：是同型半胱氨酸血症Ⅰ型最有效的治疗方法，对于维生素 B_6 无反应型的患者，经饮食及甜菜碱治疗效果不佳，应及早考虑肝移植，改善患者的生存质量。

对症治疗：

对合并癫痫、视力损害、心血管损害的患者，应对症治疗。

对症治疗：

治疗过程中应监测生长速率、神经精神、骨骼情况、营养发育情况，个体化治疗。

三、用药描述

维生素 B_6，Vitamin B_6

【主要制剂与规格】片剂，10mg/ 片。注射液，5mg（1ml）、50mg（1ml）、100mg（2ml）。

【是否超说明书用药】是。

【适用疾病类型或病情】维生素 B_6 缺乏的预防和治疗，遗传性维生素 B_6 依赖综合征。

【用法与用量】不同疾病、不同剂型、不同规格的用法与用量存在差异，需遵医嘱。同型半胱氨酸血症Ⅰ型患者每日 100~1 000mg，口服或注射，如为维生素 B_6 反应型同型半胱氨酸血症Ⅰ型，需终身服用维生素 B_6 治疗。

【用药期间的监测指标】营养发育状态，血液总同型半胱氨酸、甲硫氨酸测定。

【用药调整】根据病情、血液总同型半胱氨酸动态调整剂量，使用 1 个月无好转，判断为维生素 B_6 无效型。

【注意事项】维生素 B_6 对下列情况未能证实确实疗效，如痤疮及其他皮肤病、酒精中毒、哮喘、肾结石、精神病、偏头痛、经前期紧张、刺激乳汁分泌、食欲减退。不宜应用大剂量维生素 B_6 治疗未经证实有效的疾病。

【禁忌证】对本品中任何成分过敏者禁用。

【不良反应】长期、过量应用本品可致严重的周围神经炎、出现神经感觉异常、步态不稳、手足麻木，若每日应用 200mg，持续 30d 以上，可致依赖综合征。

（杨艳玲）

参考文献

［1］ HUEMER M, DIODATO D, SCHWAHN B, et al. Guidelines for diagnosis and management of the cobalamin-related remethylation disorders cblC, cblD, cblE, cblF, cblG, cblJ and MTHFR deficiency [J]. J Inherit

Metab Dis, 2017, 40 (1): 21-48.

［2］WEBER HOSS G R, SPERB-LUDWIG F, SCHWARTZ I, et al. Classical homocystinuria: A common inborn error of metabolism? : An epidemiological study based on genetic databases [J]. Mol Genet Genomic Med, 2020, 8 (6): e1214.

［3］LI D X, LI X Y, DONG H, et al. Eight novel mutations of CBS gene in nine Chinese patients with classical homocystinuria [J]. World J Pediatr, 2018, 14 (2): 197-203.

［4］孙佳鹏, 肖慧捷, 丁洁, 等. 高同型半胱氨酸血症与儿童慢性肾脏病的关系 [J]. 中华实用儿科临床杂志, 2017, 32 (11): 852-855.

［5］李东晓, 张尧, 张宏武, 等. 高同型半胱氨酸血症的诊断、治疗与预防专家共识 [J]. 罕少疾病杂志, 2022, 29 (6): 1-4.

26

纯合子家族性高胆固醇血症

一、疾病概述

【定义】家族性高胆固醇血症（familial hypercholesterolemia，FH）是由低密度脂蛋白胆固醇（low density lipoprotein cholesterol，LDL-C）分解代谢关键物质包括低密度脂蛋白受体（LDLR）、前蛋白转化酶枯草杆菌蛋白酶/kexin9型（proprotein convertase subtilisin/kexin type 9，PCSK9）、载脂蛋白B（APOB）、低密度脂蛋白受体衔接蛋白1（low density lipoprotein receptor adaptor protein 1，LDLRAP1）之一发生基因突变导致LDL-C水平增高的遗传性疾病，以常染色体显性遗传为主，亦可通过常染色体隐性遗传。纯合子家族性高胆固醇血症（homozygous familial hypercholesterolemia，HoFH）为这些关键基因发生纯合性突变、复合性杂合突变或双重杂合性突变所致，患病率估测为1/100万~3/100万，收录在《第一批罕见病目录》中。

【主要症状与体征】患者自出生后即有血LDL-C水平的明显升高，胆固醇沉积在皮肤、肌腱形成黄色瘤，沉积在视网膜形成脂性角膜弓，早年即可出现广泛的动脉粥样硬化和冠状动脉粥样硬化性心脏病。

【诊断要点及特殊检查】①临床诊断标准：未治疗情况下，LDL-C>13mmol/L（500mg/dl）或治疗后LDL-C≥8mmol/L（300mg/dl），以及以下情况之一，10岁之前出现皮肤或者肌腱黄色瘤、父母LDL-C水平升高符合杂合子FH。此外，在较小的儿童中，未治疗时LDL-C<13mmol/L不能除外HoFH。②基因诊断：通过基因检测发现两个等位基因存在有*LDLR*、*PCSK9*、*APOB*、*LDLRAP1*基因位点的突变。

二、用药方案

【治疗目的】降低LDL-C水平，减少动脉粥样硬化性心血管疾病（atherosclerotic cardiovascular diseases，ASCVD）的风险，减少致死性和致残性心血管疾病的发生。

【治疗目标】成人FH患者血LDL-C的治疗目标值分别为<1.8mmol/L（70mg/dl，合

并 ASCVD) 和<2.6mmol/L(100mg/dl, 不合并 ASCVD);儿童 FH 患者血 LDL-C 的目标值<3.5mmol/L(135mg/dl)。若难以达到上述目标值,建议至少将血清 LDL-C 水平降低50%。

【常用药物】① HMG-CoA 还原酶抑制剂:他汀类药物;②选择性胆固醇吸收抑制剂:依折麦布;③ PCSK9 抑制剂:依洛尤单抗、阿利西尤单抗;④普罗布考;⑤胆汁酸螯合剂:考来烯胺、考来维仑;⑥烟酸类:烟酸;⑦其他:洛美他派和米泊美生。

由于 HoFH 患者血脂水平往往非常高,要达到理想的治疗目标,建议药物联合使用并配合饮食控制及其他降脂措施(如脂蛋白血浆置换等)。

三、药物描述

(一)他汀类药物(statin)

【主要制剂与规格】阿托伐他汀钙片,10mg/20mg;瑞舒伐他汀钙片,10mg。其他他汀也有用于 HoFH 的报道,但是鉴于 HoFH 患者需要 LDL-C 降低幅度较大,同时考虑说明书中的适应证,推荐主要使用上述阿托伐他汀钙片、瑞舒伐他汀钙片。

【是否超说明书用药】否。

【适用疾病类型或病情】为 HoFH 患者初始治疗的首选药物。

【用法与用量】建议使用最大可耐受剂量的强效他汀:阿托伐他汀,10 岁及以上推荐起始剂量 10~20mg,每日 1 次,最大剂量 80mg/d;瑞舒伐他汀,7 岁及以上儿童使用,起始剂量5~10mg,每日 1 次,最大剂量 20mg/d。成人起始剂量 20mg,每日 1 次,最大剂量 20mg,每日1 次。可在一日内任何时间口服,并不受进餐影响。由于 HoFH 可以较早就出现严重的高胆固醇血症和 ASCVD,一些文献报道在 2 岁以上的 HoFH 患者中使用他汀,起始剂量更低,最大剂量与成人一样。由于他汀剂量倍增后降低胆固醇效应较差(6% 效应),不推荐在这些低龄儿童中使用最大剂量,应该考虑其他治疗(如联合药物治疗、肝脏移植或者血浆置换)。

【用药期间的监测指标】①肝功能;②肾功能;③肌酸激酶。

【药物调整】①剂量调整应该在 4 周及以上的间隔进行,特别是对于儿童。需要根据推荐的最大剂量进行个体化调整。出现过敏时建议停用。如果转氨酶升高、肌肉疼痛、肌酸激酶升高,应视情况减量或停药。②药物基因组学研究表明,*SLCO1B1* 突变型患者使用他汀后,发生横纹肌溶解或肌病的风险增加;*ApoE* 基因是动脉粥样硬化性血管病的易感候选基因,其基因多态性会影响他汀类药物疗效。因此,对于初次使用他汀的患者,可检测相关基因评估肌病风险及对他汀的敏感性;对他汀使用后发生肌病或效果不佳者,也可通过检测基因分析原因,调整方案。

【注意事项】①要求患者治疗期间立即报告原因不明的肌肉疼痛、无力或痉挛,特别是伴有不适和发热时,检测肌酸激酶水平,若肌酸激酶明显升高(>5*ULN)或肌肉症状严重并引起整天的不适,应中止治疗;若症状消除且肌酸激酶水平恢复正常,可考虑重新给予本品或换用其他他汀类的最低剂量,并密切观察。②建议在开始治疗前和开始后 3 个月行肝功能检测,若转氨酶升高至正常值上限 3 倍,应减量或停药,若转氨酶升高在正常值上限 3 倍以内,应在原剂量或减量的基础上观察。

【禁忌证】①活动性肝脏疾病,包括不明原因的天冬氨酸氨基转移酶、丙氨酸氨基转移酶持续升高。②对药物中任何成分过敏。③妊娠期间、哺乳期间以及可能怀孕而未采用适当避孕措施的妇女。④瑞舒伐他汀禁用于严重的肾功能损害患者(肌酐清除率<30ml/min)、肌病患者、同时使用环孢素的患者。

【不良反应】绝大多数人对他汀耐受性良好,不良反应多见于接受大剂量他汀治疗者。常见严重不良反应有横纹肌溶解与肌病、肝功能异常;其他不良反应有鼻咽炎、关节痛、腹泻、四肢痛和泌尿道感染等。

(二) 依折麦布(ezetimibe)

【主要制剂与规格】依折麦布片,10mg。

【是否超说明书用药】否。

【适用疾病类型】可用于 HoFH 患者,多数情况下与他汀等药物联合使用。

【用法与用量】10 岁及以上,起始剂量 10mg,每日 1 次,最大剂量 10mg/d,可在一日内任何时间口服,可空腹或与食物同时服用。同样,由于 HoFH 可以较早就出现严重的高胆固醇血症和 ASCVD,一些文献报道在 2 岁以上的 HoFH 患者中使用依折麦布,5mg 每日 1 次起始,最大剂量 10mg/d。

【用药期间的监测指标】肝功能。

【药物调整】出现肝功能升高或对成分过敏时应停用。

【禁忌证】对成分过敏者,活动性肝病,或不明原因的血清转氨酶升高患者。不推荐常规用于妊娠期及哺乳期妇女。

【不良反应】不良反应轻微,且多为一过性,主要表现为头痛和消化道症状,与他汀类联用常见不良反应有转氨酶升高、头痛、肌痛、乏力、周围性水肿,与非诺贝特联合用药常见腹部疼痛。

【注意事项】当与他汀类或者非诺贝特联合使用时,需要参考他汀类或非诺贝特类药物的使用说明书。

(三) PCSK9 抑制剂

【主要制剂与规格】依洛尤单抗(evolocumab)注射液,1ml:140mg;阿利西尤单抗(alirocumab)注射液,1ml,含 75mg 或 150mg。

【是否超说明书用药】否(依洛尤单抗);是(阿利西尤单抗)。

【适用疾病类型】依洛尤单抗用于成人或 13 岁及以上青少年的 HoFH 患者,适用于经控制饮食、最大耐受剂量的强效他汀和依折麦布等联合治疗后血 LDL-C 仍不达标的患者。有研究显示,依洛尤单抗可以安全地用于 10 岁及以上的杂合 FH 患者。阿利西尤单抗仅有杂合 FH 适应证,有研究显示可以安全用于 8 岁及以上患者。

【用法与用量】对于 HoFH 患者的推荐剂量为依洛尤单抗 420mg qm(13 岁及以上患者),10 岁及以上杂合 FH 中用量相同。阿利西尤单抗在 8 岁及以上杂合 FH 患者中的用量为多种,包括 30mg(体重<50kg)/50mg(体重 ≥50kg),每 2 周一次;40mg(体重<50kg)/75mg(体重 ≥50kg),每 2 周一次;75mg(体重<50kg)/150mg(体重 ≥50kg),每 4 周一次;150mg(体重<50kg)/300mg(体重 ≥50kg),每 4 周一次。均使用一次性预充式自动注射器

皮下注射。

【用药期间的监测指标】鉴于对治疗反应取决于 LDL-C 受体水平,应在给药 4~8 周后检测 HoFH 患者的 LDL-C 水平。

【药物调整】过敏时建议停用。

【注意事项】若错过每个月 1 次的给药:错过时间在 7 天内,给予依洛尤单抗,并继续使用以前的给药时间表;错过时间超过 7 天,给予依洛尤单抗,并基于这次给药时间重新计划给药时间表。如果发生严重变态反应的体征或症状,须终止本品治疗,并进行监测,直至症状和体征缓解。

【禁忌证】禁用于对本品有严重变态反应史的患者。

【不良反应】常见不良反应主要是皮下注射部位的肿胀、疼痛、瘙痒、皮下出血等,还包括上呼吸道感染、流感样表现、胃肠炎、鼻咽炎、变态反应。

(四)普罗布考(probucol)

【主要制剂与规格】普罗布考片,0.25g。

【是否超说明书用药】是。

【适用疾病类型或病情】用于治疗高胆固醇血症。本药物没有 HoFH 适应证,但是由于降脂机制与其他药物不同,联合使用可以进一步降低胆固醇而且有减轻 FH 患者皮肤黄色瘤的作用,因此可以作为 FH(特别是 HoFH)患者的联合用药。

【用法与用量】起始剂量 0.25~0.5g,每日 2 次,最大剂量 1g/d。早、晚餐时口服。文献报道可以安全地用于 2 岁以上儿童,用量 10mg/(kg·d)。

【用药期间的监测指标】定期检查心电图 QT 间期、肝功能、肌酸激酶、尿酸、尿素氮等。注意预防并及时纠正低血钾和低血镁。如服用三环类抗抑郁药、Ⅰ 类及 Ⅲ 类抗心律失常药和吩噻嗪类药时同时使用,心律失常风险增大。

【药物调整】出现过敏时建议停用。

【注意事项】定期检测心电图 QT 间期。肾功能不全时应减少剂量。

【禁忌证】①禁用于对本品成分有过敏的患者。②因可引起心电图 QT 间期延长和严重室性心律失常(如尖端扭转型室性心动过速)。以下情况禁用:近期心肌损害,如新近心肌梗死者;严重室性心律失常、心动过缓者;有心源性晕厥或有不明原因晕厥者;QT 间期延长者;正在服用延长 QT 间期药物者;合并低血钾或低血镁者。③妊娠期和计划怀孕妇女禁用。

【不良反应】最常见的不良反应为胃肠不适,也可引起头晕、头痛、失眠、皮疹等。罕见的严重不良反应有心电图 QT 间期延长、室性心动过速、严重室性心律失常(如尖端扭转型室性心动过速)、血小板减少。

(五)考来烯胺(cholestyramine)

【主要制剂与规格】考来烯胺散,5g(4g 考来烯胺干燥品)。

【是否超说明书用药】是。

【适用疾病类型或病情】适用于高胆固醇血症患者。本药物没有 HoFH 适应证,同样由于与其他降脂药物机制不同,可以考虑联合使用。

【用法与用量】成人剂量：初始剂量 4g，每日 1 次或每日 2 次，维持剂量 8~16g/d，分为 2~4 次于饭前服或与饮料拌匀口服，最大剂量不超过 24g/d。小儿剂量：文献报道可以安全地用于 3 岁以上儿童。剂量为 240mg/(kg·d)，分 2 次或多次口服，最大剂量不超过 8g/d。

【注意事项】便秘患者慎用。合并甲状腺功能减退症、糖尿病、肾病、血蛋白异常或阻塞性肝病患者，服用同时应对上述疾病进行治疗。长期服用应注意出血倾向；年轻患者用较大剂量易产生高氯性酸中毒，服用考来烯胺期间建议补充叶酸。长期服用本品同时应补充脂溶性维生素（以肠道外给药途径为佳）。尚缺乏对于妊娠期妇女和哺乳期婴儿的影响的人体研究。

【禁忌证】异常 β 脂蛋白血症，血清 TG>4.5mmol/L（400mg/dl），对考来烯胺过敏，胆道完全闭塞者禁用。

【不良反应】常见不良反应有胃肠道不适、便秘和影响某些药物的吸收。

（六）烟酸（niacin/nicotinic acid）

【主要制剂与规格】烟酸缓释片，500mg。

【是否超说明书用药】是。

【适用疾病类型或病情】烟酸衍生物的缓释制剂可以用于降低胆固醇。欧美多国已将烟酸类药物退出调脂药物市场。本药物没有 HoFH 适应证，对于 LDL-C 控制不佳的患者可以考虑联合使用。

【用法与用量】应从低剂量开始，随后逐渐增加剂量。较长时间中止本品的治疗或曾接受过其他烟酸制品治疗的患者，也应如此。第 1~4 周：500mg/d，睡前口服；第 5~8 周：1 000mg/d，睡前口服，如果患者对 1 000mg/d 的应答不足，剂量可增加至 1 500~2 000mg/d。4 周内剂量的增加不得超过 500mg/d，每日最大用药剂量为 2 000mg。儿童使用剂量（此处为补充维生素目的）：1~3 岁为 6mg/d，4~8 岁为 8mg/d，9~13 岁为 12mg/d，14~18 岁男性为 16mg/d，女性为 14mg/d，临床用于降低胆固醇时可以参照此剂量并结合疗效、副作用来调整剂量。

【用药期间的监测指标】监测肝功能（GPT 和 GOT）、肌酸激酶，对手术或服用抗凝患者监测凝血和血小板。

【药物调整】如出现变态反应，应停用。

【禁忌证】对烟酸或任何一种辅料过敏者；显著肝脏功能异常者；处于胃溃疡活动期者；动脉出血者；严重痛风者。

【不良反应】最常见的与治疗相关的不良反应为潮红发作，其他常见不良反应有腹泻、腹痛、瘙痒、皮疹、转氨酶升高、高尿酸血症、高血糖和低磷酸盐血症等。

【注意事项】同时摄入酒精或热饮会增加潮红和瘙痒症的发生率，在服用前后应避免摄入。烟酸缓释片应整片吞服，服用前不得折断、碾碎或咀嚼。急性冠脉综合征患者慎用。与他汀合用应谨慎并严格监测横纹肌溶解的症状。

（七）其他

洛美他派（lomitapide）和米泊美生（mipomersen）目前未在中国上市。

（田 庄）

参考文献

［1］NORDESTGAARD B G, CHAPMAN M J, HUMPHRIES S E, et al. Familial hypercholesterolaemia is underdiagnosed and undertreated in the general population: guidance for clinicians to prevent coronary heart disease: Consensus statement of the European Atherosclerosis Society [J]. Eur Heart J, 2013, 34 (45): 3478-3490.

［2］CUCHEL M, BRUCKERT E, GINSBERG H N, et al. Homozygous familial hypercholesterolaemia: New insights and guidance for clinicians to improve detection and clinical management. A position paper from the Consensus Panel on Familial Hypercholesterolaemia of the European Atherosclerosis Society [J]. Eur Heart J, 2014, 35 (32): 2146-2157.

［3］中国成人血脂异常防治指南修订联合委员会. 中国成人血脂异常防治指南 (2016 年修订版)[J]. 中华心血管病杂志, 2016, 44 (10): 833-853.

［4］中华医学会心血管病学分会动脉粥样硬化及冠心病学组, 中华心血管病杂志编辑委员会. 家族性高胆固醇血症筛查与诊治中国专家共识 [J]. 中华心血管病杂志, 2018, 46 (2): 99-103.

［5］赵玉沛, 张抒扬. 中国第一批罕见病目录释义[M]. 北京: 人民卫生出版社, 2018: 141-143.

27 低磷性佝偻病

一、疾病概述

【定义】低磷性佝偻病（hypophosphatemic rickets）是一组以肾脏排磷增多引起低磷血症为特征的骨骼矿化障碍性疾病。X 连锁显性遗传性低血磷性佝偻病（XLH）是遗传性低磷性佝偻病的最常见类型，约占 80%，是 X 染色体上内肽酶同源磷调节（X-linked hypophosphatemia rickets）（*PHEX*）基因突变所致。该基因失活突变导致纤维细胞生长因子 23（Fibroblast growth factor-23，FGF23）在体内的堆积，进而影响磷代谢。

【主要症状与体征】儿童 XLH 主要表现为非匀称性身材矮小（上下部量比例异常）；骨骼畸形，优先发生于生长速度快的部位，尤其是股骨远端、胫骨远端和桡骨远端，表现为膝内翻、膝外翻、胫骨扭转、胫骨股骨弯曲等，也可有郝氏沟、肋串珠、手镯征、脚镯征等体征；牙齿异常，可表现为牙脓肿、釉质发育不全、牙髓腔扩大等。成人 XLH 患者在确诊前的典型表现是身材矮小、骨软化、骨痛、骨关节炎、假性骨折、僵硬、牙根病及牙周炎、听力受损。

【诊断要点及特殊检查】在排除维生素 D 或钙缺乏后，根据临床表现，血磷降低、血钙正常、碱性磷酸酶（ALP）升高、甲状旁腺激素（PTH）正常或略升高、肾小管最大磷酸盐主吸收率与肾小管滤过率的比值（即肾磷阈）下降、血 pH 正常，骨骼 X 线片提示佝偻病改变，可以优先考虑 XLH 的诊断，需进一步行 *PHEX* 基因检测以明确诊断。

二、用药方案

【治疗目的】减轻骨骼畸形，增加成年期身高，避免并发症及治疗相关不良反应的发生。

【常用药物】

（1）常规治疗的药物：①磷酸盐制剂：口服磷酸盐后血清磷酸盐水平迅速升高，但在 1.5h 内会恢复到基线浓度，包括磷酸钾钠片、磷酸盐合剂，现国内无磷酸钾钠片。②活性维生素 D：包括骨化三醇、阿法骨化醇，可以预防继发性甲状旁腺功能亢进，增加肠道对磷酸盐的吸收。

(2)靶向药物:FGF23 抗体:布罗索尤单抗(旧称 KRN23)。

三、用药描述

(一)磷酸盐(phosphate)

【主要制剂与规格】我国多数采用中性磷酸盐缓冲液(或称磷酸盐合剂),常用配方有:①磷酸氢二钠($Na_2HPO_4\cdot12H_2O$ 73g 或 Na_2HPO_4 29g)+磷酸二氢钾(KH_2PO_4 6.4g)加水至 1 000ml,每 100ml 中含磷元素 779mg;② 19% 磷酸氢二钠和 2.05% 磷酸二氢钠的混合溶液,每 100ml 中含磷元素 4.74g。

【是否超说明书用药】否。

【适用疾病类型】XLH 患者的常规治疗药物;没有布罗索尤单抗时或因其严重过敏等并发症而禁忌使用时;但是表型非常轻微的患儿,布罗索尤单抗治疗不太可能优于磷酸盐和骨化三醇的治疗。

【用法与用量】根据 2019 年欧洲发表的 X 连锁低磷血症性佝偻病的诊断和治疗的临床实践建议:儿童元素磷初始剂量为 20~60mg/(kg·d)[0.7~2.0mmol/(kg·d)],尽量避免超过 80mg/(kg·d),每日口服 4~6 次;成人每日 750~1 600mg 元素磷,分 2~4 次口服。

【用药期间的监测指标】空腹磷酸盐水平不宜作为治疗有效的指标,需监测 ALP、PTH 水平。

【药物调整】根据佝偻病表现及生长发育改善情况、ALP 及 PTH 水平进行调整,关于最佳剂量尚无共识。ALP 水平高的患者建议每日 4~6 次,ALP 降至正常后频率可减至每日 3~4 次。如果出现腹泻,可将磷元素减少 250~500mg,之后按每次 125mg 逐渐增加。目的是给予正常生长所需的最小剂量磷酸盐。生长缓慢和 ALP 活性持续高于正常表明磷酸盐剂量不足或治疗依从性差。

【注意事项】餐中及睡前给药,可以降低发生腹泻的风险。若与钙剂同用会降低磷酸盐的吸收量,应于口服钙剂 1h 前或 2h 后口服磷酸盐。

【禁忌证】严重肾功能损害、感染性磷酸盐结石患者禁用。

【不良反应】①心血管系统:心动过缓、心律失常、胸痛、水肿、下肢水肿、心动过速。②代谢/内分泌系统:碱中毒、高钾血症、体重增加。③呼吸系统:呼吸困难。④肌肉骨骼系统:关节痛、肢体疼痛、肌肉痉挛、骨痛、麻痹、无力。⑤泌尿生殖系统:尿量减少、急性肾衰竭。⑥神经系统:头痛、头晕、感觉异常、癫痫发作、手足抽搐。⑦精神:意识模糊。⑧胃肠道:恶心、呕吐、口渴、咽喉痛、胃痛、胃肠胀气、腹泻。⑨其他:疲乏。

(二)活性维生素 D(active and native vitamin D)

【主要制剂与规格】骨化三醇软胶囊,0.25μg、0.5μg、1.0μg;阿法骨化醇软胶囊,0.25μg、0.5μg、1.0μg。

【是否超说明书用药】否。

【适用疾病类型】与磷酸盐联用,是 XLH 患者的常规治疗药物。

【用法与用量】根据 2019 年欧洲发表的 X 连锁低磷血症性佝偻病的诊断和治疗的临

床实践建议：儿童骨化三醇的初始剂量为 20~30ng/(kg·d)，阿法骨化醇为 30~50ng/(kg·d)。或者大于 1 岁可用经验治疗剂量，骨化三醇 0.5μg，每日 1 次，或半衰期长的阿法骨化醇 1μg，每日 1 次；成人骨化三醇剂量 0.5~0.75μg/d，阿法骨化醇 0.75~1.5μg/d。

【用药期间的监测指标】每 3 个月复诊监测身高和血清钙、磷酸盐、ALP、PTH 和肌酐浓度，以及随机尿钙 / 尿肌酐比值。每年行肾脏超声检查，待肾钙沉着症的程度稳定后，可以每 3 年检测 1 次。每 2 年行股骨远端和胫骨近端的 X 线检查。

【药物调整】监测血钙及尿钙水平，若升高，应减少活性维生素 D 剂量。如 PTH 升高，应减少磷酸盐剂量，增加活性维生素 D 剂量，使 PTH 水平保持在正常范围内。如骨骼影像学无改变或生长缓慢无改善，应增加磷酸盐和活性维生素 D 剂量。

【注意事项】本药和磷酸盐联用治疗 XLH 会引起肾钙质沉着症和继发性甲状旁腺功能亢进症，需定期监测、随访，及时调整药物剂量。

【禁忌证】对本药、维生素 D 或其类似物过敏者；有维生素 D 中毒迹象者；高钙血症或与高钙相关的疾病患者。

【不良反应】①心血管系统：血压升高、心悸、心律失常。②肌肉骨骼系统：关节周围钙化、背痛、肢端疼痛、肩背肌肉僵硬、下肢紧张感、肌无力、发育迟缓等。③泌尿生殖系统：血尿素氮升高、肌酐升高、肾结石、蛋白尿等。④神经系统：头痛、头重、头晕、失眠、倦怠、嗜睡、麻木、记忆力减退。⑤精神：精神恍惚、激动、恐惧。⑥肝脏：谷草转氨酶升高、谷丙转氨酶升高、ALP 升高、黄疸、乳酸脱氢酶升高、γ- 谷氨酰转移酶升高。⑦胃肠道：食欲缺乏、恶心、腹泻、便秘、胃痛、呕吐、腹胀、胃部不适、消化不良、口腔内不适感、口渴。⑧皮肤：瘙痒、皮疹、热感。⑨眼：结膜充血、结膜炎。⑩耳：老年性耳聋、耳鸣。⑪代谢 / 内分泌系统：高钙血症、脱水、体重减轻、高镁血症、高磷血症、高胆固醇血症。⑫呼吸系统：鼻溢。⑬血压：淋巴细胞增多、血细胞比容升高、中性粒细胞增多、血红蛋白升高。⑭其他：胸痛、乏力、声音嘶哑、水肿、发热、钙质沉着。

（三）FGF23 抗体

【主要制剂与规格】布罗索尤单抗 -twza 注射液，10mg/ml、20mg/ml、30mg/ml。

【是否超说明书用药】否。

【适用疾病类型】本药用于成人和 1 岁以上儿童治疗 XLH（骨骼正在发育的青少年患儿、骨骼病变严重的患儿、磷酸盐和骨化三醇疗效不佳或难以依从治疗和 / 或出现严重副作用的患儿）。本制剂除了低磷酸盐血症，还应用于 2 岁及以上肿瘤性骨软化症患者治疗 FGF23 相关低磷血症。

【用法与用量】根据 2022 年中国低血磷性佝偻病 / 骨软化症诊疗指南建议：儿童治疗的起始剂量为 0.8mg/kg，皮下注射，每 2 周 1 次，然后按需增加剂量，最大剂量约为 2mg/kg 或 90mg；成人起始剂量约为每次 1mg/kg，每 4 周 1 次，必要时调整剂量，最大剂量为每次 90mg，每 4 周 1 次。

【用药期间的监测指标】开始本药治疗后的前 3 个月，应每 4 周检测一次空腹血清磷水平，之后酌情检测。其安全性、有效性有待长期研究进一步验证。

【药物调整】若血清磷水平高于对应年龄参考范围的下限且低于 5mg/dl，则应按起始剂量治疗。若血清磷水平低于对应年龄的参考范围，应逐步增加单次剂量，最大剂量为

2.0mg/kg（最大单次剂量为 90mg）。若血清磷高于 5mg/dl，应暂停用药，并于 4 周内复测，仅在血清磷水平低于对应年龄的参考范围时方可重新开始本药的治疗，重新用药时应减量。若重新用药后血清磷水平仍低于对应年龄的参考范围，可增加剂量。剂量调整 4 周后，应再次检测血清磷水平。剂量调整间隔时间不得短于 4 周。

【注意事项】①开始本药治疗前 1 周应停止口服磷酸盐和活性维生素 D 类似物，用药期间禁止合用。②用药前的空腹血清磷水平应低于对应年龄的参考范围，否则不应开始本药的治疗。③血清磷水平高于正常值上限时，可导致肾钙质沉着症的发生风险增加。

【禁忌证】重度肾功能损害、终末期肾病患者。

【不良反应】①代谢 / 内分泌系统：维生素 D 减少、血磷升高。②肌肉骨骼系统：四肢疼痛、肌痛、背痛。③免疫系统：超敏反应（包括皮疹、荨麻疹）。④神经系统：头痛、头晕、加重或新发不宁腿综合征。⑤胃肠道：呕吐、牙痛、牙感染、便秘。⑥皮肤：皮疹（包括红斑、斑丘疹、脓疱疹）。⑦其他：注射部位反应（包括红斑、瘙痒、肿胀、疼痛、皮疹、瘀斑、变色、不适、血肿、出血、硬化、斑疹、荨麻疹）、发热。

（巩纯秀）

参考文献

［1］ RAFAELSEN S, JOHANSSON S, RDER H, et al. Hereditary hypophosphatemia in Norway: A retrospective population-based study of genotypes, phenotypes, and treatment complications [J]. Eur J Endocrinol, 2016, 174 (2): 125-136.

［2］ BURCKHARDT M A, SCHIFFERLI A, KRIEG A H, et al. Tumor-associated FGF-23-induced hypophosphatemic rickets in children: A case report and review of the literature [J]. Pediatr Nephrol, 2015, 30 (1): 179-182.

［3］ BIOSSE DUPLAN M, COYAC B R, BARDET C, et al. Phosphate and vitamin D prevent periodontitis in X-linked hypophosphatemia [J]. J Dent Res, 2017, 96 (4): 388-395.

［4］ HAFFNER D, EMMA F, EASTWOOD D M, et al. Clinical practice recommendations for the diagnosis and management of X-linked hypophosphataemia [J]. Nat Rev Nephrol, 2019, 15 (7): 435-455.

28

特发性低促性腺激素性性腺功能减退症

一、疾病概述

【定义】特发性低促性腺激素性性腺功能减退症（idiopathic hypogonadotropic hypogonadism，IHH），又称为孤立性低促性腺激素性性腺功能减退症（isolated hypogonadotropic hypogonadism，IHH）或先天性低促性腺激素性性腺功能减退症（congenital hypogonadotropic hypogonadism，CHH），是一种由于先天性下丘脑促性腺激素释放激素（GnRH）神经元发育和/或功能受损，导致 GnRH 合成、分泌或作用障碍引起的疾病。目前已明确 30 余种基因突变可导致 IHH，可分为三大类：神经发育通路的相关缺陷（KAL1、NELF、SOX10 等）、神经内分泌通路的相关缺陷（GNRH1、GNRHR、KISS1、KISS1R、TACR3 等）以及两种缺陷同时存在（PROKR2、PROK2、FGFR1 等）。

【主要症状与体征】该病患者由于 GnRH 不足，导致垂体分泌促性腺激素减少，进而引起青春期不发育或部分发育（男性表现为童声、小阴茎、无阴毛生长、小睾丸或隐睾等，女性表现为乳腺不发育、幼稚外阴等）、不孕不育（男性无精子生成，女性原发性闭经）、骨骺闭合延迟等性腺功能减退表现，还有部分患者有嗅觉异常的表现。

【诊断要点及特殊检查】男性：骨龄>12 岁或生物年龄>18 岁、无第二性征发育表现和睾丸体积增大，且睾酮水平低（≤100ng/dl）、促性腺激素（FSH 和 LH）水平低或正常的男性患者，在找不到明确病因时，拟诊断为 IHH。女性：生物年龄>14 岁、无第二性征发育表现和月经来潮，且雌二醇水平低、促性腺激素（FSH 和 LH）水平低或正常的女性患者，在找不到明确病因时，拟诊断为 IHH。

由于青春发育是一个连续的过程，IHH 的诊断应综合考虑患者年龄、骨龄、第二性征、性腺体积、激素水平等情况。若该病患者同时伴有嗅觉异常，或虽嗅觉正常，但 MRI 提示嗅球嗅束或嗅沟发育异常，可诊断为卡尔曼综合征（Kallmann syndrome，KS）。

二、用药方案

【治疗目的】促进患者第二性征发育,使患者能够完成正常的性生活,帮助有生育需求的患者能够产生正常的配子。

【常用药物】根据患者的不同临床表现和需求选择个性化治疗方案,男性患者常用治疗方法有睾酮替代治疗(十一酸睾酮)、HCG/HMG 联合生精治疗、脉冲式 GnRH 生精治疗(戈那瑞林)。女性患者常用的治疗方法有雌孕激素替代治疗(戊酸雌二醇)和脉冲式 GnRH 促排卵治疗(戈那瑞林)。

三、用药描述

(一)十一酸睾酮(testosterone undecanoate)

【主要制剂与规格】十一酸睾酮胶丸,40mg;十一酸睾酮注射剂,2ml:0.25g。

【是否超说明书用药】否。

【适用疾病类型】需要促进第二性征发育和/或维持正常性生活,且暂无生育需求的男性患者。

【用法与用量】十一酸睾酮胶丸:初始口服 40mg,每日 1~3 次,6 个月后增加到成人剂量 80mg,每日 2~3 次。十一酸睾酮注射剂:初始用量 125mg,肌内注射,每个月 1 次,6 个月后增加到成人剂量 250mg,肌内注射,每个月 1 次。剂量应根据患者对药物治疗反应和不良反应等情况进行适当调整。儿童 2~3mg/(kg·d),每日 1~3 次。

【用药期间的监测指标】①青春期和青春期前男性患者使用本品时,应密切关注骨骺闭合情况,以免骨骺早闭及性早熟。②本品可能导致良性前列腺增生和前列腺癌,所有患者在开始本品治疗前均应详细体检,排除前列腺癌的可能,并定期检查。③肝功能损伤者慎用,建议长期治疗患者进行肝功能检查。

【药物调整】①若发生与雄激素相关不良反应,应立即停药,待症状消失后再逐步启用较低剂量;②若出现不能耐受的消化道腹痛、腹泻、腹部不适,应停药;③若出现肝功能异常,应根据情况停药或调整药量。

【注意事项】①本品必须在用餐时服用;②本品会加强香豆素类制剂的抗凝血作用;③本品可能会导致糖尿病患者胰岛素敏感性增加;④本品含有日落黄,可能引起变态反应。

【禁忌证】男性乳腺癌患者、已知或怀疑前列腺癌患者、对睾酮或本品任一组分过敏患者禁用。

【不良反应】本品不良反应包括痤疮、良性前列腺增生、前列腺癌、男性乳房发育等,常见不良反应主要为消化道症状等,严重不良反应包括淤胆性黄疸(罕见)。

(二)戊酸雌二醇(progynova)

【主要制剂与规格】戊酸雌二醇片,1mg。

【是否超说明书用药】否。

【适用疾病类型】需要促进第二性征发育和／或维持正常生理周期的女性患者,可配合孕激素使用。

【用法与用量】口服起始剂量为 0.5~1mg,每日 1 次,连续 6~12 个月;然后增加剂量至 2mg,每日 1 次,连续 6~12 个月;待乳腺和子宫大小接近或达到成人水平,随后可行雌孕激素联合治疗(本品 2mg,每日 1 次,连续 11d,然后改为本品 2mg 加上醋酸环丙孕酮 1mg,每日 1 次,连续 10d,然后停药 7d,停药期间可有撤退性阴道出血)。剂量应根据患者对药物治疗反应和不良反应等情况进行适当调整。

【用药期间的监测指标】①青春期和青春期前女性患者使用本品时,应密切关注骨骺闭合情况,以免骨骺早闭及性早熟。②定期监测乳腺癌、子宫内膜癌、卵巢癌、深静脉血栓栓塞、卒中、冠心病等风险。③定期监测肝功能。

【药物调整】如果患者出现黄疸或肝功能恶化、严重的血压升高、新发的偏头痛型头痛、急性视觉障碍或其他损伤、妊娠情况时,应立即停止治疗。

【注意事项】联用其他药品时应充分考虑其潜在的相互作用,包括但不限于:①细胞色素酶 P450 可增加雌激素清除率;②强效或中度 CYP3A4 抑制剂可降低雌激素清除率;③本品可能会对糖耐量和胰岛素应答产生影响。

【禁忌证】未确诊的阴道出血、已知或怀疑乳腺癌、已知或可能受性激素影响的其他癌前病变或恶性肿瘤、现有或既往有重度肝脏疾病或肝脏肿瘤病史、急性动脉血栓栓塞(如心肌梗死、卒中)、深静脉血栓形成、血栓高风险人群、重度高甘油三酯血症和对本品任一成分过敏者禁用。

【不良反应】本品会增加乳腺癌、子宫内膜癌、卵巢癌、深静脉血栓栓塞、卒中、冠心病等风险。常见不良反应(1%~10%)主要包括头痛、体重变化、恶心、腹痛等;不常见不良反应(0.1%~1%)主要包括抑郁症、黄褐斑、眩晕、视觉障碍、乳房发紧或疼痛等。

(三)注射用绒毛膜促性腺激素(HCG)联合注射用尿促性腺激素(HMG)

【主要制剂与规格】注射用绒毛膜促性腺激素(HCG),5 000IU;注射用尿促性腺激素(HMG),75IU、100IU。

【是否超说明书用药】否。

【适用疾病类型】主要适用于有生育需求的男性患者,也可适用于需促进第二性征发育和／或维持正常性生活的男性患者。

【用法与用量】HCG 2 000~3 000IU,肌内注射,每周 2 次,共 3 个月,期间调整 HCG 剂量,尽量使血睾酮维持在 300~500ng/dl;3 个月后加用 HMG 75~150IU,肌内注射,每周 2~3 次,进行 HCG 与 HMG 联合治疗。联合治疗时,也可将 HCG 和 HMG 混溶于生理盐水(或注射用水)中肌内注射,每周 2 次。儿童剂量:按需通常 HCG 1 000~1 500IU,肌内注射,隔日一次。当血睾酮>200ng/dl 时,加用 HMG 75IU,肌内注射,每周 2~3 次。

【用药期间的监测指标】β-HCG、血睾酮、睾丸体积、精液常规。

【药物调整】根据随访时患者的具体情况(自我性体验、体格检查、性激素水平、性腺超声检查结果)调整药量。

【注意事项】①青春期和青春期前男性患者使用 HCG 时应密切关注骨骺闭合情况,以免骨骺早闭及性早熟。②雄激素增加可能导致良性前列腺增生和前列腺癌,所有患者在开始本品治疗前均应详细体检，排除前列腺癌的可能，并定期检查。③对现有或既往诊断为心力衰竭、肾功能障碍、高血压、癫痫或偏头痛患者，雄激素可能会使得这些症状加重或复发，应当进行密切监测。④哮喘、心脏病、癫痫、肾功能不全、垂体瘤或垂体增生患者在用药过程中应当密切监测病情。

【禁忌证】①诊断或怀疑为雄激素依赖性肿瘤（如前列腺癌、男性乳腺癌等）的患者、对促性腺激素过敏者、对 HCG 任一组分过敏者禁用 HCG。②诊断或怀疑为雄激素依赖性肿瘤（如前列腺癌、男性乳腺癌等）患者、对促性腺激素过敏者、甲状腺功能不全者、肾上腺功能不全者、对 HMG 任一组分过敏者禁用 HMG；哮喘、心脏病、癫痫、肾功能不全、垂体瘤或垂体增生患者慎用 HMG。

【不良反应】①雄激素生成过量可能导致水钠潴留；② HCG 可能会导致男性乳房发育。

（四）戈那瑞林（gonadorelin）

【主要制剂与规格】注射用戈那瑞林，100μg、25μg。

【是否超说明书用药】否。

【适用疾病类型】适用于有生育需求的男性或女性患者，也可适用于需促进第二性征发育和 / 或维持正常性生活的男性或女性患者。

【用法与用量】①男性患者生精治疗：使用脉冲式 GnRH 泵将本品按 5~10μg/90min（即每日 16 次）持续泵入；带泵 3d 后，如血 LH ≥ 1IU/L，提示初始治疗有效，否则提示垂体前叶促性腺激素细胞缺乏或功能严重受损，治疗预后不佳，用药期间 2~3 个月随访一次，根据患者情况调整药量，治疗 3 个月后可有精子生成。②女性患者促排卵治疗：使用脉冲式 GnRH 泵将本品按 10μg/90min（即每日 16 次）持续泵入；带泵 3d 后，血 LH 升高提示初始治疗有效，否则提示垂体前叶促性腺激素细胞缺乏或功能严重受损，用药期间 2~3 个月随访一次，根据患者情况调整药量。儿童剂量：5~10μg/90min。

【用药期间的监测指标】①男性患者：促性腺激素、血睾酮、睾丸体积、精液常规。②女性患者：促性腺激素、雌二醇、孕酮、子宫体积、卵巢体积、卵泡数目。

【药物调整】药物剂量应当根据患者自我性体验、体格检查、性激素水平、性腺超声检查结果综合考虑后进行调整。用药期间每 2~3 个月随访一次，尽量使睾酮 / 雌二醇维持在正常中值水平。患者通过 GnRH 脉冲治疗成功生育后，无再生育意愿者，可终止 GnRH 脉冲治疗，改为性激素替代治疗维持。

【注意事项】① GnRH 脉冲治疗前，应停用 HCG、HMG、雄激素或雌孕激素替代治疗至少 1 个月；② GnRH 脉冲治疗期间，尽量避免使用干扰下丘脑 - 垂体 - 性腺轴的性激素相关药物；③性激素增加可能会增加性激素依赖性肿瘤风险，应密切监测；④ GnRH 脉冲治疗需购买脉冲泵，价格相对较高。

【禁忌证】妊娠期妇女、垂体瘤患者、垂体相关闭经者、患有激素依赖性肿瘤者、对本药任一成分过敏者禁用。

【不良反应】常见不良反应包括注射部位瘙痒或肿胀、头晕、皮肤潮红、腹部不适；严重不良反应包括多次用药后的变态反应（罕见）。

（周智博　潘　慧）

参考文献

［1］ MAO J F, XU H L, DUAN J, et al. Reversal of idiopathic hypogonadotropic hypogonadism: A cohort study in Chinese patients [J]. Asian J Androl, 2015, 17 (3): 497-502.

［2］ BOEHM U, BOULOUX P M, DATTANI M T, et al. Expert consensus document: European Consensus Statement on congenital hypogonadotropic hypogonadism: Pathogenesis, diagnosis and treatment [J]. Nat Rev Endocrinol, 2015, 11 (9): 547-564.

［3］ BONOMI M, LIBRI D V, GUIZZARDI F, et al. New understandings of the genetic basis of isolated idiopathic central hypogonadism [J]. Asian J Androl, 2012, 14 (1): 49-56.

29 特发性肺动脉高压

一、疾病概述

【定义】特发性肺动脉高压（idiopathic pulmonary arterial hypertension, IPAH）是一类无明确原因、以肺血管阻力升高进而导致心力衰竭为主要特征的恶性心血管疾病，往往合并不同程度的右心衰竭。

【主要症状与体征】肺动脉高压（pulmonary arterial hypertension, PAH）患者早期缺乏特异性临床表现，中晚期可出现右心功能衰竭症状。PAH 最常见的症状为活动后气促，其他症状包括胸痛、胸闷、心悸、乏力、头晕、黑矇、晕厥等。合并严重右心功能不全时，可出现下肢水肿、腹胀、食欲缺乏、肝区疼痛等。肺动脉压力升高可出现肺动脉瓣第二心音亢进，右心扩大可导致心前区隆起，三尖瓣关闭不全可出现三尖瓣区收缩期杂音。严重右心功能不全时可出现颈静脉充盈或怒张、肝大、下肢水肿、多浆膜腔积液、黄疸和发绀等体征。

【诊断要点及特殊检查】超声心动图是临床上最常用的 PAH 筛查、初步诊断及无创病情评价方法。而右心导管检查则是确诊肺动脉高压的"金标准"。PAH 的血流动力学诊断标准为：在海平面静息状态下，经右心导管测量肺动脉平均压（mean pulmonary artery pressure, mPAP）$\geqslant$ 25mmHg（1mmHg=0.133kPa），同时肺小动脉楔压（pulmonary artery wedge pressure, PAWP）$\leqslant$ 15mmHg 及肺血管阻力 > 3Wood 单位。确诊 IPAH 应排除遗传性肺动脉高压、先天性心脏病、慢性肺血栓栓塞性疾病、慢性呼吸系统疾病、药物及毒物相关肺动脉高压、人类免疫缺陷病毒（HIV）感染、门脉高压、自身免疫病、血液系统疾病等。急性肺血管扩张试验阳性 PAH 作为第一大类肺高血压中单独一个亚类不在这里探讨。

二、用药方案

【治疗目的】使病情达到或维持低危状态，危险分层具体方法详见《中国肺高血压诊断和治疗指南 2018》。主要治疗措施包括一般及对症治疗、药物治疗、手术及介入治疗。

【一般及对症治疗】

对于氧饱和度<91%或动脉血氧分压<60mmHg的IPAH患者，建议给予吸氧治疗。

当患者出现失代偿右心衰竭且合并水钠潴留时，可酌情使用利尿药。常用利尿药包括袢利尿药、噻嗪类利尿药和醛固酮受体拮抗剂。应用利尿药时，应监测肾功能和血生化指标，避免出现电解质代谢紊乱、代谢性碱中毒和血容量下降引起的肾前性肾功能不全。

地高辛可改善PAH患者的心排血量，但长期疗效尚不明确。对合并快速房性心律失常患者，可考虑应用地高辛控制心室率。

当患者出现右心室衰竭所致的休克时，可静脉给予正性肌力药物支持。临床常用的药物为多巴酚丁胺、米力农和左西孟旦。如患者在启动正性肌力药治疗时出现低血压，可联合静脉去甲肾上腺素维持体循环血压。

【一线药物治疗】 IPAH患者的一线治疗药物为靶向药物。对WHO功能分级Ⅱ～Ⅲ级者，建议起始联合口服药物治疗。适合单药起始治疗的IPAH患者仅包括以下几类：①长期（>5~10年）单药治疗，且稳定在低危状态的患者；②年龄>75岁的IPAH患者，存在多种心力衰竭风险因素（高血压、糖尿病、冠状动脉疾病、心房颤动、肥胖）且左室射血分数正常；③极轻度IPAH患者（如WHO Ⅰ级、肺血管阻力3~4Wood单位、mPAP<30mmHg、超声心动图显示右心正常）；④联合治疗不适用或存在禁忌（如严重肝病）。对高危患者或病情恶化的WHO Ⅲ级IPAH患者，或对口服靶向药物治疗反应不佳的患者建议胃肠外给予前列环素类药物，若治疗效果不佳，可考虑序贯三联治疗。

常用PAH靶向药物分为：①内皮素受体拮抗剂，常用者包括波生坦、安立生坦和马昔腾坦。②5型磷酸二酯酶抑制剂，主要包括西地那非、他达拉非和伐地那非。③鸟苷酸环化酶激动剂：利奥西呱。④前列环素类药物：常用者包括曲前列尼尔、长效贝前列素及司来帕格。

【常用PAH靶向药物】

（1）内皮素受体拮抗剂：内皮素受体拮抗剂（endothelin receptor antagonist，ERA）有2个目标受体，即内皮素受体A和B。目前用于临床的包括非选择性双重作用受体拮抗剂——波生坦和马昔腾坦及选择性内皮素受体A拮抗剂——安立生坦。

（2）PDE5抑制剂：临床常用药物有西地那非、他达拉非。

（3）鸟苷酸环化酶激动剂：利奥西呱（riociguat）。

（4）前列环素通路激动剂：目前上市且用于临床者主要包括前列环素的合成类似物曲前列尼尔、贝前列素和前列环素IP受体激动剂司来帕格。

三、用药描述

（一）波生坦（bosentan）

【主要制剂与规格】 波生坦片，62.5mg、125mg。

【是否超说明书用药】 否。

【适用疾病类型】 PAH（第1类肺高血压）。

【用法与用量】 口服，每日2次。成人：初始剂量为62.5mg/次，早晚各一次，4周后增加至维持剂量 125mg/ 次,每日 2 次。儿童(年龄 ≤ 12 岁)的常用剂量:体重<10kg 时,15.60mg,每日 2 次;体重 10~20kg 时,31.25mg,每日 2 次;体重>20kg 时,62.50mg,每日 2 次。

【用药期间的监测指标】①肝功能;②血常规。

【药物调整】如患者无明显不良反应,可逐步加量至推荐的维持剂量。如转氨酶持续增高>3 倍正常值上限,则应减少每日剂量或停药,并至少每 2 周监测一次转氨酶水平,如果转氨酶恢复到用药前水平,可以酌情考虑继续或者重新用药。如转氨酶持续增高>5 倍正常值上限且 ≤8 倍正常值上限则应停药,并至少每 2 周监测一次转氨酶水平,一旦转氨酶恢复到治疗前水平,可考虑重新用药。如转氨酶持续增高>8 倍正常值上限,则应停药且不建议重新用药。当给予波生坦出现肺水肿的症状时,应考虑合并肺静脉闭塞病的可能性,停用波生坦。

【注意事项】①注意水肿及体重情况,加强体液管理。②定期检测血常规,如血红蛋白水平发生具有临床意义的降低,须进一步评估和检查来确定原因以及是否需要输血及对因治疗。③定期复查肝功能,如出现肝功能异常及时减量或停药(详见药物调整)。

【禁忌证】①对本品过敏者。②妊娠期妇女或者未采取充分避孕措施的育龄期妇女。③中度或重度肝功能损伤患者和 / 或肝脏转氨酶的基线值高于正常值上限 3 倍或总胆红素增加超过正常值上限 2 倍的患者。④合用环孢素者。⑤合用格列本脲者。

【不良反应】常见不良反应主要为头痛、贫血、血红蛋白水平降低、肝功能异常及转氨酶升高及水肿 / 体液潴留。其他不良反应包括潮红、低血压、心悸、血小板或白细胞减少、胃食管反流病及腹泻、超敏反应及视物模糊。

(二) 安立生坦(ambrisentan)

【主要制剂与规格】片剂,5mg、10mg。

【是否超说明用药】否。

【适用疾病类型】WHO Ⅱ级 ~ Ⅳ级的 PAH(第 1 类肺高血压)患者。

【用法与用量】成人剂量,起始剂量为空腹或进餐后口服 5mg,每日 1 次;如果耐受,则可考虑调整为 10mg,每日 1 次。不能掰半、压碎或咀嚼服用。儿童剂量:推荐 1.25~5mg,每日 1 次口服。但儿童 PAH 适应证尚未在我国进行上市申请。

【用药期间的监测指标】在开始治疗前和治疗过程中要进行肝功能、血常规的监测。开始治疗后应注意观察有无肝损伤、水肿等表现。

【药物调整】

(1)起始剂量为 5mg,每日 1 次;如果耐受,则可考虑调整为 10mg,每日 1 次。

(2)如患者发生持续、原因不明且有临床意义的 GPT 和 / 或 GOT 升高(如转氨酶升高>5 倍正常上限或伴有血胆红素>2 倍正常上限,或者肝酶升高伴有肝损伤体征或症状),应停止治疗。如果患者无肝损伤或黄疸症状,在肝酶异常消退之后,可考虑重新使用安立生坦。如果患者出现肝炎体征 / 症状或原有肝炎恶化,应停用本品。

(3)如果患者在治疗过程中出现有临床意义的贫血,并且排除了其他病因 / 诱因,则应考虑停止本品治疗。

(4)如果在治疗过程中出现有临床意义的体液潴留(伴或不伴体重增加),应该进一步评估以明确病因(如潜在心力衰竭等),在必要时进行相应干预,如症状持续进展且考虑与安立生坦相关,可考虑中断本品治疗。

(5)轻到中度肾功能异常(肌酐清除率≥30ml/min)患者无须调整本品剂量。重度肾功能不全患者(肌酐清除率<30ml/min)应慎用本品。目前尚无血液透析对安立生坦分布的研究证据。

(6)如果患者在接受血管扩张药(如内皮素受体拮抗剂)治疗的初始阶段出现急性肺水肿,则应考虑肺静脉闭塞病的可能性,如确诊该病,应停用本品。

(7)与环孢素合用时,本品最大剂量为5mg,每日1次,口服,环孢素无须调整剂量。

【注意事项】

(1)育龄妇女在开始治疗前必须排除妊娠。

(2)在开始治疗前应评估肝功能,如果转氨酶(ALT/AST)大于正常值上限3倍,则不推荐使用本品。建议用药期间监测肝损伤体征。如患者发生持续、原因不明且有临床意义的GPT和/或GOT升高,或者GPT和/或GOT升高伴有肝损伤症状或体征(例如黄疸),应停止安立生坦治疗。当与已知与肝损伤有关的药品合用时,应注意观察肝损伤症状并慎重使用。

(3)不排除会对精子发生产生不良效应。如果患者合并有临床意义的贫血,则不推荐使用本品。

(4)有罕见的半乳糖不耐受、乳糖酵素缺乏或葡萄糖 - 半乳糖吸收障碍的患者不建议服用此药;安立生坦片含有阿洛拉红铝色淀(E129),其可能导致变态反应。

(5)不推荐在服用本品期间进行哺乳。

【禁忌证】①明确或可能已经妊娠。②特发性肺纤维化伴或不伴继发性肺高血压。③重度肝功能损害。④对本品或大豆过敏者。

【不良反应】常见的不良反应包括外周水肿、体液潴留、头痛、头晕、面部潮红、鼻充血(呈剂量相关性)、鼻咽炎、鼻窦炎、贫血、肝酶升高、腹痛、便秘等;其他相对少见的不良反应包括皮疹、耳鸣、视力障碍等。

(三)马昔腾坦(macitentan)

【主要制剂与规格】片剂,10mg。

【是否超说明书用药】否。

【适用疾病类型】用于治疗WHO Ⅱ~Ⅲ级的PAH(第1类肺高血压)。

【用法与用量】推荐成人剂量为10mg,每日1次口服,可随餐或空腹服用。不建议掰开、压碎或咀嚼服用。

【用药期间的监测指标】血压、血红蛋白及肝功能。

【药物调整】如果发生临床相关的转氨酶升高,或转氨酶升高伴有胆红素升高大于2倍正常上限,或伴有临床肝损伤症状,应停用本品。当未发生临床肝损伤症状的患者肝酶水平恢复正常时,可以考虑再次开始使用本品。

【注意事项】

(1)本品正在欧美等国家进行10mg与75mg头对头剂量对照研究,在研究结果出现之前,不建议继续使用10mg qd的剂量治疗。

(2)在育龄期女性中,治疗开始前应排除妊娠,确保其使用可靠的避孕措施。

（3）需告知患者应及时报告提示有肝损伤的相关症状。在开始使用本品前应进行肝酶检查，并在治疗期间依据临床情况复查。不推荐在中度肝损伤患者中使用本品。不得在重度肝损伤患者中或肝脏转氨酶出现有临床意义增高（高于正常上限 3 倍）的患者中启动本品治疗。

（4）在重度肾功能不全的 PAH 患者中使用本品要谨慎。肾功能不全的患者使用本品治疗过程中出现低血压和贫血的风险可能更高，因此，应考虑监测血压和血红蛋白。不推荐在接受透析的患者中使用本品。

（5）开始马昔腾坦治疗后应监测体液潴留的体征。如发生具有临床意义的体液潴留事件，应对患者进行评估以明确病因。如体液潴留可归因于药物所致，且症状明显，经利尿、加强容量管理等治疗后仍无改善，必要时停用本品。

（6）不推荐严重贫血的患者启用本品治疗。使用前应检测血红蛋白，并在治疗期间依据临床情况重复检查。

（7）如确诊为肺静脉闭塞病，应停用本品。

（8）应告知男性患者本品对生育力的潜在影响。

（9）应避免与 CYP3A4 强效诱导剂（如利福平、圣约翰草、卡马西平、苯妥英）合用。

（10）应避免与 CYP3A4 强效抑制剂（如伊曲康唑、酮康唑、伏立康唑、克拉霉素、泰利霉素、奈法唑酮、利托那韦和沙奎那韦）合用。

【禁忌证】因可能会导致胎儿损害，本品禁用于妊娠期妇女。

【不良反应】常见的不良反应为胚胎 - 胎儿毒性、肝毒性、体液潴留及血红蛋白降低，其他不良反应还包括超敏反应（血管性水肿、瘙痒和皮疹）、鼻塞、鼻咽炎 / 咽炎、症状性低血压、头痛等。

（四）西地那非（sildenafil）

【主要制剂与规格】片剂，20mg

【是否超说明书用药】否。

【适用疾病类型】适用于治疗成人 PAH（第 1 类肺高血压）。

【用法与用量】给药途径为口服，服药间隔时间为 6~8h，可与食物同服或空腹服用。根据《中国肺高血压诊断和治疗指南 2018》，成人推荐剂量为 20~80mg，每日 3 次。对于儿童患者，<1 岁的患儿，推荐 0.5~1mg/（kg·d），分 3 次口服；≥1 岁者，根据体重调整剂量。体重<20kg 者，每次 10mg，每日 3 次；体重>20kg 者，每次 20mg，每日 3 次。

【用药期间的监测指标】血压。

【药物调整】

（1）与 CYP3A4 抑制剂（如红霉素或沙奎那韦）合用时，应考虑将剂量下调至 20mg，每日 2 次。若与更为强效的 CYP3A4 抑制剂（克拉霉素、泰利霉素和奈法唑酮）同时使用，建议将剂量下调至 20mg，每日 1 次。

（2）为避免在撤药期间发生突然临床恶化的可能性，如停用本品，应考虑逐步减量。在终止治疗期间建议加强监测。

【注意事项】

（1）不推荐在遗传性退行性视网膜疾病患者中使用。

（2）西地那非在阴茎解剖结构异常的患者中应当慎用（如阴茎偏曲、海绵体纤维化或Peyronie 病），患有易使阴茎持续勃起疾病的患者也要慎重使用（如镰状细胞贫血、多发性骨髓瘤或白血病）。

（3）若发生持续时间长于 4h 的勃起，患者应立即寻求医疗帮助。

（4）西地那非不应用于患有继发于镰状细胞性贫血的 PAH 患者。

（5）患者如果突然发生视觉缺陷，应当考虑立即停止治疗。

（6）对使用 α 受体阻滞剂的患者，建议慎用本品。

（7）对患有出血性疾病或活动性消化性溃疡的患者，只有仔细评估获益 - 风险后，方可使用。对同时使用维生素 K 拮抗剂的患者，启用西地那非可能会增加出血风险。

（8）一旦有肺水肿征象发生，应当考虑肺静脉闭塞病可能性。

（9）具遗传性半乳糖不耐受、Lapp 乳糖酶缺失症或葡萄糖 - 半乳糖吸收不良症的患者不应当服用本药。

（10）西地那非在已接受波生坦治疗的患者中的疗效尚未完全证实。

（11）不推荐与其他 5 型磷酸二酯酶抑制剂产品合用。

（12）本品对驾驶车辆和操作机器的能力有中度影响，应注意可能的影响。

（13）本品不应当用于妊娠妇女，除非极其迫切需要。

（14）应谨慎评估母亲对于西地那非的临床需求以及可能对母乳喂养的婴儿产生的任何不良影响。

【禁忌证】

（1）对药品活性成分和赋形剂过敏者禁用。

（2）禁与一氧化氮供体（如亚硝酸戊酯）或任何形式的硝酸盐合用。

（3）禁与鸟苷酸环化酶激动剂（如利奥西呱）合用。

（4）禁与强效的 CYP3A4 抑制剂（如酮康唑、伊曲康唑、利托那韦）合用。

（5）存在非动脉炎性前部缺血性视神经病变（NAION）引起单眼视力丧失的患者禁忌使用。

（6）禁用于严重肝损害、近期卒中或心肌梗死史、初始严重低血压（血压＜90/50mmHg）。

【不良反应】 最常见的不良反应（≥10%）为头痛、面部潮红、消化不良、腹泻和四肢痛。其他不良反应包括贫血、体液潴留、失眠、焦虑、偏头痛、震颤、感觉异常、视网膜出血、视力缺损、视物模糊、畏光、色视症、眼刺激、眼部充血、眩晕、鼻出血、咳嗽、鼻腔充血、胃肠炎、胃食管反流疾病、痔疮、腹胀、口干、脱发、红斑、夜间出汗及肌痛等。

（五）他达拉非（tadalafil）

【主要制剂与规格】 片剂，2.5mg、5mg、10mg、20mg。

【是否超说明书用药】 是。

【适用疾病类型】 暂无治疗肺动脉高压适应证。

【用法与用量】 成人推荐剂量为 10~20mg，每日 1 次起始，逐步加量至 40mg，每日 1次。儿童推荐剂量为 2.5~10 mg，每日 1 次。

【用药期间的监测指标】 外周血压。

【药物调整】 轻中度肾功能不全（肌酐清除率＜80ml/min 但 ≥30ml/min）患者起始推荐

剂量为 20mg,每日 1 次。轻中度肝功能异常(Child Pugh 分级 A 级或 B 级)患者起始推荐剂量为 20mg,每日 1 次。当与利托那韦合用时,需待利托那韦使用至少 1 周后再开始加用本品,起始剂量 20mg,每日 1 次,根据患者耐受性及临床情况决定是否进一步增加至每日 40mg。

【注意事项】①重度肾功能不全(肌酐清除率<30ml/min 及透析)患者应避免使用本品。②严重肝功能异常(Child Pugh 分级 C 级)者应避免使用本品。③出血或严重消化性溃疡应谨慎使用。④若发生持续时间长于 4h 的勃起,患者应立即寻求医疗帮助。⑤应告知患者,一旦突发视力下降或听力下降,应及时就诊。此外,不推荐用于遗传性视网膜疾病患者。

【禁忌证】①对本药过敏者禁用。②禁与硝酸盐类药物合用,以免引起症状性低血压(不论是规律用药还是间断用药)。③禁与鸟苷酸环化酶激动剂(如利奥西呱)合用。

【不良反应】最常见的不良反应为头痛、面部潮红、消化不良、恶心、鼻充血、肌痛、背痛和四肢痛。其他少见的不良反应包括偏头痛、癫痫、视网膜动脉或静脉阻塞出血、视野缺损、非动脉前缺血性视神经病、听力下降、鼻炎等。

(六)利奥西呱(riociguat)

【主要制剂与规格】利奥西呱薄膜衣片,0.5mg、1mg、1.5mg、2mg、2.5mg。

【是否超说明书用药】否。

【适用疾病类型或病情】用于 WHO 功能分级为 Ⅱ~Ⅲ 级的成年 PAH 患者。

【用法与用量】成人推荐剂量为每次 1mg 口服,每日 3 次起,逐渐加量至每次 2.5mg,每日 3 次,应每隔 6~8h 服用 1 次。

【用药期间的监测指标】血压、外周水肿情况、体重、胃肠道症状及血常规。

【药物调整】

(1)剂量滴定:推荐的起始剂量为每次 1mg,每日 3 次,治疗 2 周。如果收缩压 ≥95mmHg,且患者无低血压的症状或体征,则可每隔 2 周增加一次剂量,每次增幅为 0.5mg,每日 3 次,最大增至 2.5mg,每日 3 次。如果收缩压<95mmHg,且患者无低血压的症状或体征,则应维持剂量不变。如果剂量上调期内任何时间的收缩压下降到 95mmHg 以下,并且患者表现出低血压的症状或体征,那么当前剂量应减少 0.5mg,每日 3 次。

(2)维持剂量:应维持已确定的个体剂量,除非出现低血压的症状和体征。最大每日总剂量为 7.5mg,即每次 2.5mg,每日 3 次。

如果治疗已经中断 3 日或更长时间(停止治疗),按每次 1mg,每日 3 次,为期 2 周的剂量水平重新开始治疗,并按照上述剂量滴定方案继续进行治疗。

如无法耐受,可随时考虑减量。

【注意事项】

(1)有生育能力的女性建议开始治疗前进行妊娠测试,治疗期间和停止治疗后 1 个月建议避孕。

(2)不建议肺静脉闭塞病患者使用。一旦患者出现肺水肿的体征,则应考虑肺静脉闭塞病可能,并且应停止治疗。

(3)对服用抗凝剂的患者进行密切监测。

(4)处方前应注意评估血压情况。

（5）对中度肾功能损害患者（肌酐清除率 30~50ml/min）不建议使用，在个体化剂量滴定期间应特别谨慎。

（6）对中度肝功能损害的患者（Child Pugh B 级）中的暴露水平升高，因此在个体化剂量滴定期间需非常谨慎。

（7）在利奥西呱治疗期间，开始或停止吸烟的患者中，需要进行剂量调整。

【禁忌证】①与 PDE-5 抑制剂联用。②重度肾功能损伤患者（肌酐清除率<30ml/min）。③重度肝功能损害（Child Pugh C 级）。④对本品过敏。⑤妊娠。⑥儿童和生长期青少年。⑦与任何形式的硝酸盐类药物或一氧化氮供体药物（例如亚硝酸戊酯）联合应用。⑧特发性肺间质纤维化相关肺高血压。

【不良反应】常见的不良反应主要有头晕、头痛、消化不良、腹泻、恶心、呕吐、外周水肿；其他较为常见的不良反应包括胃肠炎、贫血、心悸、低血压、咯血、鼻出血、鼻充血、胃炎、胃食管反流病、吞咽困难、胃肠道疼痛、腹痛、便秘及腹胀等。

（七）曲前列尼尔（treprostinil）

【主要制剂与规格】注射液，20ml:20mg。

【是否超说明书用药】否。

【适用疾病类型】用于 WHO Ⅱ~Ⅳ级的 PAH。

【用法与用量】可皮下或静脉注射，起始剂量一般为 1.25ng/(kg·min)，根据患者耐受程度逐渐加量，目标剂量一般为 20~80ng/(kg·min)。

【用药期间的监测指标】外周动脉血压。

【药物调整】长期剂量调整的目标是确定曲前列尼尔的最佳剂量，使其可改善 PAH 症状，同时减少本品的其他药理学效应（头痛、恶心、呕吐、坐立不安、焦虑以及输注部位疼痛或反应）。根据临床疗效进行剂量调整，在治疗的前 4 周，输注速率的增加值为每周 1.25ng/(kg·min)，之后为每周 2.5ng/(kg·min)。如患者能够耐受，可以更高的频率调整剂量。应避免突然停止输注。可在中断数小时内重新以相同剂量速率给药。如果中断时间较长，可能需要重新滴定剂量。

【注意事项】

（1）本品静脉给药方式因需采用配有留置中心静脉导管的外置输液泵长期静脉输注，因此有发生导管相关性血行感染的风险。因此连续皮下输注是首选给药方式。

（2）如症状未改善或恶化，应增加剂量，如出现过度药理效应或不可接受的输注部位症状，应减少剂量。

（3）突然停药或突然大幅降低剂量可能会导致 PAH 症状恶化，应避免突然停药或突然大幅降低剂量。

（4）肝功能不全患者应缓慢增加剂量。

（5）在全身动脉压低的患者中，本品治疗可引起症状性低血压。

（6）本品可抑制血小板聚集，增加出血风险。

（7）同时服用细胞色素 P450（CYP）2C8 酶抑制剂（如吉非贝齐）可增加曲前列尼尔暴露量（Cmax 和 AUC）。同时服用 CYP2C8 酶诱导剂（如利福平）可降低曲前列尼尔暴露量。暴露量升高可能会增加与曲前列尼尔有关的不良事件，而暴露量减少可能降低临床疗效。

【禁忌证】无绝对禁忌证。

【不良反应】最常见的不良反应为注射部位疼痛、红斑、硬化或皮疹等。有时会出现输注部位严重反应，可能导致停止治疗。另一个十分常见的不良反应为消化系统症状，其次常见的不良反应为面部潮热和头痛等。对出现明显不良反应的患者，可考虑减缓加量速度，并适当对症治疗。

（八）司来帕格（selexipag）

【主要制剂与规格】片剂，0.2mg、0.4mg、0.6mg、0.8mg、1mg、1.2mg、1.4mg、1.6mg。

【是否超说明书用药】否。

【适用疾病类型】用于 WHO Ⅱ~Ⅲ级的 PAH 患者。

【用法与用量】推荐成人从 0.2mg，每日 2 次口服起始，之后以 0.2mg，每日 2 次的幅度增加剂量，通常每周增加一次，直至个人的最高耐受剂量，最大剂量为 1.6mg，每日 2 次。

【用药期间的监测指标】血压。

【药物调整】对于中度肝功能不全的患者，应每日给予本品一次。

【注意事项】

(1)本品具有血管舒张特性，可能造成血压降低，应注意监测血压。

(2)当出现甲状腺功能亢进的征兆或症状时，建议进行甲状腺功能检查。

(3)如用本品时发生肺水肿体征，应考虑肺静脉闭塞病的可能性。如确诊，应停用本品。

(4)如合用或中断 CYP2C8 中度抑制剂(例如氯吡格雷、地拉罗司、特立氟胺)，应考虑调整本品剂量。

(5)在 75 岁以上患者中使用本品应谨慎。

(6)本品不得用于重度肝功能不全(Child-Pugh C 级)患者。对于中度肝功能不全的患者，应每日给予本品一次。

(7)对于重度肾功能不全[eGFR<30ml/(1.73m^2·min)]的患者，应谨慎进行剂量滴定，不得用于透析患者。

(8)本品对驾驶能力与操作机器能力有轻微影响。

(9)具有生育能力的女性在服用司来帕格期间应采取有效的避孕措施。妊娠期间不建议使用本品。

(10)哺乳期间不应使用本品。

【禁忌证】①对本品任何成分过敏者。②严重冠状动脉性心脏病或不稳定型心绞痛。③最近 6 个月内曾发生心肌梗死。④未严密监控的失代偿性心力衰竭。⑤严重心律失常。⑥最近 3 个月内曾发生脑血管事件(例如短暂性脑缺血发作、卒中)。⑦与心肌功能疾病相关的且与肺高压无关的先天性或获得性瓣膜缺损。⑧合用 CYP2C8 强效抑制剂(例如吉非罗齐)。

【不良反应】最常见的不良反应为头痛、鼻咽炎、腹泻、恶心、呕吐、下颌疼痛、肌痛、肢体疼痛、关节痛和面部潮红。其他较为常见的不良反应包括贫血、甲状腺功能亢进症、促甲状腺激素减少、食欲减退、低血压、鼻充血、腹痛、皮疹等。

(荆志成)

参考文献

［1］中华医学会心血管病学分会肺血管病学组, 中华心血管病杂志编辑委员会. 中国肺高血压诊断和治疗指南 2018 [J]. 中华心血管病杂志, 2018, 46 (12): 933-964.

［2］GALIè N, HUMBERT M, VACHIERY J L, et al. 2015 ESC/ERS Guidelines for the diagnosis and treatment of pulmonary hypertension: The Joint Task Force for the Diagnosis and Treatment of Pulmonary Hypertension of the European Society of Cardiology (ESC) and the European Respiratory Society (ERS): Endorsed by: Association for European Paediatric and Congenital Cardiology (AEPC), International Society for Heart and Lung Transplantation (ISHLT)[J]. Eur Heart J, 2016, 37 (1): 67-119.

［3］SIMONNEAU G, MONTANI D, CELERMAJER D S, et al. Haemodynamic definitions and updated clinical classification of pulmonary hypertension [J]. Eur Respir J, 2019, 53 (1).

［4］GALIè N, CHANNICK R N, FRANTZ R P, et al. Risk stratification and medical therapy of pulmonary arterial hypertension [J]. Eur Respir J, 2019, 53 (1).

［5］GALIè N, BARBERÀ J A, FROST A E, et al. Initial use of ambrisentan plus tadalafil in pulmonary arterial hypertension [J]. N Engl J Med, 2015, 373 (9): 834-844.

［6］JANSA P, PULIDO T. Macitentan in pulmonary arterial hypertension: A focus on combination therapy in the SERAPHIN Trial [J]. Am J Cardiovasc Drugs, 2018, 18 (1): 1-11.

30

特发性肺纤维化

一、疾病概述

【定义】特发性肺纤维化(idiopathic pulmonary fibrosis,IPF)是一种病因和发病机制尚不明确的、病变主要局限于肺、慢性进行性纤维化性间质性肺疾病。本病好发于中老年男性,其肺组织学病理和/或胸部高分辨率CT特征性地表现为寻常型间质性肺炎(usual interstitial pneumonitis,UIP)型。

【主要症状与体征】病变主要局限于肺,临床上主要表现为干咳、进行性加重的活动后呼吸困难,双下肺为主的爆裂音,可伴有杵状指(趾)。

【诊断要点及特殊检查】诊断IPF最关键的辅助检查是胸部高分辨率CT。若表现为典型的UIP型,除外结缔组织疾病、药物性和/或职业环境接触导致的继发性肺纤维化,可以临床确诊IPF。对于部分胸高分辨率CT(HRCT)表现不典型者,则需要通过肺活检病理来明确诊断。肺功能检查则对于评价IPF的严重程度、预后非常重要。

二、用药方案

【治疗目的】延缓IPF患者肺功能的下降、减少IPF患者发生急性加重、改善生活质量和延长寿命。

【常用药物】抗纤维化药物:①吡非尼酮通过降低血清中的促炎症因子、抑制基质胶原纤维沉积,起到抗纤维化作用;②尼达尼布则通过阻断酪氨酸激酶受体,阻断导致肺纤维化的成纤维细胞下游信号激活,达到抗纤维化作用。

三、用药描述

（一）吡非尼酮（pirfenidone）

【主要制剂与规格】吡非尼酮胶囊，100mg，200mg。

【是否超说明书用药】否。

【适用疾病类型】轻中度特发性肺纤维化。

【用法与用量】逐渐增加的滴定剂量方法，从每次 100~200mg，每日 3 次，口服，逐渐增加剂量，直至推荐剂量一次 600mg，每日 3 次，口服（若不能耐受，可以至一次 400mg，每日 3 次，口服）。

【用药期间的监测指标】血常规、肝功能。

【药物调整】根据耐受性，如果不能达到推荐剂量，可减量至可耐受剂量。

【注意事项】①宜餐中服药，减少对胃肠道的刺激；②防晒（物理防晒、化学防晒），避免暴露于紫外线照射或联合四环素类抗生素（如多西环素），减少光敏性皮疹的发生；③可能引起头晕、嗜睡，用药期间不要驾驶车辆或从事危险的机械操作等；④可能引起肝功能损害，建议使用期间监测肝功能指标。

【禁忌证】对本品中任何成分过敏者、中度肝病患者、妊娠期及哺乳期女性、有严重肾功能障碍或需要透析时禁用。

【不良反应】①严重的不良反应如严重肝功能损害、黄疸（发生率为 0.1%~1%）；严重的变态反应，如面部肿胀、喉头水肿等；严重的光敏性皮疹。一旦发生，应尽早停药并积极处理。②常见的不良反应中，胃肠道反应、光敏性皮疹较常见，部分会出现肝功能损害、嗜睡、头晕等。③其他不良反应有血糖升高、白细胞增多 / 减少、嗜酸性粒细胞增多、乏力、咽喉炎等。

（二）尼达尼布（nintednib）

【主要制剂与规格】尼达尼布胶囊，100mg、150mg。

【是否超说明书用药】否。

【适用疾病类型】特发性肺纤维化。

【用法与用量】每次 150mg，每日 2 次，口服；若不能耐受，可以减到每次 100mg，每日 2 次，口服。

【用药期间的监测指标】血常规、肝功能。

【药物调整】根据耐受性，如不耐受，可使用 100mg，每日 2 次，口服。

【注意事项】①腹泻是最常见的不良反应，建议服药期间避免使用有导泻作用的食物、药物；②餐后服药可以减少恶心等胃肠道反应；③可能引起肝功能损害，建议使用期间监测肝功能指标；④出血事件：常表现为鼻出血，合并正规抗凝的患者需要密切监测出血事件；⑤动脉栓塞事件：急性心肌缺血患者，建议停用尼达尼布；⑥高血压：可能引起血压升高，建议使用期间监测血压水平；⑦可能影响伤口愈合。

【禁忌证】已知对尼达尼布、花生、大豆或任何本品辅料过敏的患者禁用；中重度肝功能损害的患者禁用；有过胃肠道穿孔的患者禁用；妊娠期患者禁用。

　　【不良反应】常见腹泻、恶心、呕吐、食欲下降等胃肠道症状，部分患者会出现肝功能损害；少部分患者可能出现血小板减少。

（黄　慧）

参考文献

［1］RAGHU G, ROCHWERG B, ZHANG Y, et al. An Official ATS/ERS/JRS/ALAT Clinical Practice Guideline: Treatment of idiopathic pulmonary fibrosis: An Update of the 2011 Clinical Practice Guideline [J]. Am J Respir Crit Care Med, 2015, 192 (2): e3-e19.

［2］中华医学会呼吸病学分会间质性肺疾病学组. 特发性肺纤维化诊断和治疗中国专家共识 [J]. 中华结核和呼吸杂志, 2016, 39 (6): 427-432.

31 IgG4 相关性疾病

一、疾病概述

【定义】IgG4 相关性疾病（immunoglobulin G4 related disease, IgG4-RD）是一种隐匿进展性，以免疫系统活化和组织纤维化为特征的慢性系统性纤维炎症性疾病，出现血清 IgG4 升高、受累组织中 IgG4 阳性浆细胞浸润，导致相应器官肿大和功能损伤。

【主要症状与体征】可累及全身多个器官，包括泪腺、唾液腺、眶周组织、鼻窦、胰腺、胆道、肺、腹膜后组织、肾脏、皮肤、主动脉、硬脑膜、前列腺、乳腺、甲状腺等，引起相应器官肿胀、硬化或由于纤维化导致的器官功能障碍等临床表现，例如，对称性颌下腺肿大、泪腺炎、自身免疫性胰腺炎和腹膜后纤维化等。

【诊断要点及特殊检查】患者具有以下典型器官肿大或瘤样肿块或管壁增厚的临床或影像学特征（例如胰腺、唾液腺、胆管、眶周、肾脏、肺、主动脉、腹膜后、硬脑脊膜或硬化性甲状腺炎），血清 IgG4 水平升高，以及受累器官以 IgG4 阳性浆细胞浸润为特征的病理证据（表 31-1）。

表 31-1　IgG4-RD 诊断要点

流行病学及临床表现特点	影像学	
中老年多见，男：女约为 2：1	胸部	支气管血管束征，隔膜增厚，胸椎旁带状软组织
临床表现		
泪腺、腮腺、颌下腺和/或舌下腺肿胀；干咳、气促等肺支气管受累症状；腹痛、黄疸、胆酶升高、消化不良等胰腺与胆道相关表现；腰背痛、泌尿系梗阻或肾功能不全表现；部分患者有过敏症状	胰腺及胆道	胰腺弥漫性肿大，包壳状边缘，增强减弱；肝内外胆管及胆囊壁增厚，胆管狭窄或扩张
	肾脏	肾盂增厚/肾盂软组织占位；双侧肾皮质低密度区
	腹膜后	腹主动脉壁弥漫性增厚；腹主动脉、髂血管周围或前外侧软组织

续表

实验室检查	病理学
IgG4 水平升高(绝大多数)	密集的淋巴浆细胞浸润
IgE 水平升高(多数)	席纹状纤维化
嗜酸性粒细胞增多(少数)	闭塞性静脉炎
红细胞沉降率、C 反应蛋白升高(部分)	免疫组化
高球蛋白血症(部分)	每高倍视野 ≥ 10 个 IgG4+ 细胞
低补体血症(少数)	IgG4+/IgG+ 细胞比例>40%

二、用药方案

【治疗目的】减轻病灶炎症、维持疾病缓解、保护脏器功能,同时尽量减少治疗相关的不良反应。治疗指征:有症状且病情进展的 IgG4-RD 患者都应接受治疗,重要脏器功能受损者应尽快治疗;无症状但重要脏器受累并进展的患者也需要及时、有效地治疗。

【常用药物】①糖皮质激素:为一线治疗用药,用于诱导缓解和维持治疗。诱导缓解有效率可达 95% 以上。②传统免疫抑制剂:常与糖皮质激素联合使用,有助于激素减量,并降低维持期的复发,包括霉酚酸酯、环磷酰胺、硫唑嘌呤、来氟米特、甲氨蝶呤、环孢素、他克莫司、艾拉莫德等。免疫抑制剂的应用尚无指南和规范,可参考其他系统性风湿免疫病的治疗。③生物制剂:目前应用的药物为抗 CD20 单克隆抗体,即利妥昔单抗(rituximab),直接靶向清除 B 细胞,可用于传统治疗效果不佳或不能耐受的患者。

三、用药描述

(一) 糖皮质激素类

常用的包括醋酸泼尼松(prednisone acetate)、甲泼尼龙(methylprednisolone)、泼尼松龙(prednisolone)。

【主要制剂与规格】醋酸泼尼松片,5mg/ 片;甲泼尼龙片,4mg/ 片;泼尼松龙片,5mg/ 片。

【是否超说明书用药】否。

【适用疾病类型】处于病情活动期患者的诱导缓解治疗以及病情稳定期的维持治疗。

【用法与用量】诱导缓解:根据 2015 年国际 IgG4-RD 治疗指南,成人常用剂量为泼尼松 30~40mg/d(甲泼尼龙 24~32mg/d)。建议上午 8 时前服用。起始剂量持续 2~4 周后逐渐减量,每 2 周减 2.5~5mg。维持剂量 ≤ 10mg/d,依据病情给予最小维持量或逐渐停用,维持剂量和时间应个体化调整。

【用药期间的监测指标】①血糖;②骨密度(特别是长期服用激素,合并骨质疏松症的患者);③血压;④血脂;⑤消化道症状;⑥感染等。

【药物调整】可根据患者病情、合并症以及药物耐受情况酌情调整糖皮质激素的起始治疗剂量、减药速度、维持剂量和维持时间。病情严重者可增加激素剂量,病情轻,老年患者,或患有糖尿病、消化道溃疡、合并感染时起始剂量应适当减少。肝功能受损患者推荐甲泼尼龙或泼尼松龙。

【注意事项】①糖皮质激素可导致感染风险增加,应预防感染。②可能诱发消化道溃疡,有症状的患者及时给予抑制胃酸和胃黏膜保护药。③可能出现向心性肥胖、血脂、血糖升高等,需预防和治疗。④应补充钙、维生素 D 等防止骨质疏松及骨折风险。⑤长期服用激素可能引起肾上腺皮质功能不全,突然停药可能导致肾上腺危象。在围术期等情况下应补充应激量激素。

【禁忌证】对肾上腺皮质激素类药物或该药中任何成分有过敏史者禁用。严重感染、消化道溃疡出血、严重高血糖等患者为相对禁忌,应谨慎权衡疗效和不良反应。

【不良反应】心血管系统:高血压;内分泌系统与代谢性疾病:水钠潴留、糖耐量受损、向心性肥胖;肌肉骨骼系统:骨质疏松、股骨头坏死、儿童生长发育迟缓;胃肠道:消化道溃疡;精神方面:情绪波动,失眠;其他:白内障、青光眼、中心性浆液性脉络膜视网膜病变等。

(二) 环磷酰胺［cyclophosphamide（CYC/CTX）］

【主要制剂与规格】环磷酰胺片或复方环磷酰胺片,50mg/ 片;注射用环磷酰胺,200mg/ 支。

【是否超说明书用药】是。

【适用疾病类型】IgG4-RD 合并重要脏器受累,如腹膜后、胰腺、肾脏、主动脉、肺、中枢神经系统等。主要用于诱导缓解治疗,常与激素联合应用。

【用法与用量】成人患者,环磷酰胺片或复方环磷酰胺片:口服 50~100mg/d 或隔日 100mg。注射用环磷酰胺:400mg,每 1~2 周 1 次,或 800~1 000mg,每个月 1 次。儿童用药:口服 1~3mg/（kg·d）,最大量不超过成人剂量。注射用环磷酰胺每次 8~12mg/kg,连用 2d,每 2 周应用 1 次。

【用药期间的监测指标】①血常规;②尿常规;③肝功能、肾功能;④长期服用者及老年患者应定期监测肿瘤标志物。

【药物调整】肾功能不全患者应根据肌酐清除率进行减量。根据患者的耐受性、治疗反应和病情改善情况调整 CTX 剂量。若出现严重的骨髓抑制、肝功能损害或出血性膀胱炎,立即停药。

【注意事项】①骨髓抑制、出血性膀胱炎史、肝功能损害、非原发病导致的肾功损伤患者慎用。②用药期间必须定期监测血常规、肝功能、肾功能,如有明显白细胞减少(特别是粒细胞减少)或血小板减少,立即停用。③该药应用累积剂量不宜过大。④静脉应用大剂量环磷酰胺时注意多饮水或水化。

【禁忌证】①对本品过敏者禁用。②妊娠期及哺乳期妇女禁用。

【不良反应】包括恶心、呕吐等胃肠道反应;肝功能异常;骨髓抑制;出血性膀胱炎;性腺抑制;脱发;继发肿瘤,如膀胱癌等。

(三) 吗替麦考酚酯［mycophenolate mofetil（MMF）］

【主要制剂与规格】吗替麦考酚酯片 / 胶囊,0.25g、0.5g。

【是否超说明书用药】是。

【适用疾病类型】IgG4-RD 的诱导缓解和维持治疗,通常与糖皮质激素联合使用。

【用法与用量】成人应用,初始治疗:口服 1.0~2.0g/d,分 2~3 次口服;维持治疗:口服 0.25g~1.5g/d。儿童患者每日总量 20~40mg/kg,分 2 次口服,每次最大量不超过 1g。

【用药期间的监测指标】①血常规;②肝功能、肾功能;③感染情况。

【药物调整】根据患者年龄、体重、病情、受累器官、肾功能、合并症以及治疗反应等调整 MMF 剂量。

【注意事项】①监测血常规,白细胞减少时减量或者停药。②发生感染时加用抗感染药物;严重感染者应暂停使用。

【禁忌证】重症感染者禁用,备孕期、妊娠期和哺乳期妇女禁用。

【不良反应】感染的风险增加,如带状疱疹等。少数患者有胃肠道反应,罕见有骨髓抑制者。

(四)硫唑嘌呤[azathioprine(AZA)]

【主要制剂与规格】硫唑嘌呤片,50mg/ 片、100mg/ 片。

【是否超说明书用药】是。

【适用疾病类型】IgG4-RD 的诱导缓解和维持治疗,通常与糖皮质激素联合使用。

【用法与用量】口服,成人常用剂量 50~100mg/d,餐后服用。儿童患者 1~2mg/(kg·d),最大量不超过成人剂量。

【用药期间的监测指标】①血常规;②有条件者用药前检查巯基嘌呤甲基转移酶(TPMT),该基因缺陷者禁用;③肝功能。

【药物调整】根据治疗反应和病情改善情况调整 AZA 剂量。出现骨髓抑制、严重肝功能异常、药物过敏时立即停用。

【注意事项】①初始应用阶段必须密切监测血常规(每 1~2 周 1 次),自服用 AZA 起至少监测 3 个月,如白细胞低于正常下限,立即停用。②合用别嘌醇者,AZA 剂量减少至 1/4~1/3。③肝功能、肾功能不全者,应根据肌酐清除率减量。④合用血管紧张素转换酶抑制剂(ACEI)者,血液系统不良反应发生率增高。⑤骨髓造血功能低下者慎用。⑥服用 AZA 期间,禁哺乳。

【禁忌证】对硫唑嘌呤或本品任何成分过敏者禁用。

【不良反应】胃肠道反应、脱发、肝功能损害、骨髓抑制、过敏反应、胰酶升高、胰腺炎。

(五)甲氨蝶呤[methotrexate(MTX)]

【主要制剂与规格】甲氨蝶呤片,2.5mg/ 片。

【是否超说明书用药】是。

【适用疾病类型】用于轻症 IgG4-RD 患者的诱导缓解和维持治疗,常与糖皮质激素联合使用。

【用法与用量】成人起始口服 7.5mg/ 次,每周 1 次,逐步增加至常用剂量 10~15mg/ 次,每周 1 次。儿童患者每周 1 次,起始剂量 5mg/ 次,逐步增加至常用剂量,每次 10~15mg/m^2,最大量不超过 15mg/ 次。

【用药期间的监测指标】①血常规;②肝功能;③发生呼吸道症状时行肺部影像学检查。

【药物调整】根据血常规、肝功能、肾功能、治疗反应和患者耐受情况调整 MTX 剂量。

出现药物不良反应或不耐受时应减量或停用。

【注意事项】①监测血常规及肝功能。②提醒患者用法为每周一次。③长期服用 MTX 时加用叶酸片 (5~10mg，每周 1 次，MTX 后次日服用)。④服用 MTX 期间，禁怀孕及哺乳。

【禁忌证】①对本品过敏者禁用。②备孕期、妊娠期及哺乳期妇女禁用。

【不良反应】口腔溃疡、胃肠道反应、肝损害、骨髓抑制、罕见有药物相关的肺间质病变。

(六) 来氟米特 [leflunomide (LEF)]

【主要制剂与规格】来氟米特片，10mg/ 片、20mg/ 片。

【是否超说明书用药】是。

【适用疾病类型】用于轻症 IgG4-RD 患者诱导缓解或维持治疗，常与激素联合用药。

【用法与用量】口服，成人单用 20mg/d，联合其他免疫抑制剂时，10~20mg/d。儿童患者每日 1 次，每次 0.3mg/kg，通常不超过 20mg/d。

【用药期间的监测指标】①血常规；②肝功能、肾功能；③血压。

【药物调整】根据治疗反应调整 LEF 剂量。与其他免疫抑制剂联合应用时可减量。若出现白细胞减少、肝损伤或血压显著升高者，应减量或者停用。药物过敏时应停用。

【注意事项】①监测血常规，白细胞计数 $(2.0~3.0) \times 10^9/L$，可剂量减半观察；白细胞计数 $<2.0 \times 10^9/L$，停药。②监测肝功能，谷丙转氨酶 (GPT) 升高至正常值 2 倍以内，可观察；2~3 倍，剂量减半，无好转应停药；超过 3 倍，停药。③合并高血压患者应监测血压。

【禁忌证】①对本品过敏者禁用。②严重肝脏损害者禁用。③备孕期、妊娠期及哺乳期妇女禁用。

【不良反应】皮肤瘙痒、皮疹；肝损害；白细胞下降；腹泻；脱发；血压升高；体重减轻。

(七) 艾拉莫德 (iguratimod)

【主要制剂与规格】艾拉莫德片，25mg/ 片。

【是否超说明书用药】是。

【适用疾病类型】用于轻症的 IgG4-RD 患者，或与糖皮质激素及其他免疫抑制剂联合治疗。

【用法与用量】成人口服 25mg/ 次，每日 2 次，餐后服用。

【用药期间的监测指标】①血常规；②肝功能、肾功能；③胃肠道反应。

【药物调整】该药治疗 IgG4-RD 的临床疗效数据仍在积累中。如应用后病情无改善，需调整治疗。肾功能不全者酌情减量。

【注意事项】哺乳期妇女、合并肝功损害、消化道溃疡、血三系减少或骨髓功能低下患者慎重用药。

【禁忌证】①对本品过敏者禁用。②患有严重肝病患者禁用。③备孕期、妊娠期及哺乳期妇女禁用。④消化道溃疡患者慎用。

【不良反应】肝损害；过敏、皮疹；胃肠道反应；白细胞减少；消化道溃疡。

(八) 环孢素 [cyclosporin A (CsA)]

【主要制剂与规格】环孢素软胶囊，10mg/ 粒、25mg/ 粒、50mg/ 粒、100mg/ 粒；口服液，每毫升 100mg×50ml；丸剂，25mg、100mg。

【是否超说明书用药】是。

【适用疾病类型】与激素联合应用于重要脏器受累的 IgG4-RD 的诱导缓解和维持治疗。

【用法与用量】3~5mg/(kg·d),分 2~3 次口服。维持期可减量。儿童患者剂量 4~6mg/(kg·d),分 2 次口服,通常不超过 200mg/d。

【用药期间的监测指标】①血压;②肝功能、肾功能、电解质;③必要时监测血药浓度。

【药物调整】根据治疗反应、病情改善情况及血药浓度调整 CsA 剂量。使用过程中如血肌酐上升,或血压升高,需减少剂量。

【注意事项】①服药期间血肌酐升高 30% 应减量观察,减量后肌酐仍持续升高应停用。②血压显著升高者应停用。③哺乳期妇女服用本品期间不宜哺乳。④出现药物过敏时应停用;⑤严重牙龈增生者减量或停用。

【禁忌证】①对环孢素过敏者禁用。②病毒感染时推迟使用,待感染恢复再启动。③肾功能不全者慎用。

【不良反应】肾毒性;高血压;牙龈增生;多毛;震颤;可逆性后循环脑病;电解质代谢紊乱,如高钾、低镁、高尿酸等。

（九）他克莫司 [tacrolimus（FK506）]

【主要制剂与规格】他克莫司胶囊,0.5mg/ 粒,1mg/ 粒。

【是否超说明书用药】是。

【适用疾病类型】应用于重要脏器受累 IgG4-RD 患者的诱导缓解和维持治疗,常与激素联合治疗。

【用法与用量】成人用法:诱导缓解期,2~4mg/d,分 1~2 次口服,建议空腹或餐后 2~3h 服用。维持治疗期,1~2mg/d。儿童患者:0.05~0.15mg/(kg·d),每日 2 次,最大量 1.5mg/ 次。

【用药期间的监测指标】①血压;②肝功能、肾功能、电解质;③必要时:心电图、凝血功能、血药浓度。

【药物调整】根据肾功能、耐受情况、治疗反应以及必要时监测血药浓度调整剂量。出现药物过敏时应停用。

【注意事项】①不能与 CsA 合用。②哺乳期妇女服用本品期间不宜哺乳。③肾功能不全者慎用。

【禁忌证】对他克莫司或其他大环内酯类药物过敏者禁用。

【不良反应】肾毒性;高血压;血糖升高;心房颤动;可逆性后循环脑病;凝血异常;电解质代谢紊乱,如高钾等。

（十）他莫昔芬（tamoxifen）

【主要制剂与规格】枸橼酸他莫昔芬片,10mg/ 片。

【是否超说明书用药】是。

【适用疾病类型】IgG4-RD 引起的腹膜后纤维化、硬化性纵隔炎。通常需联合激素和免疫抑制剂的治疗。

【用法与用量】成人口服 10mg/ 次,每日 1~2 次。

【用药期间的监测指标】①血常规；②肝功能、肾功能；③血栓栓塞；④视力。

【药物调整】根据肝功能、肾功能、血栓倾向以及治疗后纤维化减轻情况调整剂量。

【注意事项】①肝功能异常患者慎用。②雌激素可影响本品疗效。

【禁忌证】①对该药过敏者禁用；②严重血栓栓塞史禁用。③妊娠期、哺乳期妇女禁用。

【不良反应】①胃肠道反应：食欲减退、恶心、呕吐、腹泻。②继发性抗雌激素作用：面部潮红、外阴瘙痒、月经失调、闭经、白带增多、阴道出血等。③神经精神症状：头痛、眩晕、抑郁等。④大剂量长期应用可导致视力障碍，如白内障。⑤骨髓抑制：少数患者可有一过性白细胞和血小板减少。⑥其他：皮疹、脱发、体重增加、肝功能有异常等。

（十一）利妥昔单抗［rituximab（RTX）］

【主要制剂与规格】利妥昔单抗注射液，100mg/10ml、500mg/50ml。

【是否超说明书用药】是。

【适用疾病类型】用于激素及传统免疫抑制剂不耐受或难治性 IgG4-RD 患者。

【用法与用量】成人常用初始治疗剂量：375mg/m^2（体表面积），每周 1 次 ×4 次；或 1 000mg，每 2 周 1 次，共 2 次。后续治疗需根据患者病情和外周血 B 淋巴细胞恢复情况，6 个月后可重复使用。利妥昔单抗治疗需住院监护下用药，应用生理盐水或 5% 葡萄糖溶液稀释后静脉缓慢滴注，用药前可给予糖皮质激素预防输液反应。儿童患者：375mg/m^2（体表面积），每周 1 次 ×4 次。

【用药期间的监测指标】①治疗前应进行乙肝、结核和其他感染性疾病筛查；②用药期间心电监护；③血常规；④肝功能、肾功能；⑤淋巴细胞亚群（主要为 B 淋巴细胞）；⑥感染情况。

【药物调整】根据患者年龄、体重、病情及合并症等酌情减少利妥昔单抗的剂量。出现 RTX 相关超敏反应时，应立即停止输注，使用肾上腺素、抗组胺药和糖皮质激素。

【注意事项】①输注时应密切监护观察。②用药前应排除感染，使用后应预防感染。③如需注射疫苗，建议在应用利妥昔单抗之前进行。

【禁忌证】①对本品任何成分过敏者禁用。②妊娠期妇女禁用，除非可能的获益高于风险。③活动性感染患者禁用。④免疫功能低下，如外周血 T 细胞数量明显减少的患者应仔细评估获益和风险比，慎重应用。⑤严重心功能不全的患者。

【不良反应】输注相关反应；免疫力下降，感染；过敏。

（张　文　李洁琼）

参考文献

［1］PERUGINO C A, STONE J H. IgG4-related disease: An update on pathophysiology and implications for clinical care [J]. Nat Rev Rheumatol, 2020, 16 (12): 702-714.

［2］KHOSROSHAHI A, WALLACE Z S, CROWE J L, et al. International consensus guidance statement on the management and treatment of IgG4-related disease [J]. Arthritis Rheumatol, 2015, 67 (7): 1688-1699.

［3］ZHANG W, STONE J H. Management of IgG4-related disease. Lancet Rheumatol, 2019, 1 (1): e55-e65.

［4］张文, 董凌莉, 朱剑, 等. IgG4 相关性疾病诊治中国专家共识 [J]. 中华内科杂志, 2021, 60 (3): 192-206.

32

先天性胆汁酸合成障碍

一、疾病概述

【定义】先天性胆汁酸合成障碍(inborn errors of bile acid synthesis,IEBAS)是一类常染色体隐性遗传病,是由于合成两种主要胆汁酸(胆酸和鹅去氧胆酸)所必需的酶存在遗传缺陷,而引起先天性胆汁酸合成障碍。胆汁酸合成过程中需要至少14种酶参与,任何一个酶的缺乏都将导致正常胆汁酸生成障碍,从而导致一系列疾病和症状发生。

【主要症状与体征】主要临床表现为高结合胆红素血症,常出现脂溶性维生素吸收不良,如佝偻病等。神经系统病变在儿童晚期或成年后出现。不同酶缺陷的临床表型略有不同,如氧固醇7α-羟化酶缺陷可出现成人期遗传性痉挛瘫痪;胆固醇25羟化酶缺陷可发生顽固性便秘;3β-羟基类固醇-Δ^5-C27-类固醇脱氢酶缺陷可发生婴儿期胆汁淤积性肝病和脂溶性维生素缺乏;固醇27-羟化酶缺陷可发生儿童慢性腹泻及发育迟缓,成人期痉挛性瘫痪;α-甲酰辅酶A消旋酶缺陷可发生婴儿期脂溶性维生素缺乏,成人期感觉神经病变;胆汁酸辅酶A氨基酸N-乙酰转移酶缺陷可发生肝内胆汁淤积、发育迟缓,家族性高胆烷血症等。

【诊断要点及特殊检查】诊断需要综合临床症状、实验室检查、辅助检查和病理活检,确诊依赖尿胆汁酸检测和基因检测。实验室检查可见结合胆红素升高、转氨酶升高、γ-谷氨酰转肽酶正常,组织活检可见巨细胞肝炎。确诊胆汁酸合成障碍最简单的方法是串联质谱分析尿胆汁酸(包括胆汁酸及胆汁醇),也可通过质谱仪进行定性和定量分析氧固醇和异常胆汁酸聚积。基因诊断包括 CYP7A1、HSD3B7、AKR1D1、CYP7B1、CYP8B1、CYP27A1、CH25H、AMACR、EHHADH、SLC27A5、BAAT 等检测。

二、用药方案

【治疗目的】提供人体必需的初级胆汁酸,通过负反馈作用下调异常胆汁酸的合成,从而减少缺陷肝细胞异常毒性中间代谢产物的产生。

【常用药物】多数患者经口服初级未结合胆汁酸,如胆酸、鹅脱氧胆酸、熊去氧胆酸等治疗,临床症状和生化指标可得到明显改善。需在肝功能严重障碍前给予口服胆汁酸治疗。对于口服治疗不佳或者病情严重者,可考虑肝移植。

三、用药描述

(一)胆酸(cholic acid)

【主要制剂与规格】胆酸钠片,0.1g。

(二)鹅去氧胆酸(chenodeoxycholic acid)

【主要制剂与规格】鹅去氧胆酸胶囊,250mg。

【是否超说明书用药】否。

【适用疾病类型】3-β- 羟基 -δ-5-C27- 类固醇氧化还原酶缺乏症、Δ⁴-3- 氧代类固醇 5-β- 还原酶缺乏症、固醇 27- 羟化酶缺乏所导致的脑腱黄瘤病。

【用法与用量】口服 250mg/ 次,每日 3 次,至少服用 1 年。

儿童用药数据有限,口服:10~15mg/(kg·d),每日 1 次或分为 3 次,最大剂量 750mg/d。婴儿和幼儿可考虑应用低剂量 5mg/(kg·d)。与熊去氧胆酸合用时,常用初始剂量 5~10mg/(kg·d),每日 1 次或分 2 次口服,也有应用较高初始剂量 11~18mg/(kg·d)的报道。维持剂量为 5~10mg/(kg·d)。

【用药期间的监测指标】治疗期间密切监测血清转氨酶水平,治疗前 3 个月每个月 1 次,3 个月后每 3 个月 1 次,转氨酶升高超过 3 倍应立即停止治疗。停药后转氨酶水平通常恢复正常。每 6 个月监测血清胆固醇 1 次。

【药物调整】部分患者出现剂量相关性腹泻,可能随时发生,但在治疗开始期间最为常见。腹泻通常轻微,不干扰治疗,腹泻严重时,可能需要暂时减少剂量或停药,腹泻缓解后恢复以前的剂量。如胆固醇升高超过可接受的年龄调整限值,停止治疗。如需服用含有氢氧化铝、胆汁酸螯合物的药物,需要在服用氢氧化铝前 1h 或服药后 6h,服用鹅去氧胆酸。

【注意事项】妊娠期妇女应避免应用。已报道(用药后)发生慢性肝炎活动,可能需要停药,有肝病病史的患者毒性风险增加,包括严重的肝病和死亡。

【禁忌证】肝细胞功能障碍或胆管异常(如肝内胆汁淤积、原发性胆汁性肝硬化或硬化性胆管炎),胆结石并发症,包括需要进行手术的情况(如持续的急性胆囊炎、胆管炎、胆道梗阻、胆石性胰腺炎或胆道胃肠瘘),连续注射 2 剂染料后胆囊仍不显影,妊娠,不透 X 射线的胆结石。

【不良反应】腹泻、胆绞痛、腹部绞痛、腹痛、厌食、便秘、消化不良、肠胃气胀、胃灼热、恶心、呕吐,LDL 胆固醇升高,血清胆固醇(总胆固醇)升高,白细胞减少症,血清转氨酶水平升高。

(三)熊去氧胆酸(ursodeoxycholic acid)

【主要制剂与规格】熊去氧胆酸胶囊,250mg。

【是否超说明书用药】否。

【适用疾病类型】Δ^4-3- 氧代类固醇 5-β- 还原酶缺乏症、典型 3-β- 羟基 -Δ5-C27- 类固醇氧化还原酶缺乏症。

【用法与用量】成人每日剂量为 10mg/kg，分 2 或 3 次口服。

儿童用药数据有限：15~20mg/（kg·d），每日 1 次或分 2 次口服。有的患儿可能需要增加剂量至 30mg/（kg·d）。

【用药期间的监测指标】治疗开始的 3 个月内每 4 周检测一次肝功能，之后每 3 个月检测一次。

【药物调整】如必须服用考来烯胺、考来替泊、蒙脱石，应在服药前或服药后 2h 服用熊去氧胆酸。熊去氧胆酸可以增加环孢素在肠道的吸收，服用环孢素的患者应监测药物血药浓度，必要时调整环孢素剂量。

【注意事项】熊去氧胆酸不能在妊娠前 3 个月内服用。哺乳期妇女慎用。

【禁忌证】急性胆囊炎和胆管炎；胆道阻塞；经常性的胆绞痛发作；射线不能穿透的胆结石钙化；胆囊功能受损；胆囊不能在 X 线下被看到；对胆汁酸或任一药物成分过敏。

【不良反应】常见有腹泻、便秘、消化不良、恶心等胃肠道症状，头痛、头晕、背痛、上呼吸道感染等。

（李正红）

参考文献

［1］中华人民共和国国家卫生健康委员会. 先天性胆汁酸合成障碍诊治指南 [J]. 中国实用乡村医生杂志, 2019, 26 (9): 12-13.

［2］HEUBI J E, SETCHELL K, BOVE K E. Inborn errors of bile acid metabolism [J]. Clin Liver Dis, 2018, 22 (4): 671-687.

［3］CHEN H L, W U S H, HSU S H, et al. Jaundice revisited: Recent advances in the diagnosis and treatment of inherited cholestatic liver diseases [J]. J Biomed Sci, 2018, 25 (1): 75.

［4］HEUBI J E, SETCHELL K D, BOVE K E. Inborn errors of bile acid metabolism [J]. Semin Liver Dis, 2007, 27 (3): 282-294.

［5］HEUBI J E, BOVE K E, SETCHELL K. Oral cholic acid is efficacious and well tolerated in patients with bile acid synthesis and Zellweger spectrum disorders [J]. J Pediatr Gastroenterol Nutr, 2017, 65 (3): 321-326.

33

朗格汉斯组织细胞增生症

一、疾病概述

【定义】朗格汉斯组织细胞增生症（Langerhans cell histiocytosis，LCH），又称朗格汉斯细胞组织细胞增生症，曾称"组织细胞增生症 X"，是一组以未成熟树突细胞活化增殖且异常聚集为主要特征的罕见疾病。目前认为 LCH 是一种以 MAPK 信号通路激活为主要特征的克隆性血液系统肿瘤，属于炎性髓系肿瘤，约 50% 患者的病变组织存在 $BRAF^{V600E}$ 突变。

【主要症状与体征】LCH 的临床表现具有异质性，轻重差异大，主要包括发热、骨质损害（溶骨性损害）、皮疹、口眼鼻喉病变（牙龈肿胀、牙齿松动、突眼、顽固性中耳炎伴外耳道皮疹）、中枢性尿崩症、呼吸道症状（咳嗽、喘憋、反复气胸发作）、肝大、脾大、消化道症状及造血系统异常（淋巴结肿大、贫血、白细胞和血小板数目异常）等。发病年龄越小，受累器官越多，病情越重。

【诊断要点及特殊检查】诊断该病需临床表现、影像学和病理学检查三方面结合，病理诊断是 LCH 诊断的金标准。典型病理表现为光镜下可见分化较好的组织细胞增生。此外，也可见泡沫样细胞、嗜酸性粒细胞、淋巴细胞、浆细胞和多核巨细胞。确诊需免疫组化，朗格汉斯细胞 CD68、CD1a、S100 及 CD207 均为阳性。电镜检查可见朗格汉斯巨细胞，胞浆可见 Birbeck 颗粒。约 50% 的 LCH 患者存在 $BRAF^{V600E}$ 基因突变。

二、用药方案

【治疗目的】抑制组织细胞的过度增殖活化，控制病情，阻止或减缓疾病进展，延长患者生存时间。目前尚无特效方法及统一方案指南，根据患者病情为单器官、单系统或多系统受累而选择不同治疗方案。治疗方案的选择应首先考虑阻止病变发展并防止正常组织出现不可逆损伤，不要求根除所有病变。单器官、单系统受累可定期随访或予局部治疗（手术或放疗等）；而多系统受累的 LCH 则以全身治疗为主，根据累及器官不同分为低危型及高危型（累及肝脏、脾脏和骨髓）。对于儿童低危型，治疗方案是疗程 1 年的 VP 方案（长春新碱和泼尼松);高危型,除了长春新碱和泼尼松,可增加阿糖胞苷、巯嘌呤等化疗药物。成人发病率低,临床研究较少,目前治疗方案亦多采用针对髓系肿瘤的药物,如阿糖胞苷和依托泊苷等,各处方案不一,此处不再赘述。存在 *BRAF*^V600E^ 突变患者可用 BRAF 抑制剂维莫非尼(vemurafenib)等治疗。高危型及难治复发型可考虑造血干细胞移植和器官移植。

【常用药物】①泼尼松:具有免疫抑制功能,可抑制组织细胞的过度增殖活化。②细胞毒性药物:通过干扰或阻断细胞的增殖过程而杀伤过度增殖的组织细胞,包括长春新碱、阿糖胞苷、巯嘌呤、克拉屈滨及甲氨蝶呤等。③ BRAF 抑制剂:维莫非尼是丝氨酸/苏氨酸蛋白激酶(BRAF)的某些突变体(包括 *BRAF*^V600E^)的口服小分子抑制剂,可抑制 *BRAF* 基因突变体结构性激活的 BRAF 蛋白的促细胞增殖作用。

三、用药描述

(一) 泼尼松(prednisone)

【主要制剂与规格】泼尼松龙片,5mg/片;醋酸泼尼松片,5mg/片;醋酸泼尼松龙片,5mg/片。

【是否超说明书用药】是。

【适用疾病类型】确诊单系统多病灶(骨)或特殊部位单病灶,以及多系统受累的儿童 LCH 患者。

【用法与用量】包括初始治疗(第1~6周)和继续治疗(第7~52周)共1年。初始治疗阶段:泼尼松每日 40mg/m² (分2次口服)×4周,后2周逐渐减停。继续治疗阶段:每3周的第1~5天泼尼松每日 40mg/m² (分2次口服)。

【用药期间的监测指标】①血常规;②肝功能、肾功能;③生化。

【药物调整】初始治疗结束后评估治疗效果,反应不良者可重复初始治疗用药。

【注意事项】①结核病、急性细菌性或病毒性感染患者应用时,必须给予适当的抗感染治疗。②注意补充维生素 D 及钙剂。③加强护理,避免感染。④避免快速减停。⑤饮食注意补钾限钠。⑥长期接受泼尼松治疗者,必要时预防性使用磺胺甲噁唑-甲氧苄啶。

【禁忌证】①全身性真菌感染;②对泼尼松及该药中任何成分过敏者。

【不良反应】库欣综合征、高血压、低血钾、体重增加、骨质疏松、股骨头缺血性坏死、创口愈合不良、情绪波动、胃肠道刺激、消化性溃疡、青光眼、白内障及并发感染等。

(二) 长春新碱(vincristine)

【主要制剂与规格】注射用硫酸长春新碱,1mg/瓶。

【是否超说明书用药】是。

【适用疾病类型或病情】确诊单系统多病灶(骨)或特殊部位单病灶,以及多系统受累的儿童 LCH 患者。

【用法与用量】包括初始治疗(第1~6周)和继续治疗(第7~52周)。初始治疗阶段:每周第1天给予长春新碱 1.5mg/m²,最大剂量不超过 2mg。继续治疗阶段:每3周的第1天给予长春新碱 1.5mg/m²，最大剂量不超过 2mg。

【用药期间的监测指标】①血常规、肝功能、肾功能；②监测心率、肠鸣音及肌腱反射等。

【药物调整】初始治疗结束后评估治疗效果，反应不良者可重复初始治疗用药。用药过程中，若患者出现严重四肢麻木、膝反射消失、麻痹性肠梗阻、腹绞痛、心动过速、脑神经麻痹、白细胞过低、肝功能损害等，应停药或减量。

【注意事项】①注射时药液漏至血管外，应立即停止注射，以氯化钠注射液稀释局部或以 1% 普鲁卡因注射液局部封闭，温湿敷或冷敷，发生皮肤破溃后按溃疡处理。②防止药液溅入眼内，一旦发生，立即用大量生理盐水冲洗，以后用地塞米松眼膏保护。③静脉注射药液时避免日光直接照射。

【禁忌证】对该药不能耐受者或过敏者禁用。

【不良反应】主要是神经系统毒性，可引起周围神经症状，如手指神经毒性、足趾麻木、腱反射迟钝或消失，周围神经炎；运动、感觉和脑神经也可受累；腹痛、便秘、麻痹性肠梗阻偶见。静脉反复注射可致血栓性静脉炎。骨髓抑制和消化道反应较轻。

（三）阿糖胞苷（cytarabine）

【主要制剂与规格】注射用阿糖胞苷，每瓶 0.1g、0.5g；阿糖胞苷注射液，每瓶 0.1g、0.5g、1g。

【是否超说明书用药】是。

【适用疾病类型或病情】确诊多系统受累的儿童 LCH 患者。

【用法与用量】对于多系统受累但无"危险器官"累及者：初始治疗阶段（第 1~6 周）每 2 周第 1~4 天给予阿糖胞苷每日 100mg/m²。对于多系统受累且有"危险器官"累及者，初始治疗阶段：（第 1~6 周）每 2 周第 1~4 天给予阿糖胞苷每日 100mg/m²；继续治疗 1 阶段（第 7~24 周）：每 3 周第 1~4 天给予阿糖胞苷每日 100mg/m²；继续治疗 2 阶段（第 25~52 周）每 6 周第 1~4 天给予阿糖胞苷每日 100mg/m²，共 3 个疗程。

【用药期间的监测指标】定期检查血常规、肝功能、肾功能、心肌酶、生化、尿酸等。

【药物调整】根据血细胞下降速度以及其他系统的毒性反应进行调整，当出现严重的血细胞降低时，应调整剂量或暂停治疗。总体上，当外周血小板计数 $<50 \times 10^9/L$ 或中性粒细胞计数 $<1 \times 10^9/L$ 时，可考虑暂停治疗。当骨髓功能、血小板计数和中性粒细胞计数恢复到一定水平时，可以重新开始用药。

【注意事项】①皮质激素类药物可防治阿糖胞苷综合征；②注意止吐、保护眼睛及肾脏等支持治疗；③治疗期间不能接种活菌疫苗。

【禁忌证】①对该药成分过敏者禁用；②退行性和中毒性脑病者禁用。

【不良反应】可出现阿糖胞苷综合征（发热、肌肉痛、骨痛、胸痛、结节状风疹斑、结膜炎和身体不适）、骨髓抑制、胃肠道反应（恶心、呕吐、口腔炎）、大脑和小脑功能失调、肝功能及肾功能损害、心肌损害、致畸和不育等。

（四）巯嘌呤（mercaptopurine）

【主要制剂与规格】巯嘌呤片，50mg/ 片。

【是否超说明书用药】是。

【适用疾病类型】确诊多系统受累的 LCH 儿童患者。

【用法与用量】继续治疗阶段(第 7~52 周)巯嘌呤每日 $50mg/m^2$,每晚 1 次顿服。

【用药期间的监测指标】①定期检查血常规:每周 1~2 次,对血细胞在短期内急骤下降者,应每日监测;②肝、肾功能。

【药物调整】当出现严重骨髓抑制时(中性粒细胞计数$<0.5 \times 10^9$/L 或白细胞计数$<1.5 \times 10^9$/L、血小板计数$<50 \times 10^9$/L),考虑暂停治疗。当骨髓功能、血小板和中性粒细胞计数恢复到一定水平时,可重新开始用药。

【注意事项】①骨髓已显著抑制者或出现严重感染或明显的出血倾向者应慎用;②肝功能损害、胆道疾患者慎用;③有痛风病史、尿酸盐肾结石病史者慎用。

【禁忌证】对该药及成分过敏者禁用。

【不良反应】该药骨髓抑制常见,此外还可引起肝脏损害、消化系统反应(恶心、呕吐、口腔炎、腹泻)、高尿酸血症,间质性肺炎及肺纤维化少见。

(五) 克拉屈滨[cladribine(2-CdA)]

【主要制剂与规格】克拉屈滨注射液,10mg/瓶。

【是否超说明书用药】是。

【适用疾病类型或病情】难治复发的儿童 LCH 患者。

【用法与用量】①建议用于"加重""中间反应"或"复发"于"危险脏器"的难治性 LCH 的挽救治疗。初始治疗阶段:每日 2-CdA $9mg/m^2$(体重$<10kg$,剂量为 $0.3mg/kg$)静脉输注 2h,第 2~6 天应用,每个疗程 28d,通常 2 个疗程;维持阶段:每日 $5mg/m^2$ 静脉输注 2h,共 3d,每个疗程 21d,共 2 个疗程。②建议用于"加重"或"复发"于"非危险脏器"的难治性 LCH 的挽救治疗:每日 $5mg/m^2$ 静脉输注 2h,共 5d,每个疗程 21d,共 2~6 个疗程,然后进入维持治疗。特别适用于复发 ≥ 3 次,无危险脏器受累的多系统受累难治患者。

【用药期间的监测指标】定期检查血常规及肝、肾功能。

【药物调整】根据血常规及肝、肾功能检查结果,随时调节剂量或停药。

【注意事项】①慎用于骨髓、免疫、肝功能、肾功能异常的患者;②不得以含有葡萄糖的注射液作为稀释剂,葡萄糖可促进克拉屈滨分解。

【禁忌证】对该药成分过敏者禁用。

【不良反应】骨髓抑制、发热、疲劳、皮疹、头痛、消化道反应(恶心、呕吐、腹痛及腹泻)、肝功能及肾功能损害、注射部位反应及继发感染等。

(六) 甲氨蝶呤(methotrexate)

【主要制剂与规格】甲氨蝶呤片,2.5mg/片。

【是否超说明书用药】是。

【适用疾病类型】"加重""中间反应"或"复发"于"危险脏器"的儿童难治性 LCH 的维持治疗。

【用法与用量】维持阶段口服甲氨蝶呤每次 $25mg/m^2$,每周 1 次,共 1 年 6 个月。

【用药期间的监测指标】定期检查血常规及肝、肾功能。

【药物调整】根据血常规调整用药剂量,如白细胞计数<3.5×10^9/L或血小板计数<50×10^9/L,可考虑暂停治疗。如出现全身极度衰竭、恶病质或并发感染及心脏、肺、肝、肾功能不全时,应停药。

【注意事项】①长期服用有潜在的导致继发性肿瘤的风险;②应用该药可引起血液中尿酸水平增高,对于痛风或高尿酸血症患者应相应增加别嘌醇剂量;③该药可增加抗凝血作用,与其他抗凝血药慎同用。

【禁忌证】对该药成分过敏者禁用。

【不良反应】常见黏膜损害、骨髓抑制,也可引起消化道反应(口腔溃疡、恶心、呕吐、腹痛、腹泻)、肺纤维化、肝功能及肾功能损害、脱发及继发感染等。

(七)维莫非尼(vemurafenib)

【主要制剂与规格】维莫非尼片,240mg/片。

【是否超说明书用药】是。

【适用疾病类型】经由国家食品药品监督管理总局(China Food and Drug Administration,CFDA)批准的检测方法确定存在 $BRAF^{V600E}$ 突变的 LCH 患者[尤其是难治/复发性高危 LCH 和 LCH-ND(LCH-associated neurodegeneratio)患者]。

【用法与用量】成人口服960mg/次,每日2次。儿童用药目前尚处于临床研究阶段,暂无统一剂量,推荐起始剂量每次10mg/kg,每日2次,至少8周。根据当前文献报道最大剂量为720mg/次,每日2次[1 083mg/(m²·d)]。具体剂量和持续时间需权衡患儿风险收益及药代动力学特点进行调整。

【用药期间的监测指标】①心电图:治疗的前3个月应每个月监测,此后至少每3个月监测一次,对于QTc(校正后QT间期)>500ms的患者,不建议开始或继续维莫非尼治疗,应纠正相关风险因素,使其下降至500ms以下后才考虑重新开始治疗,并降低剂量水平。②肝功能、肾功能。③电解质。

【药物调整】维莫非尼治疗时,如疾病仍进展或发生不可接受的毒性反应,应停用。当第1次出现(不可耐受)2级或3级不良事件(adverse event,AE),暂时中断治疗,直至AE恢复至0~1级,恢复用药时给药剂量为720mg,每日2次。第2次出现(不可耐受)2级或3级AE,暂时中断治疗,直至AE恢复至0~1级,恢复用药时给药剂量为480mg,每日2次。第3次出现(不可耐受)2级或3级AE,永久性停药。第1次出现任何4级AE,永久性停药或暂时中断治疗,直至AE恢复至0~1级,恢复用药时给药剂量为480mg,每日2次(如之前剂量已经降低至480mg,每日2次,永久性停药)。第2次出现任何4级AE,永久性停药。

【注意事项】①首次药物应在上午服用,第二剂应在此后约12h,即晚上服用。②不应咀嚼或碾碎片剂。③如漏服一剂,可在下一剂服药4h前补服漏服药物,不应同时服用两剂药物。

【禁忌证】①对维莫非尼及辅料过敏者禁用。②对于存在无法纠正的电解质异常、长QT综合征或正在服用已知能延长QT间期药物的患者,不建议服用该药。

【不良反应】QT间期延长、胰腺炎、变态反应、皮肤反应、肝损伤、粒细胞减少、急性肾损伤、葡萄膜炎、掌腱膜挛缩症和足跖腱膜纤维瘤病等。

（鞠秀丽　周盼盼）

参考文献

［1］朗格汉斯组织细胞增生症诊疗指南. 罕见病诊疗指南 (2019 版).

［2］KROOKS J, MINKOV M, WEATHERALL A G. Langerhans cell histiocytosis in children: History, classification, pathobiology, clinical manifestations, and prognosis [J]. J Am Acad Dermatol, 2018, 78 (6): 1035-1044.

［3］HUTTER C, MINKOV M. Insights into the pathogenesis of Langerhans cell histiocytosis: The development of targeted therapies [J]. Immunotargets Ther, 2016, 5: 81-91.

［4］罗丹青, 师晓东. 儿童朗格汉斯组织细胞增生症发病机制和治疗的研究进展 [J]. 中国医刊, 2016, 51 (10): 21-24.

［5］DONADIEU J, BERNARD F, VAN NOESEL M, et al. Cladribine and cytarabine in refractory multisystem Langerhans cell histiocytosis: Results of an international phase 2 study [J]. Blood, 2015, 126 (12): 1415-1423.

［6］WEITZMAN S, BRAIER J, DONADIEU J, et al. 2'-Chlorodeoxyadenosine (2-CdA) as salvage therapy for Langerhans cell histiocytosis (LCH). results of the LCH-S-98 protocol of the Histiocyte Society [J]. Pediatr Blood Cancer, 2009, 53 (7): 1271-1276.

［7］DONADIEU J, LARABI I A, TARDIEU M, et al. Vemurafenib for refractory multisystem Langerhans cell histiocytosis in children: An international observational study [J]. J Clin Oncol, 2019, 37 (31): 2857-2865.

［8］ECKSTEIN O S, VISSER J, RODRIGUEZ-GALINDO C, et al. Clinical responses and persistent BRAF V600E (+) blood cells in children with LCH treated with MAPK pathway inhibition [J]. Blood, 2019, 133 (15): 1691-1694.

34

淋巴管肌瘤病

一、疾病概述

【定义】淋巴管肌瘤病(lymphangioleiomyomatosis,LAM)是一种以肺部弥漫性囊性病变为特征的多系统疾病。LAM 是一种具有侵袭性和转移性的低度恶性肿瘤性疾病。LAM发病具有绝对的性别差异,几乎均发生于女性,且以育龄期女性为主要发病人群,但女性性腺器官却没有明确的受累证据。LAM 根据有无遗传背景分为散发型 LAM 和与遗传性疾病结节性硬化症(tuberous sclerosis complex,TSC)相关的 LAM。LAM 病变细胞的分子基础是 *TSC2* 基因突变,TSC1/TSC2 蛋白复合物功能异常导致下游哺乳动物雷帕霉素靶蛋白复合物 1(mammalian target of rapamycin complex 1,mTORC1)过度活化,导致 LAM 病变细胞增生。mTORC1 特异性的抑制剂西罗莫司[(sirolimus)又称雷帕霉素(rapamycin)]因此被发现具有治疗 LAM 的作用。

【主要症状与体征】几乎所有的 LAM 病例均为女性,男性病例的诊断需要极其慎重,在文献上仅限于个案报道。

LAM 的平均诊断年龄在 40 岁左右。其主要临床表现包括程度不一的呼吸困难、气胸、乳糜胸、肺外表现(肾血管肌脂瘤、腹膜后淋巴管肌瘤)。如发生在 TSC 患者,具有 TSC 的多系统临床表现,如癫痫和皮肤改变(面部血管纤维瘤、甲周纤维瘤、鲨革斑和色素脱色斑等)。

【诊断要点及特殊检查】LAM 最重要的诊断线索来自胸部高分辨率 CT,可以显示肺部多发、弥漫性的薄壁囊性改变。符合 LAM 临床病史和特征性胸部 CT 表现时,具备以下任何 1 条就可以确立 LAM 的诊断:①乳糜胸或乳糜腹水;②肾血管肌脂瘤;③腹膜后淋巴管肌瘤;④血清血管内皮细胞增长因子 -D(VEGF-D)≥ 800pg/ml;⑤ TSC;⑥病理证实。

二、用药方案

【治疗目的】①缓解呼吸困难等症状,包括使用支气管扩张剂、严重低氧者需要给予长期家庭氧疗;②治疗并发症,包括气胸、乳糜胸、肾血管肌脂瘤自发出血等;③肺移植,终

末期 LAM 患者接受肺移植后的中位生存期达 12 年,优于因其他原因肺移植的患者预后;
④西罗莫司,由于能够特异性地抑制 mTORC1 的活性,西罗莫司在 LAM 和 TSC 有很多研究开展。西罗莫司成为第一个有效治疗 LAM 的药物。

【常用药物】目前 LAM 的治疗药物只有西罗莫司。

三、用药描述

西罗莫司

【主要制剂与规格】西罗莫司有 4 个产品。①辉瑞制药的雷帕鸣,片剂,1mg/片。②华北制药的宜欣可,胶囊制剂,每个 0.5mg。③杭州中美华东制药的赛莫司,液体制剂,1mg/ml。④福建科瑞制药的瑞帕明,液体制剂,1mg/ml。

【是否超说明书用药】西罗莫司用于 LAM 的治疗属于超说明书用药。西罗莫司口服药在国内获批的适应证是肾移植后抗排异治疗。西罗莫司在美国、日本和欧盟多个国家和地区批准用于 LAM 的治疗。2019 年,西罗莫司治疗 LAM 的专家共识发表。

【适用疾病类型】LAM 患者在明确诊断后,如出现以下情况之一时,推荐使用西罗莫司:①肺功能降低[第 1 秒用力呼气量(FEV_1)占预计值 %<70%];②肺功能下降速度过快(FEV_1 下降速度 ≥90ml/ 年);③出现有症状的乳糜胸或乳糜性腹水;④出现肾血管肌脂瘤或腹膜后淋巴管肌瘤(最大单一肿瘤直径 ≥3cm);⑤ TSC 相关的 LAM。

【用药期间的监测指标】

①疗效方面:症状变化、并发症发生情况、肺功能、动脉血气分析、胸部高分辨率 CT、6 分钟步行试验、圣乔治生活质量问卷和血清 VEGF-D 等。腹膜后或肾有受累的需复查腹部 CT(或 MRI、彩超)。②药物副作用和血液雷帕霉素谷浓度(参考药物调整和不良反应)。

【用法与用量】LAM 患者主要为成年女性,以下用法不适用于儿童。西罗莫司的成人常用剂量为 1~2mg,每日 1 次,口服。在治疗过程中,需要检测西罗莫司的谷浓度,推荐浓度范围为 5~10μg/L。

【药物调整】需要参考血液药物谷浓度、不良反应和药物疗效等因素调整药物剂量。以下情况需要停用西罗莫司:①药物过敏;②重度或严重不良反应;③严重感染;④新出现的间质性肺炎;⑤择期手术前 14d 或急诊手术前停药至手术创伤完全愈合;⑥计划妊娠前 12 周或诊断妊娠、妊娠中、产后哺乳期。

【注意事项】由于西罗莫司治疗 LAM 属于超说明书用药,需要遵照相关要求。

【禁忌证】对西罗莫司或其衍生物,或药品中的其他成分过敏的患者禁用。

【不良反应】常见的不良反应包括口腔溃疡、痤疮样皮疹、月经紊乱、血脂增高。其他不良反应包括肺部或其他部位感染、伤口愈合缓慢等。另外一个重要的潜在不良反应是间质性肺炎,可能会很严重,一旦发现,需要停药并给予相应治疗。西罗莫司过敏反应少见,但需要密切关注。西罗莫司主要在肝脏代谢,是细胞色素 P-450(CYP3A4)和 P- 糖蛋白的作用底物,因此很多药物合用时可能会对药物浓度有一定影响。TSC 患者常用的抗癫痫药,如卡马西平、苯巴比妥、苯妥英可降低西罗莫司的血药浓度。食物方面,西柚汁会增加西罗莫司的药物浓度。

（徐凯峰）

参考文献

［1］中华医学会呼吸病学分会间质性肺疾病学组, 淋巴管肌瘤病共识专家组, 中国医学科学院罕见病研究中心, 等. 西罗莫司治疗淋巴管肌瘤病专家共识 (2018)[J]. 中华结核和呼吸杂志, 2019, 42 (2): 92-97.

［2］MCCORMACK F X, GUPTA N, FINLAY G R, et al. Official American Thoracic Society/Japanese Respiratory Society Clinical Practice Guidelines: Lymphangioleiomyomatosis diagnosis and management [J]. Am J Respir Crit Care Med, 2016, 194 (6): 748-761.

35

甲基丙二酸血症

一、疾病概述

【定义】甲基丙二酸血症又称甲基丙二酸尿症,是我国有机酸代谢病中最常见的病种,病因复杂,多种遗传和非遗传性因素均可以致病。

根据生化特点,甲基丙二酸血症又可分为单纯型以及合并型(即甲基丙二酸血症合并同型半胱氨酸尿症)。已知15种基因缺陷可导致遗传性甲基丙二酸血症,其中绝大多数为常染色体隐性遗传病。

【主要症状与体征】以脑损害为主,患者可有心血管、肾、肺、眼、骨髓及皮肤损害,可致死、致残。早发型患者更容易出现多系统损害;晚发型患者症状相对较轻,多表现为进行性加重的神经精神异常。

(1)神经系统损害:早发型患儿脑损伤严重,以癫痫、智力运动发育落后、视力障碍多见。晚发型患儿常见精神行为异常、智力运动倒退。少数患者合并脑积水、周围神经损伤。

(2)血液系统异常:常见大细胞性贫血、全血细胞或中性粒细胞减少。

(3)肾损害:如慢性肾小球功能损害、慢性间质性炎症、血栓性微血管病、溶血尿毒综合征等。

(4)视觉功能障碍:合并型中的早发型甲基丙二酸血症患者多见视觉功能障碍,如黄斑病变、视网膜病变、视神经萎缩、眼球震颤、斜视、弱视,严重者失明。

(5)心血管系统:如先天性心脏病、心肌病、肺动脉高压、血栓性疾病等。

(6)皮肤损害:轻重不等的皮肤网状发花、皮炎、色素沉着、皮损是合并型甲基丙二酸血症患者常见的皮肤黏膜损害。

(7)其他:患者可有颜面畸形,晚发型患者常见骨质疏松,个别患者合并骨骼畸形。少数患者合并脂肪肝、代谢综合征、糖尿病等。

【诊断要点及特殊检查】①血氨基酸、游离肉碱、酰基肉碱谱分析:丙酰肉碱多显著增高(>5μmol/L),游离肉碱降低,丙酰肉碱/游离肉碱及丙酰肉碱/乙酰肉碱比值增高。合并型患者蛋氨酸常明显下降。②尿有机酸分析:尿甲基丙二酸、3-羟基丙酸、甲基枸橼酸增高。

③血清或血浆、尿液总同型半胱氨酸测定：单纯型患者的血液总同型半胱氨酸正常，合并型患者的血液及尿液总同型半胱氨酸常显著增高。④维生素 B_{12} 负荷试验：是判断单纯型患者病型、指导治疗的重要方法。每日肌内注射或静脉注射维生素 B_{12}（腺苷钴胺、甲钴胺或羟钴胺）1mg，连续 3~7d，如果临床症状好转、生化指标改善，则为维生素 B_{12} 有效型。合并型甲基丙二酸血症中，除 cblX 型外，均为维生素 B_{12} 有效型。⑤基因诊断：是确诊及分型的关键。

二、用药方案

【治疗目的】对维生素 B_{12} 无效型患者：减少甲基丙二酸前体物质的摄入；对维生素 B_{12} 有效型患者：补充维生素 B_{12}，促进体内甲基丙二酸、同型半胱氨酸的转化及排出，降低体内甲基丙二酸和同型半胱氨酸浓度，减少毒性代谢产物蓄积，纠正代谢危象。必要时需进行血液透析或血浆置换。

【常用药物】

（1）维生素 B_{12}：促进同型半胱氨酸向蛋氨酸的转化，减少有害代谢产物的蓄积。是单纯型患者维生素 B_{12} 有效型、合并型患者最重要的治疗药物。可选用腺苷钴胺、甲钴胺或羟钴胺，羟钴胺国内无药。

（2）左卡尼汀：可促进有机酸代谢产物排泄，急性期协助控制酸中毒发作，改善远期预后。常用剂量为每日 30~60mg/kg，将血液游离肉碱浓度维持在 50~100μmol/L 为宜。急性期可增至每日 100~500mg/kg，有助于控制急性酸中毒发作，有效改善远期预后。对于合并高氨血症（血氨>100μmol/L）的患者，需静脉滴注或口服精氨酸或精氨酸谷氨酸每日 100~500mg/kg。

（3）甜菜碱：协助促进同型半胱氨酸转化为蛋氨酸。

【急、慢性期的用药】

（1）急性期：尽快纠正代谢危象，以维生素 B_{12}、左卡尼汀 100~500mg/（kg·d）及静脉补液为主，纠正酸中毒、能量支持、对症治疗，必要时进行血液透析或血浆置换。维生素 B_{12} 用量为腺苷钴胺、羟钴胺、甲钴胺或氰钴胺 1~10mg/d，肌内注射或静脉注射。

对单纯型甲基丙二酸血症患者，需限制天然蛋白质，如为合并型，可正常饮食，口服甜菜碱。

（2）长期治疗：针对不同类型、不同年龄、不同时期患者进行个体化治疗，维持内环境稳定，降低体内甲基丙二酸和总同型半胱氨酸浓度，保证热量、蛋白质、维生素、矿物质等营养支持。

1）单纯型甲基丙二酸血症

钴胺素有效型：钴胺素需长期维持，每周 1 次或数次肌内注射 1mg，口服左卡尼汀 30~100mg/（kg·d），使血液游离肉碱、酰基肉碱谱、尿甲基丙二酸浓度维持在理想范围。

钴胺素无效型：以饮食治疗为主，限制天然蛋白质，补充去除了异亮氨酸、缬氨酸、甲硫氨酸、苏氨酸的特殊配方奶粉。如果饮食及药物效果不好，需考虑肝移植。

2）合并型甲基丙二酸血症：无须限制蛋白质，正常饮食，保证蛋氨酸等营养支持。以钴胺素、左卡尼汀、甜菜碱支持治疗为主，根据病情对症治疗。

一线治疗药物：钴胺素（羟钴胺国内无药，可用腺苷钴胺、甲钴胺）、左卡尼汀、甜菜碱。

三、药物描述

（一）维生素 B_{12}（钴胺素）

维生素 B_{12} 是单纯型甲基丙二酸血症钴胺素有效型、合并型甲基丙二酸血症患者最重要的治疗药物，可明显改善临床症状和生化代谢指标。

氰钴胺（维生素 B_{12}）必须经过脱氢才能转化为活性形式，腺苷钴胺、羟钴胺、甲钴胺疗效较好，口服药物效果欠佳，需肌内注射或静脉注射，病情稳定后可适当减少给药次数。

【主要制剂与规格】氰钴胺注射液，0.5mg/1ml；甲钴胺注射液，0.5mg/1ml；甲钴胺片，0.5mg/片；注射用腺苷钴胺，0.5mg、1.5mg。

【是否超说明书用药】是。

【适用疾病类型】治疗和预防维生素 B_{12} 缺乏症、维生素 B_{12} 缺乏造成贫血的预防；亦用于某些神经系统疾患（如神经炎、神经萎缩等）、肝脏疾病（如肝硬化、肝炎等）及血液系统疾病（如白细胞减少症、再生障碍性贫血等）的治疗。

【用法与用量】急性期，1~10mg/d，肌内注射或静脉注射；维持期，1mg 每周 1 次或数次，肌内注射。本品不同剂型、不同规格的用法与用量可能存在差异，请阅读具体药物说明书或遵医嘱使用。

【用药期间的监测指标】血常规、同型半胱氨酸、丙酰肉碱及尿液甲基丙二酸等。

【药物调整】根据患者症状、血液及尿液代谢状况调整剂量。

【注意事项】注意过敏等不良反应。

【禁忌证】对本品过敏者禁用。

【不良反应】可致变态反应，甚至过敏性休克；促进恶性肿瘤生长；偶可引起皮疹、瘙痒、腹泻及哮喘等。

（二）左卡尼汀

【主要制剂与规格】左卡尼汀口服液，10ml∶1g；10ml∶2g；左卡尼汀注射液，5ml∶1g、5ml∶2g；注射用左卡尼汀，0.5g、1.0g。

【是否超说明书用药】否。

【适用疾病类型】各种原因导致的原发性及继发性肉碱缺乏。

【用法与用量】口服：分 2~3 次，就餐时服用。儿童起始剂量每日 50mg/kg，根据需要量和耐受性缓慢加量，通常剂量为每日 50~200mg/kg（最大剂量不超过 3g）。成人每日 1~3g，分 2~3 次服用。静脉滴注：每日 50~300mg/kg，分 1~2 次，急性期使用，病情好转后停用。缓慢静脉注射：每日最高 300mg/kg，分 2~4 次给药，每次 2~3min。

【用药期间的监测指标】血常规、同型半胱氨酸、丙酰肉碱及尿液甲基丙二酸等。

【药物调整】根据患者症状、血液及尿液代谢情况调整剂量。

【注意事项】①治疗前需要测定血游离肉碱及酰基肉碱水平，使用过程中监测全身状况。②本品 250~400mg 加入到 0.9% 氯化钠注射液或乳酸盐林格注射液 500ml 中，于室温

25℃24h内稳定。③使用胰岛素或口服降血糖药的糖尿病患者,用本品时可能引起低血糖。④本品含有少量乙醇,对乙醇过敏的患者慎用。

【禁忌证】对本品活性成分或任何辅料过敏的患者禁用。

【不良反应】偶有口干、胃肠道轻度不适、呕吐、腹痛、腹泻及身体出现特殊气味,不良反应可能是剂量依赖性,停药后可自行消失。

(三) 甜菜碱

合并型甲基丙二酸血症患者需口服甜菜碱2~9g/d,可以促进同型半胱氨酸转化为蛋氨酸,降低血液同型半胱氨酸。用药期间应注意监测颅内压和血液蛋氨酸水平。

(杨艳玲)

参考文献

[1] HUEMER M, DIODATO D, SCHWAHN B, et al. Guidelines for diagnosis and management of the cobalamin-related remethylation disorders cblC, cblD, cblE, cblF, cblG, cblJ and MTHFR deficiency [J]. J Inherit Metab Dis, 2017, 40 (1): 21-48.

[2] 中华预防医学会出生缺陷预防与控制专业委员会新生儿筛查学组, 中华医学会儿科学分会临床营养学组, 中华医学会儿科学分会内分泌遗传代谢学组, 等. 单纯型甲基丙二酸尿症饮食治疗与营养管理专家共识 [J]. 中国实用儿科杂志, 2018, 33 (7): 481-486.

[3] 杨艳玲, 莫若, 陈哲晖. 甲基丙二酸血症的多学科综合治疗与防控 [J]. 中华实用儿科临床杂志, 2020, 35 (9): 647-652.

[4] 刘怡, 刘玉鹏, 张尧, 等. 中国1003例甲基丙二酸血症的复杂临床表型、基因型及防治情况分析 [J]. 中华儿科杂志, 2018, 56 (6): 414-420.

[5] KANG L, LIU Y, SHEN M, et al. A study on a cohort of 301 Chinese patients with isolated methylmalonic acidemia [J]. J Inherit Metab Dis, 2020, 43 (3): 409-423.

36

线粒体脑肌病

一、疾病概述

【定义】线粒体脑肌病泛指一组由线粒体基因（mitochondrial DNA，*mtDNA*）或细胞核基因（nuclear DNA，*nDNA*）发生突变导致线粒体结构和功能异常，通常是由电子呼吸链氧化磷酸化异常而导致的。本病是以脑和肌肉受累为主要临床表现的多系统受累的疾病，遗传方式有母系遗传、常染色体显性遗传、常染色体隐性遗传及 X 染色体伴性遗传等。根据受累部位及基因突变类型分为① Leigh 综合征（LS）；② Alpers 综合征；③脊髓小脑共济失调伴癫痫发作综合征；④线粒体脑肌病伴高乳酸血症和卒中样发作（MELAS）；⑤肌阵挛癫痫伴破碎红纤维（MERRF）；⑥ Kearns-Sayre 综合征（KSS）；⑦线粒体神经胃肠脑肌病（MNGIE）；⑧ Leber 遗传性视神经病（LHON）；⑨神经源性肌萎缩 - 共济失调 - 色素性视网膜病变（NARP）；⑩感觉性共济失调神经病伴随眼外肌麻痹；以及慢性进行性眼外肌瘫痪（CPEO）及线粒体肢带型肌病。

【主要症状与体征】可表现为癫痫发作、共济失调、智力减退、头痛、卒中样发作、肌张力异常、眼外肌麻痹、色素性视网膜变性、视神经萎缩、听力下降、周围神经病及肌肉病。其他系统表现如心律失常、生长发育迟滞、甲状腺功能减退、糖尿病、肝功能损伤、胃肠疾病等。

【诊断要点及特殊检查】反复出现神经系统及多脏器的功能障碍，血乳酸、丙酮酸增高。头颅 CT 及 MRI 出现多部位异常影像学表现。新鲜组织标本和培养的细胞线粒体复合物酶活性减低。肌肉活检见破碎红纤维、琥珀酸脱氢酶深染的肌纤维或血管、细胞色素氧化酶 C 阴性肌纤维以及深染的肌纤维，上述改变也见于其他神经肌肉病，不能单独依靠肌肉活检确定线粒体病。线粒体基因和细胞核基因检测有助于确诊及分型。

二、用药方案

【治疗目的】维持患者持续性能量代谢平衡是治疗的目标。目前没有特异性治疗方法，多为综合治疗。①药物支持治疗：抗氧化、清除自由基及补充代谢酶的辅酶。②饮食治疗：保持充足饮食以维持能量代谢平衡及稳定，避免饥饿、饮酒、高脂肪及低糖饮食。③物理治疗：有氧耐力锻炼可以提高肌力，从低强度短时间开始，逐渐增加强度和持续时间。不要在饥饿或空腹锻炼。④症状治疗：出现癫痫发作给予抗癫痫药物，左乙拉西坦及拉莫三嗪为治疗药物。⑤避免导致病情加重的药物包括丙戊酸、苯巴比妥、他汀类、双胍类降血糖药，高剂量对乙酰氨基酚，某些抗生素如氨基糖苷类、利奈唑胺、四环素、阿奇霉素、红霉素等。

【常用药物】针对线粒体功能障碍治疗分为①抗氧化，清除自由基：辅酶 Q10、艾地苯醌、维生素 E。②补充代谢酶的辅酶：维生素 B_1、维生素 B_2、硫辛酸、亚叶酸及精氨酸。③左卡尼汀。

三、用药描述

（一）辅酶 Q10（泛癸利酮）［coenzymeQ10（ubidecarenone）］

【主要制剂与规格】辅酶 Q10 片剂及胶囊，5mg、10mg、15mg，国内尚无大剂量规格剂型。

【是否超说明书用药】是。

【适用疾病类型】所有类型线粒体病。

【用法与用量】根据 2015 年《中国神经系统线粒体病的诊治指南》，成人剂量：300~2 400mg/d，分 3 次口服。儿童剂量：每日 10~30mg/kg，分 2~3 次口服。

【用药期间的监测指标】肝、肾功能。

【药物调整】根据体重调整剂量，终身服药。

【禁忌证】对本品过敏者。

【不良反应】恶心、胃部不适、食欲缺乏及腹泻。

【注意事项】在胆管阻塞、肾功能不全及口服降血糖药物时要慎用，口服剂量较大可导致肝酶升高。

（二）艾地苯醌（idebenone）

【主要制剂与规格】艾地苯醌片，30mg

【是否超说明书用药】是。

【适用疾病类型】所有类型的线粒体脑肌病，大剂量主要用于 LHON。

【用法与用量】成人剂量 300mg/d，分 3 次餐后口服；无儿童推荐剂量。

【用药期间的监测指标】肝功能、肾功能、血常规、血脂。

【药物调整】如出现药物相关的不良反应，应减药或停药。

【禁忌证】对本品过敏及妊娠期妇女禁用。

【不良反应】过敏性皮疹、胃肠不适、失眠、颤抖，偶见红细胞、白细胞减少，血脂、血尿素升高，肝损害。

【注意事项】哺乳期妇女慎用。

（三）维生素 E（vitamin E）

【主要制剂与规格】维生素 E 胶丸，50mg、0.1g；维生素 E 软胶囊，5mg、10mg、50mg、0.1g。

【是否超说明书用药】是。

【适用疾病类型】所有类型线粒体脑肌病。

【用法与用量】成人剂量,每日 100~200mg(IU),分 2 次口服;儿童剂量,每日 1~2mg(IU)/kg,分 2 次口服。

【用药期间的监测指标】血小板计数。

【药物调整】长期应用不需调整。如出现不能耐受的不良反应,应停药。

【禁忌证】无。

【不良反应】长期应用易引起血小板聚集,大剂量长期应用可发生头痛、头晕、恶心、视物模糊等。

【注意事项】慎用于缺铁性贫血及由于维生素 K 缺乏引起低凝血酶原血症患者。

(四)维生素 B_1(vitamin B_1)

【主要制剂与规格】维生素 B_1 片,10mg,国内无大剂量规格剂型。

【是否超说明书用药】是。

【适用疾病类型】所有线粒体脑肌病,对丙酮酸脱氢酶缺陷患者及呼吸链酶复合体 I 缺陷的线粒体病有较好疗效。

【用法与用量】根据 2015 年中国神经系统线粒体病的诊治指南推荐,成人剂量 500~900mg/d,分 3 次口服。无儿童大剂量推荐,一般儿童剂量 10~50mg/d,分 3 次口服。

【用药期间的监测指标】无须监测。

【药物调整】长期应用,无须调整。如出现不能耐受的不良反应,应停药。

【禁忌证】无。

【不良反应】过量使用出现发绀、坐立不安、消化道出血,恶心、乏力。注射可发生过敏。

【注意事项】大量服用时尿呈黄色,不宜静脉注射,以免产生变态反应。

(五)维生素 B_2(核黄素)[vitamin B_2(riboflayine)]

【主要制剂与规格】维生素 B_2 片,5mg、10mg。

【是否超说明书用药】是。

【适用疾病类型】所有类型线粒体脑肌病,尤其对二氢硫辛酰胺脱氢酶缺陷导致的线粒体肌病有效,单纯呼吸链酶复合体 II 缺陷的线粒体病有效。

【用法与用量】成人剂量,50~400mg/d,分 3 次口服;儿童剂量,50~400mg/d,分 3 次口服。

【用药期间的监测指标】无须监测。

【药物调整】长期应用,无须调整。

【禁忌证】无。

【不良反应】少见。

【注意事项】在正常肾功能下不产生毒性,大量服用时尿呈黄色。不宜与甲氧氯普胺同服。

(六)硫辛酸(thioctic)

【主要制剂与规格】硫辛酸片,0.3g;硫辛酸胶囊,100mg。

【是否超说明书用药】是。

【适用疾病类型】所有类型线粒体脑肌病。

【用法与用量】成人剂量每日 50~200mg，每日 1 次，早餐前半小时口服。儿童剂量每日 50~200mg，餐前半小时口服，每日 1 次。

【用药期间的监测指标】血糖。

【药物调整】长期应用不需调整。如出现不能耐受的不良反应，应停药。

【禁忌证】对本品过敏者禁用。

【不良反应】非常罕见的胃肠道反应、变态反应，少数患者出现低血糖表现。

【注意事项】食物影响药物吸收，硫辛酸与食物分开服用。

（七）亚叶酸（folinic acid）

【主要制剂与规格】亚叶酸钙片，5mg、10mg、15mg、25mg；亚叶酸钙胶囊，15mg、25mg。

【是否超说明书用药】是。

【主要制剂与规格】适用于 KSS。

【用法与用量】成人剂量，每日 3mg/kg，分 3 次口服；儿童剂量，每日 0.5~1.5mg/kg，分 3 次口服。

【用药期间的监测指标】监测不良反应。

【药物调整】长期应用无须调整。如出现不能耐受的不良反应，应停药。

【禁忌证】无。

【不良反应】极少见，偶见皮疹、荨麻疹或哮喘等。

【注意事项】本品应避免光线直接照射及热接触。

（八）精氨酸（arginine）

【主要制剂与规格】盐酸精氨酸片剂，250mg；盐酸精氨酸注射剂，每支 5g（20ml）。

【是否超说明书用药】是。

【适用疾病类型】MELAS 急性发作。

【用法与用量】成人剂量 0.75~1.5g/ 次，每日 3 次，口服。静脉剂量同儿童，静脉滴注，于 4h 内滴注完。儿童剂量每日 150~300mg/kg，以 5% 葡萄糖 500ml 稀释后缓慢静脉滴注，儿童口服无推荐剂量。

【用药期间的监测指标】与保钾利尿药合用要监测血钾。

【药物调整】无须调整。

【禁忌证】肾功能不全者禁用。

【不良反应】腹泻、低血压、低血钠。

【注意事项】禁止与强心苷类药物合用。与螺内酯或其他保钾利尿药合用导致高钾血症。

（九）左卡尼汀（levocarnitine）

【主要制剂与规格】左卡尼汀口服液，10ml（1g）。

【是否超说明书用药】是。

【适用疾病类型】所有类型线粒体脑肌病。

【用法与用量】成人剂量 1~3g/d,分 2 次口服;儿童剂量每日 10~100mg/kg,分 2 次口服。

【用药期间的监测指标】血糖、肾功能。

【药物调整】如出现不能耐受的不良反应,应停药。

【禁忌证】对左卡尼汀过敏者禁用。

【不良反应】恶心、呕吐、腹泻、腹部痛性痉挛及身体出现特殊气味,可引起癫痫发作。

【注意事项】对乙醇过敏者慎用,用胰岛素或口服降血糖药治疗的糖尿病患者,由于改善葡萄糖利用,引起低血糖现象。严重肾功能不全患者长期口服大剂量左卡尼汀可能导致左卡尼汀代谢产物蓄积。

(十) 左乙拉西坦(levetiracetam)

【主要制剂与规格】左乙拉西坦片,0.25g、0.5g。

【是否超说明书用药】否。

【适用疾病类型】线粒体脑肌病伴癫痫部分发作及继发全面发作者。

【用法与用量】成人剂量 1g/d 开始,以后每 2 周增加 1g/d,维持量 1~4g/d,分 2 次口服。儿童剂量每日 10mg/kg 开始,每周增加一日 10mg/kg,维持量每日 40~60mg/kg,分 2 次口服。

【用药期间的监测指标】脑电图、不良反应。

【药物调整】根据年龄、体重及疗效调整剂量,无癫痫发作 2~3 年,脑电图正常,在 9~12 个月逐渐减停药物。如出现不能耐受的不良反应,应停药。

【禁忌证】过敏者禁用。

【不良反应】乏力、嗜睡和头晕,常发生在治疗的开始阶段。

【注意事项】本品在 4 岁以下儿童使用的安全性及有效性尚未建立,肾功能损害宜调整剂量,突然停药有可能增加癫痫发作次数,使用本品自杀风险增加。

(十一) 拉莫三嗪(lamotrigine)

【主要制剂与规格】拉莫三嗪片,25mg、50mg。

【是否超说明书用药】否。

【适用疾病类型】线粒体脑肌病伴癫痫部分发作及继发全面强直 - 阵挛发作者。

【用法与用量】成人剂量 50mg/d 开始,2 周后 100mg/d,维持量 100~200mg/d,分 2 次口服。儿童剂量每日 0.3mg/kg 开始,3~4 周后增加为每日 0.6mg/kg,第 5 周后每 1~2 周增加 0.6mg/kg,维持量每日 1~10mg/kg,分 2 次口服。

【用药期间的监测指标】脑电图、不良反应。

【药物调整】根据年龄、体重及疗效调整剂量,无癫痫发作 2~3 年,脑电图正常,在 9~12 个月逐渐减停药物。如出现不能耐受的不良反应,应停药。

【禁忌证】对拉莫三嗪过敏者禁用。

【不良反应】常见不良反应有头痛、头晕、皮疹、嗜睡、失眠、恶心、呕吐、腹痛、腹泻。严重不良反应有多形性红斑(罕见)、Stevens-Johnson 综合征(累及皮肤和黏膜急性水疱病变,1%)、中毒性表皮坏死、血小板减少、再生障碍性贫血等。

【**注意事项**】本品可引起严重、致命皮肤反应,一般在用药 2~8 周出现,2~16 岁患儿严重皮疹发生率较高,发生后立即停药。使用本品自杀风险增加。避免突然停药。

（张玉琴）

参考文献

［1］中华医学会神经病学分会, 中华医学会神经病学分会神经肌肉病学组, 中华医学会神经病学分会肌电图与临床神经生理学组. 中国神经系统线粒体病的诊治指南 [J]. 中华神经科杂志, 2015, 48 (12): 1045-1051.

［2］北京医学会罕见病分会, 北京医学会神经内科分会神经肌肉病学组, 中国线粒体病协作组, 等. 中国线粒体脑肌病伴高乳酸血症和卒中样发作的诊治专家共识 [J]. 中华神经科杂志, 2020, 53 (3): 171-178.

［3］SPROULE D M, KAUFMANN P. Mitochondrial encephalopathy, lactic acidosis, and strokelike episodes: Basic concepts, clinical phenotype, and therapeutic management of MELAS syndrome [J]. Ann N Y Acad Sci, 2008, 1142: 133-158.

37

黏多糖贮积症

37.1 黏多糖贮积症Ⅰ型

一、疾病概述

【定义】黏多糖贮积症Ⅰ型（mucopolysaccharidosis type Ⅰ,MPS Ⅰ）是由于编码 α-L- 艾杜糖苷酶的基因（*IDUA*）突变导致 α-L- 艾杜糖苷酶缺乏,为常染色体隐性遗传病。根据病情的严重程度分为 3 个亚型,最严重的为 Hurler 综合征（OMIM 607014）,发病早,症状重,伴神经系统损害;最轻的为 Scheie 综合征（OMIM 607016）,发病晚,症状轻,智力正常;中间型为 Hurler-Scheie 综合征（OMIM 607015）。

【主要症状与体征】患者出生时一般正常,严重型在婴儿期常出现脐疝和腹股沟疝,半岁以后出现脊柱后凸,1 岁左右逐渐呈现粗陋面容、舟状头颅、角膜混浊、鼻梁低平、口唇肥大外翻、牙齿小而稀疏、关节僵硬、关节挛缩、腹部膨隆、肝脾增大等,进行性加重。1 岁以后出现智力发育落后、矮小。部分患者伴听力损害,易患中耳炎和呼吸道感染。严重型且不治疗患者常于 10 岁以内死于心力衰竭及呼吸衰竭。轻型患者一般在 3~10 岁发病。

【诊断要点及特殊检查】对于有粗陋面容、频繁上呼吸道感染或中耳炎、腹股沟疝或脐疝、肝脾大、驼背、关节运动受限、角膜混浊等表现的患者,应怀疑 MPS Ⅰ。可进一步行骨骼 X 线检查,典型患者可以有多发骨发育不良,头颅骨大呈长型,颅骨板增厚,蝶鞍底部呈 J 形;锁骨中 1/3 增厚,锁骨呈近端增宽远端变细改变;肋骨似"飘带样"。胸腰椎椎体发育不良,呈"鸟嘴样"突起,各指骨似"子弹头"样改变。尿甲苯胺蓝试验呈阳性或强阳性。确诊需要:α-L- 艾杜糖苷酶活性明显降低或 *IDUA* 基因双等位基因致病突变。

二、用药方案

【治疗目的】改变疾病自然病程,改善患者生活质量。特异性治疗包括造血干细胞移植、酶替代治疗。对于重型患者,若能在 2 岁前进行造血干细胞移植,可改变疾病自然病程,促进身高增长,改善脏器功能,特别是神经功能。对症支持治疗有康复治疗、心瓣膜置换、疝气修补术、人工耳蜗、角膜移植等,以改善患者的生活质量。

【常用药物】重组人 α-L- 糖苷酶。

三、用药描述

重组人 α-L- 糖苷酶(recombinant human α-L-iduronidase)

【主要制剂与规格】注射用拉罗尼酶浓溶液,500U(5ml)/ 瓶。

【是否超说明书用药】否。

【适用疾病类型】①未进行造血干细胞移植患者治疗疾病的非神经系统表现;②重型患者在进行造血干细胞移植的围术期间酶替代治疗;③若患者伴有威胁生命的合并症,或患者已经发展至疾病晚期,酶替代治疗预计不会获益,不建议酶替代治疗。

【用法与用量】推荐 100U/kg,每周 1 次。缓慢增加输液速度,3~4h 内输完。

【用药期间的监测指标】①生长发育指标;②血常规、肝功能、肾功能、尿糖胺聚糖(GAG);③腹部超声;④ 6min 步行试验、肺功能;⑤血压、心电图、心脏彩超;⑥关节活动度,必要时关节、脊柱 X 线片及骨密度;⑦必要时可行脑及脊髓 MRI、神经传导功能;⑧眼科相关评估;⑨耳鼻喉科相关评估等。

【药物调整】如出现严重不良反应,需停用。

【禁忌证】对本品活性物质或任何辅料发生严重超敏反应者禁用。

【注意事项】通常通过减缓输注速率和给药前使用抗组胺药和 / 或解热药(对乙酰氨基酚或布洛芬)来管理输注相关反应,从而使患者继续接受治疗。如果发生速发变态反应或严重超敏反应,应立即停止该药物的输注。由于在输液过程中有发生严重过敏的可能性,甚至会危及生命,建议在应用该药物的时候备好抢救药物及设备。

【不良反应】临床试验中的大多数相关不良事件为输注相关反应,最常见的药物不良反应为头痛、恶心、腹痛、皮疹、关节痛、背痛、四肢痛、面部潮红、发热、输液部位反应、血氧饱和度降低、心动过速和寒战等。

(马明圣)

参考文献

[1] MUENZER J, WRAITH J E, CLARKE L A. Mucopolysaccharidosis Ⅰ: Management and treatment guidelines [J]. Pediatrics, 2009, 123 (1): 19-29.

[2] WRAITH E J, HOPWOOD J J, FULLER M, et al. Laronidase treatment of mucopolysaccharidosis I [J]. BioDrugs, 2005, 19 (1): 1-7.

[3] CLARKE L A, WRAITH J E, BECK M, et al. Long-term efficacy and safety of laronidase in the treatment of mucopolysaccharidosis Ⅰ [J]. Pediatrics, 2009, 123 (1): 229-240.

37.2　黏多糖贮积症Ⅱ型

一、疾病概述

【定义】本病又称为 Hunter 综合征（OMIM 309900），为 X 连锁隐性遗传，致病基因为 *IDS*，患者因缺乏艾度糖醛酸 2- 硫酸酯酶（IDS），导致硫酸皮肤素及硫酸乙酰肝素贮积，从而引发病理学级联反应。其症状范围从典型的面容粗陋和肝大及脾大到骨骼发育异常、呼吸障碍、渐进性听力丧失、心脏瓣膜病以及中枢和周围神经系统功能障碍。

【主要症状与体征】MPS Ⅱ型患者出生时正常。随年龄增长，症状逐渐明显，表现为多系统受累，如出现典型特殊面容（头大、面部粗糙、前额突出、眉毛浓密、头发多且质地粗糙、鼻梁低平、鼻翼肥大、唇厚、舌大、牙龈厚、颈短等）、骨骼发育障碍（身材矮小、手指关节僵硬、肩关节上举受限、肘关节外展受限、膝关节屈曲、脊柱侧凸后凸等）、肝大与脾大、神经系统（智力、语言、运动倒退）、呼吸系统（反复上呼吸道感染、气道阻塞等）、心血管系统（瓣膜病变、心肌病、心律失常等），眼、耳鼻喉、皮肤、消化道等器官受累的症状。症状进行性加重，可严重致伤、致残。

【诊断要点及特殊检查】①临床表现：典型患者具有特殊面容及骨骼异常改变等临床特点。②影像学检查：可见脊柱侧凸、脊柱后凸，椎体前缘呈鸟嘴样改变；飘带肋，锁骨近端增宽；掌骨近端狭窄，远侧变宽，末端不规则；长骨骨干短，跗骨发育不全和增厚；J 形蝶鞍等。③尿 GAG 检测：尿 GAG 定性和定量检测常作为 MPS Ⅱ型初步诊断、筛查及评估疗效的方法。MPS Ⅱ型患者尿 GAG 显著增高，以硫酸肝素和硫酸皮肤素为主。④ IDS 酶活性检测：对 MPS Ⅱ型的诊断具有重要意义，IDS 酶活性水平明显低于正常水平具有确诊意义。大多数患者酶活性完全性缺乏，部分轻型患者酶活性为正常水平的 0.2%~2.4%。⑤ *IDS* 基因变异检测：是诊断 MPS Ⅱ型患者及判断携带者的重要依据，但基因检测亦存在一定局限性，如对意义不明变异的解释存在困难。

二、用药方案

【治疗目的】治疗原则是以早发现、早诊断、早治疗为基本目标，并需坚持进行长期规范化治疗。特异性治疗包括造血干细胞移植、酶替代治疗。非特异性对症治疗需要多学科治疗和管理。

【常用药物】艾度硫酸酯酶 β。

三、用药描述

艾度硫酸酯酶 β

【主要制剂与规格】 艾度硫酸酯酶 β 注射液,6mg(3ml)/瓶。

【是否超说明书用药】 否。

【适用疾病类型】 患者确诊后,宜尽早开始酶替代治疗并长期用药。伴严重认知障碍的重型患者,若预期酶替代治疗可改善躯体症状,亦可考虑接受酶替代治疗。

【用法与用量】 推荐剂量为 0.5mg/kg,每周 1 次静脉输注。每次输注宜在 1~3h 内完成,在输注开始前 15min 内,初始输注速率应为 8ml/h,如输注耐受性良好,可每 15min 增加 8ml/h,不超过 100ml/h。

【用药期间的监测指标】 ①每次随访均需评估肝、脾情况;②每 6 个月评估尿 GAG、耐力测试(6min 步行试验、3min 爬楼试验等);③ 6~12 个月评估听力,包括脑干诱发电位、电测听、声导抗等;④每年评估生活质量、生长发育、肺功能、睡眠呼吸监测、超声心动图、心电图、认知行为、头和或脊柱 MRI、脑电图、骨骼 X 线及关节活动度。

【药物调整】 若患者伴有威胁生命的合并症、或已经发展至疾病晚期,酶替代治疗预计不会获益,不建议酶替代治疗。如出现严重不良反应,需停药。

【注意事项】 ①输液相关反应:常见包括皮肤反应、烦热、头通过、高血压和面部潮红,如发生输液相关反应,可延长输注时间,但一般不应超过 8h。②部分患者可出现抗药抗体,但抗药抗体对疾病进展及治疗效果的影响尚需进一步观察和研究。③速发变态反应和超敏反应:一些患者输注期间可能发生严重的速发变态反应,包括呼吸窘迫、缺氧、低血压、惊厥和 / 或血管性水肿,因此输注期间应准备好随时可用的医疗支持措施,必要时可使用抗组胺药或皮质类固醇。④易受循环负荷过大影响的患者,或患有急性潜在呼吸系统疾病或心脏和 / 或呼吸功能受损,且有输液限制指征的患者在输注过程中可能有心脏或呼吸状态严重恶化的风险,应准备适当的医疗支持和检测措施,延长观察时间。

【禁忌证】 对本品过敏者禁用。哺乳期妇女慎用。

【不良反应】 主要包括超敏反应、头晕、睡眠过度、水肿、呕吐、皮疹等。

(马明圣)

参考文献

［1］中华医学会儿科学分会内分泌遗传代谢学组, 中华医学会医学遗传学分会, 中华医学会儿科学分会罕见病学组, 等. 儿童糖原累积病 Ⅱ 型诊断及治疗中国专家共识 [J]. 中华儿科杂志, 2021, 59 (6): 439-445.

［2］MOHAMED S, HE Q Q, SINGH A A, et al. Mucopolysaccharidosis type Ⅱ (Hunter syndrome): Clinical and biochemical aspects of the disease and approaches to its diagnosis and treatment [J]. Adv Carbohydr Chem Biochem, 2020, 77: 71-117.

［3］MCBRIDE K L, BERRY S A, BRAVERMAN N. Treatment of mucopolysaccharidosis type Ⅱ (Hunter syndrome): A Delphi derived practice resource of the American College of Medical Genetics and Genomics (ACMG)[J]. Genet Med, 2020, 22 (11): 1735-1742.

37.3　黏多糖贮积症ⅣA型

一、疾病概述

【定义】黏多糖贮积症ⅣA型（OMIM 253000）是由编码半乳糖胺 -6- 硫酸酯酶的基因 *GALNS* 突变导致半乳糖胺 -6- 硫酸酯酶缺陷引起的一种溶酶体贮积症。由于该酶的缺陷，引起机体多种组织和细胞内硫酸角蛋白和 6- 硫酸软骨素进行性堆积，造成骨骼、关节、牙齿、眼等多器官损害。本病为常染色体隐性遗传。根据病情的严重程度可为轻型或重型，具体取决于残余酶活性量。重型患者在 6~7 岁后身高停止生长，通常在成人期因心肺衰竭而死亡。

【主要症状与体征】病程呈缓慢持续进展趋势。在出生时没有明显的临床表现。逐渐出现骨骼畸形及运动障碍，躯干短、短颈、发际线低、耸肩、胸腰椎后凸、侧弯畸形、胸廓前后径增大、胸骨向前突起（鸡胸）；骨盆较小、髋关节脱位或半脱位、膝关节外翻畸形、双手腕关节松弛，活动度增加，手短粗，并常因脊柱畸形或发育不良继发脊髓压迫症。其他受累系统包括呼吸系统（气道阻塞性或呼吸限制性肺功能下降、阻塞性睡眠呼吸暂停）、心血管系统（心室肥大、早发瓣膜性心脏病等）、眼（角膜混浊、屈光不正，偶发白内障、青光眼、视网膜病变、视盘肿胀、视神经萎缩及前眼眶假性眼球炎）、听力系统（感音性或混合性听力下降）、牙齿及腹部脏器（脐疝、腹股沟或双侧膈疝、肝大等）。

【诊断要点及特殊检查】①骨骼 X 线检查是辅助诊断的重要方法和评估骨骼病变的手段，但不能依据影像学确诊：脊柱侧弯，脊柱后凸，鸡胸；尺骨短，桡骨骺尺偏，骨成熟延迟；第二到第五近端掌骨短小，形状圆形或尖状；髂翼展开，股骨骺扁平，髋外翻。②眼科检查：视力障碍，继发于角膜混浊、散光或视网膜病变。③酶活性测定：包括黏多糖检测（尿中黏多糖定量与定性分析及质谱法硫酸角质素分析）及半乳糖 -6- 硫酸酯酶活性检测，后者为诊断的金标准（活性 <5%）。④基因分析：有助于预测临床表型、辅助治疗策略，以及指导遗传咨询和产前诊断。

二、用药方案

【治疗目的】延缓疾病进展，改善生活质量，降低相关并发症的出现，延长患者生存期。

【用药方案】①酶替代治疗可增强患者日常生活能力，减少呼吸道感染，早期应用可能改变病程。对于骨病疗效不确切，出现严重骨骼异常时，可能需要多次手术治疗。②异基因造血干细胞移植可以增加半乳糖胺 -6- 硫酸酯酶的活性，减缓呼吸功能下降，延长独立行走时间。对于年龄小、移植前器官功能损伤越轻、配型匹配度高者，移植效果佳。③对症支持治疗，需要多学科综合诊治。

三、用药描述

依洛硫酸酯酶 α 注射液

【主要制剂与规格】注射液,5ml 含依洛硫酸酯酶 α 5mg(1mg/ml)。

【是否超说明书用药】否。

【适用疾病类型】黏多糖贮积症ⅣA 的长期维持治疗,对于疾病终末期患者需充分评估是否获益。

【用法与用量】每周 1 次,每次 2mg/kg,体重<25kg 的患者可用生理盐水稀释至100ml,体重 ≥25kg 的患者可稀释至 250ml,总输注时间在 4h 以上。

【用药期间的监测指标】①身高、体重及生长情况;②尿黏多糖水平;③肺功能;④心电图、心脏彩超;⑤运动功能评估、运动耐力评估、生活质量评估。

【药物调整】如出现严重副作用,需停用。

【注意事项】①为尽可能减少超敏反应,建议每次输注前 30~60min 给予抗组胺药物,输液过程中密切监测有无过敏表现。②对于既往该药物输注中出现输液反应的患者,可给予额外药物,如孟鲁司特钠或 H₂ 受体阻滞剂预防。③一旦出现输液反应,可降低输注速度,必要时暂停输液,并给予额外抗组胺、退热治疗,严重时可以给予糖皮质激素。

【禁忌证】对本品具有危及生命的超敏反应者禁用。

【不良反应】大多数不良反应为输液反应,即输液开始后至输液后 1d 结束时发生的反应,包括变态反应、呕吐、头痛、发热、寒战和腹痛,且在治疗的前 12 周发生频率更高。本品有胃肠道刺激性,可有轻度恶心、呕吐、便秘,偶见皮疹、胃肠道出血,罕见肠穿孔。

(周 煜 马明圣)

参考文献

[1] AKYOL M U, ALDEN T D, AMARTINO H, et al. Recommendations for the management of MPS
ⅣA: Systematic evidence-and consensus-based guidance [J]. Orphanet J Rare Dis, 2019, 14 (1): 137.

[2] PERACHA H, SAWAMOTO K, AVERILL L, et al. Molecular genetics and metabolism, special
edition: Diagnosis, diagnosis and prognosis of Mucopolysaccharidosis ⅣA [J]. Mol Genet
Metab, 2018, 125 (1-2): 18-37.

[3] 吴薇, 罗小平. 黏多糖贮积症ⅣA 型诊断与治疗进展 [J]. 中华儿科杂志, 2020, 58 (5): 436-439.

38 多灶性运动神经病

一、疾病概述

【定义】多灶性运动神经病是一种罕见的免疫介导的运动神经病。

【主要症状与体征】本病多于 20~50 岁起病,男性较女性多见。本病隐性起病,缓慢发展,也可有长时间的稳定期。主要表现为至少 2 根神经所支配四肢肌肉出现无力表现,双侧不对称。早期上肢受累多见,手部无力明显。而后累及下肢,出现足下垂,易摔倒。肌肉痉挛和肌束颤动,随着病情的发展,可出现肌肉萎缩。多无感觉障碍,约 20% 患者可表述有疼痛、麻木等轻微感觉异常。

患者通常发病 10 年后仍可生活自理,不会影响寿命。但是随着病情的进展,最终可出现不同程度的残疾。

【诊断要点及特殊检查】核心标准:①缓慢进行性、局灶性、不对称的肢体无力即至少 1 个月,至少 2 条神经的运动神经被累及。如果症状和体征仅存在于一条神经中,则只能做出可能的诊断。②无客观感觉异常。支持标准包括:①主要累及上肢。②患肢腱反射减弱或缺失。③无脑神经受累。④患肢肌肉痉挛或肌束颤动。⑤对丙种球蛋白治疗有效。

主要辅助检查是肌电图检查和神经传导测定,出现运动神经传导阻滞而感觉神经无异常有助于诊断,需要对患者进行血清和脑脊液抗 GM1 抗体检查,30%~80% 的患者阳性。

二、用药方案

【治疗目的】缓解临床症状。

【常用药物】丙种球蛋白和环磷酰胺。

三、用药描述

输注丙种球蛋白可改善患者的症状和提高生活质量,多在用药后 1~2 周起效,超过 75%

的患者对静脉注射免疫球蛋白有反应,疗效维持时间通常 1~6 个月,只有 20% 的患者可以长期缓解,多数患者只有短期的肌肉力量改善,需要定期静脉滴注免疫球蛋白。尽管如此,由于继发性轴突损伤,运动障碍会缓慢发展。对于丙种球蛋白效果不佳,或其他原因限制无法使用丙种球蛋白者,可口服环磷酰胺,能有效地维持疾病缓解和降低丙种球蛋白使用频率。激素和血浆置换对该病无效。

静脉滴注免疫球蛋白最初剂量为 0.4g/(kg·d),连续 5d,总剂量为 2g/kg。也可以每日 1g/kg 的剂量在 2d 内给药。随诊维持性静脉注射免疫球蛋白输注剂量从每周 0.4g/kg 到每 8 周 2g/kg,视病情而定,一般使用数年。皮下免疫球蛋白安全、有效、可行,患者可在家中自行给药。剂量与静脉滴注免疫球蛋白相同。

(袁　云)

参考文献

［1］ ROSIER C, GRAVELINE N, LACOUR A, et al. Intravenous immunoglobulin for treatment of chronic inflammatory demyelinating polyneuropathy and multifocal motor neuropathy in France: are daily practices in accordance with guidelines？[J]. Eur J Neurol, 2019, 26 (4): 575-580.

［2］ KATZBERG H D, RASUTIS V, BRIL V. Subcutaneous immunoglobulin for treatment of multifocal motor neuropathy [J]. Muscle Nerve, 2016, 54 (5): 856-863.

［3］ 中华医学会神经病学分会, 中华医学会神经病学分会周围神经病协作组, 中华医学会神经病学分会肌电图与临床神经电生理学组, 等. 中国多灶性运动神经病诊治指南 2019 [J]. 中华神经科杂志, 2019, 52 (11): 889-892.

39

多发性硬化

一、疾病概述

【定义】多发性硬化（multiple sclerosis,MS）是一种好发于中青年的中枢神经系统炎性脱髓鞘性疾病。

【主要症状与体征】本病起病年龄多在 20~40 岁,男女患病之比约为 1∶2,以急性/亚急性起病多见,主要临床特点是中枢神经系统病灶空间和时间多发,其临床表现因受累部位不同而异,分为以下 4 种亚型:复发缓解型、继发进展型、原发进展型和进展复发型。每次发作症状持续 24h 以上,复发指两次发作间隔时间大于 30d。查体可以发现视神经、大脑、小脑、脑干及脊髓损害体征。

【诊断要点及特殊检查】具有上述临床特点的患者需要进行磁共振检查、诱发电位检查、脑脊液检查,对无症状和体征不典型但影像上高度怀疑 MS 的患者,应进一步行抗水通道蛋白 4 抗体以及抗髓鞘少突细胞糖蛋白抗体及其他自身免疫疾病相关抗体等的检测,从而与视神经脊髓炎及其谱系疾病、脑脊髓炎及其他系统性疾病并发中枢神经系统脱髓鞘病变等相鉴别。

二、用药方案

【治疗目的】促进恢复,减少复发。

【常用药物】糖促皮质素、环磷酰胺和重组人 β-1b 干扰素对改善临床和 MRI 病损作用良好。其他药物有特立氟胺、米托蒽醌、芬戈莫德。

(1)急性期:在治疗的前 5 周内,血浆置换和甲泼尼龙都可以减缓疾病的进展。甲泼尼龙静脉注射有较好疗效的趋势。对严重患者或静脉注射甲泼尼龙无效的严重残留缺陷的患者,考虑血浆置换。对静脉注射甲泼尼龙和血浆置换有禁忌证的患者,可以使用静脉注射丙种球蛋白。

(2)缓解复发期 MS:包括干扰素(干扰素)-β1a 肌内注射、干扰素 -β1a SC、干扰素 -β1b

SC、聚乙二醇干扰素 -β1a、特氟米特和富马酸二甲酯。

三、用药描述

（一）醋酸泼尼松（prednisone acetate）

【主要制剂与规格】片剂,5mg/ 片。

【是否超说明书用药】否。

【适用疾病类型】MS 急性期。

【用法与用量】口服 1mg/(kg·d)。

【用药期间的监测指标】血常规、肝功能、肾功能、血糖、血电解质、系统性感染指标等。激素减停的过程中需要评估脑部病变的活动性,注意病情的波动与复发。

【药物调整】开始为 1mg/(kg·d),2~4 周之后每周减 5mg。

【注意事项】激素常见副作用包括电解质紊乱,血糖、血压、血脂异常,上消化道出血,骨质疏松,股骨头坏死等。激素治疗过程中应注意补钾、补钙,应用维生素 D 等。大剂量时应用质子泵抑制剂等预防上消化道出血。控制激素用量和疗程,以预防或者减少并发症。糖尿病、骨质疏松症、肝硬化、肾功能不良、甲状腺功能低下患者慎用。

【禁忌证】全身性真菌感染禁用。对泼尼松或其中任何成分过敏者禁用。

【不良反应】常见不良反应包括高血压,体液潴留,糖耐量受损,食欲、体重增加,骨质疏松,情绪波动。大剂量易引起糖尿病、消化道溃疡和类库欣综合征症状,对下丘脑 - 垂体 - 肾上腺轴抑制作用较强。并发感染为主要的不良反应。

（二）甲泼尼龙（methylprednisolone）

【主要制剂与规格】40mg/ 支;片剂,4mg/ 片。

【是否超说明书用药】否。

【适用疾病类型】冲击剂量主要用于 MS 急性期。

【用法与用量】甲泼尼龙 1 000mg/d,静脉滴注 3d,然后改为 500mg/d,静脉滴注 2d。而后 240mg/d,2d。而后改为醋酸泼尼松 80mg/d,2d。

【用药期间的监测指标】血常规、肝功能、肾功能、血糖、血电解质、系统性感染指标等。

【药物调整】对于存在较高副作用风险的患者,甲泼尼龙的冲击剂量可以下调为 500mg/d,连续静脉滴注 3d,然后改为 240mg/d,静脉滴注 3d。如发现严重不良反应,应终止冲击治疗。口服剂量:一般大于 12 岁的儿童、青少年和成年人,40~60mg/d,分 1~2 次口服,连续用 5~10d。小于 11 岁的儿童,1~2mg/(kg·d),分 1~2 次口服(最大剂量为 60mg/d)。

【注意事项】可引起心律失常,应注意激素冲击的静脉输液速度要慢,每次静脉滴注应持续 3~4h。一旦出现心律失常,应及时处理,甚至停药。

【禁忌证】绝对禁忌包括全身性真菌感染的患者。已知对甲泼尼龙或者配方中的任何成分过敏的患者。已知或疑似对牛乳过敏的患者。鞘内注射或硬脑膜外给药途径。相对禁忌证包括糖尿病、高血压、有精神病史者,有明显症状的某些感染性疾病或有明显症状的某些病毒性疾病。

【不良反应】长期应用的患者可出现糖皮质激素导致的全身性不良反应,如感染、过敏、体液潴留、内分泌异常、血液和淋巴系统异常等。

(三) 静脉滴注免疫球蛋白(intravenous immunoglobulin,IVIg)

【主要制剂与规格】2.5g/ 支。

【是否超说明书用药】是。

【适用疾病类型】MS 急性期。

【用法与用量】静脉滴注免疫球蛋白最初剂量为 0.4g/(kg·d),连续 5d,总剂量为 2g/kg。也可以每日 1g/kg 的剂量在 2d 内给药。为防止大量注射时机体组织脱水,可采用 5% 葡萄糖注射液或氯化钠注射液适当稀释作静脉滴注(宜用备有滤网装置的输血器)。滴注速度应以每分钟不超过 2ml 为宜,但在开始 15min 内,应特别注意滴注速度宜缓慢,逐渐加速至上述速度。

【用药期间的监测指标】血压、心率。

【注意事项】停药后有反跳现象,需间歇、重复使用。输注过程中需观察血压、脉搏、体温、呼吸及其他症状和体征,特别注意有无变态反应,必要时先使用小剂量的地塞米松。一旦开启和溶解,应立即使用,且应在 3h 内 1 次输注完毕,不得分次或给第二人使用。

【禁忌证】对人免疫球蛋白过敏或有其他严重过敏史者、有抗 IgA 抗体的选择性 IgA 缺乏的患者禁用。

【不良反应】极个别患者在输注时出现一过性头痛、心悸、恶心等不良反应,可能与输注速度过快或个体差异有关。因本品有高渗作用,过量注射时,可造成脱水、机体循环负荷增加、充血性心力衰竭和肺水肿。

(四) 重组人 β-1b 干扰素(recombinant human interferon beta-1b)

【主要制剂与规格】针剂,0.3mg/ 支。

【是否超说明书用药】否。

【适用疾病类型】缓解复发型 MS 和有 MRI 证据提示 MS 的孤立综合征。

【用法与用量】皮下注射,250μg,隔日 1 次。

【用药期间的监测指标】无。

【药物调整】早期、序贯、长期。推荐剂量为 250μg,皮下注射,隔日 1 次。起始剂量为 62.5μg,皮下注射,隔日 1 次,以后每注射 2 次后增加 62.5μg,至推荐剂量。

【注意事项】定期监测血常规和甲状腺功能,开始用药前 6 个月每个月进行检查。

【禁忌证】妊娠,有天然或重组干扰素 β、人体白蛋白或任何辅料过敏史的患者,有严重的抑郁性疾病和 / 或自杀意念的患者,有失代偿的肝脏疾病的患者。

【不良反应】常见注射部位反应,严重者引起注射局部坏死;流感样症状:常见于首次注射或增加剂量时;一过性无症状肝功能异常:部分患者还可出现白细胞减少和甲状腺功能异常。

(五) 特立氟胺(teriflunomide)

【主要制剂与规格】片剂,7mg、14mg。

【是否超说明书用药】否。

【适用疾病类型】缓解复发 MS 和有复发的 SPMS。

【用法与用量】口服,7mg 或 14mg,每日 1 次。

【用药期间的监测指标】治疗之前的 6 个月内获得转氨酶和胆红素水平和血细胞计数,而后 6 个月每个月重复监测一次。定期检查血压。在治疗之前,应通过结核菌素皮肤试验或结核分枝杆菌感染的血液检查筛查患者是否患有潜伏性结核感染。对于有生殖潜能的女性,在开始治疗之前应排除妊娠。

【药物调整】推荐 14mg,口服,每日 1 次。

【注意事项】心血管系统:血压升高。联合使用免疫抑制或免疫调节治疗可能会增加血液毒性的风险,不建议使用活疫苗。皮肤:用药后发生史 - 约(Stevens-Johnson)综合征、中毒性表皮坏死松解症;血液系统:出现嗜酸性粒细胞增多症、粒细胞缺乏症、全血细胞减少症、血小板减少;肝脏:GPT 升高超过正常上限的 3 倍;免疫系统:可能发生导致死亡的严重感染,包括巨细胞病毒性肝炎、结核病或肺炎克雷伯菌败血症的再激活,过敏症和严重变态反应;恶性肿瘤:会增加恶性肿瘤的风险,特别是淋巴组织增生性疾病的风险;神经系统:发生周围神经病,60 岁及以上、糖尿病、联合使用神经毒性药物的患者(使用本药)周围神经病变风险增加;呼吸系统:发生急性间质性肺炎在内的间质性肺病。

【禁忌证】对特立氟胺、来氟米特或本制剂的任何成分过敏者禁用;妊娠或没有使用可靠避孕措施的有妊娠可能性的患者禁用;严重肝功能损害患者禁用,避免用于急性或慢性肝病患者或 GPT 水平高于基线正常上限 2 倍的患者。不要在患有急性或慢性感染的患者使用本药。

【不良反应】常见不良反应为腹泻、呕吐、头发稀疏、丙氨酸氨基转移酶水平升高。

(六) 米托蒽醌(mitoxantrone)

【主要制剂与规格】针剂,2mg、5mg。

【是否超说明书用药】是。

【适用疾病类型】缓解复发 MS 和 SPMS。

【用法与用量】8~12mg/m^2,静脉注射,每 3 个月 1 次。

【用药期间的监测指标】左室射血分数、血常规等。

【药物调整】终身总累积剂量限制在 104mg/m^2 以下,疗程不宜超过 2 年。

【注意事项】严格检查血象。有心脏疾病或用过蒽环类药物或胸部照射的患者,应密切注意心脏毒性的发生。用药时应注意避免药液外溢,如发生外溢,应马上停止输液,再从另一静脉重新进行。该药不宜与其他药物混合注射,遇低温可能析出晶体,可将安瓿置热水中加温,待晶体溶解后使用。

【禁忌证】过敏者禁用。有骨髓抑制或肝功能不全者禁用。一般情况差,有并发症及心脏、肺功能不全的患者应慎用。

【不良反应】主要为心脏毒性和白血病,心脏收缩功能障碍、心力衰竭和急性白血病的发生风险分别为 12.0%、0.4% 和 0.8%。如左室射血分数<50% 或较前显著下降,应停用米托蒽醌。

（七）芬戈莫德（fingolimod hydrochloride）

【主要制剂与规格】 片剂,0.5mg。

【是否超说明书用药】 否。

【适用疾病类型】 缓解复发型 MS。

【用法与用量】 口服,0.5mg,每日 1 次。

【用药期间的监测指标】 无。

【药物调整】 无。

【注意事项】 开始治疗时每小时测量一次脉搏和血压,连续 6h 实时心电图监测。若首次给药结束 6h 心率为最低水平,则监测应至少延长至心率再次升高为止。若在 6h 后心率低或新发二度房室传导阻滞或 QTc 间期 ≥ 500ms,则需要延长监测至症状缓解。治疗之前应采集近期全血细胞计数,水痘 - 带状疱疹病毒抗体检测,建议水痘疫苗抗体阴性患者进行全程接种。怀疑 PML 则应中断治疗。在开始治疗前接种抗人乳头瘤病毒（HPV）疫苗,要进行癌症筛查。治疗停止后大概需要 2 个月来清除该药,在此周期内应持续进行感染警戒。有葡萄膜炎病史的患者和糖尿病患者罹患黄斑水肿的风险增加。对于出现提示肝功能异常症状的患者,应检查肝酶水平,若确认显著肝损伤则应停用该药。怀疑可逆性后部脑病综合征则应停药。不建议在阿伦单抗停用后启动该药治疗,基底细胞癌（BCC）和其他皮肤肿瘤,患者应避免在未采取保护措施的情况下暴露于日光。停药存在反弹风险,应就潜在反弹相关体征对患者进行监测。

【禁忌证】 免疫缺陷综合征患者。机会性感染风险升高的患者,重度活动性感染、活动性慢性感染（肝炎、肺结核）。活动性恶性肿瘤患者。重度肝损伤。近 6 个月罹患心肌梗死、不稳定型心绞痛、卒中 / 短暂性脑缺血发作、失代偿性心力衰竭的患者。需服用 I a 或 Ⅲ类抗心律失常药物的严重心律失常患者。二度莫氏 Ⅱ 型房室传导阻滞或三度房室传导阻滞,或未植入起搏器的病窦综合征患者。基线 QTc 间期 ≥ 500ms 的患者。已知对该药或对任何辅料过敏者。鉴于有心脏停搏、未控制的高血压或重度未经治疗的睡眠呼吸暂停病史的患者可能对重度心动过缓耐受不良,上述患者不应使用盐酸芬戈莫德。

【不良反应】 流感、鼻窦炎、头痛、咳嗽、腹泻、背痛、肝酶升高常见。疱疹病毒感染、支气管炎、花斑癣、基底细胞癌、淋巴细胞减少症、白细胞减少症、抑郁症、头晕、偏头痛、视物模糊、心动过缓、房室传导阻滞、高血压、呼吸困难、湿疹、脱发、瘙痒、肌痛、关节痛、乏力、血甘油三酯升高相对常见。淋巴瘤、鳞状细胞癌、可逆性后部脑病综合征少见。卡波西肉瘤、T波倒置。频率未知:进行性多灶性白质脑病、隐球菌感染、梅克尔细胞癌、外周水肿、治疗启动后产生超敏反应,包括皮疹、荨麻疹和神经性水肿罕见。

（八）富马酸二甲酯（dimethyl fumarate）

【主要制剂与规格】 胶囊,120mg、240mg。

【是否超说明书用药】 否。

【适用疾病类型】 复发 MS 成年患者,包括临床孤立综合征、缓解复发 MS 和活动性继发进展型 MS。

【用法与用量】 成年患者为 120mg,每日 2 次,口服,7d 后剂量增加到 240mg,每日 2

次。儿童剂量依据年龄减少用量。

【用药期间的监测指标】治疗前应当进行血常规、血清转氨酶、碱性磷酸酶和胆红素检查。

【药物调整】如果120mg,每日2次不能耐受,可以维持在120mg,每日2次;4周后恢复推荐剂量240mg,每日2次。如果不能耐受,则停用该药。

【注意事项】严格检查血象和转氨酶、碱性磷酸酶和胆红素。随餐服用可以降低面部潮红的发生,也可以在服用前30min加服非肠溶型阿司匹林。整粒吞服,不能压碎和咀嚼。

【禁忌证】过敏者禁用。

【不良反应】最常见不良反应为面部潮红、腹痛、腹泻和恶心。少见的严重不良反应包括速发变态反应、血管性水肿、进行性多灶性白质脑病、带状疱疹和其他机会性感染、淋巴细胞减少和肝功能障碍。

(袁　云)

参考文献

［1］MONTALBAN X, GOLD R, THOMPSON AJ, et al. ECTRIMS/EAN Guideline on the pharmacological treatment of people with multiple sclerosis [J]. Mult Scler, 2018, 24 (2): 96-120.

［2］RAE-GRANT A, DAY G S, MARRIE R A, et al. Practice guideline recommendations summary: Disease-modifying therapies for adults with multiple sclerosis: Report of the Guideline Development, Dissemination, and Implementation Subcommittee of the American Academy of Neurology [J]. Neurology, 2018, 90 (17): 777-788.

［3］YAMOUT B, SAHRAIAN M, BOHLEGA S, et al. Consensus recommendations for the diagnosis and treatment of multiple sclerosis: 2019 revisions to the MENACTRIMS guidelines [J]. Mult Scler Relat Disord, 2020, 37: 101459.

［4］LEBRUN C, VUKUSIC S. Immunization and multiple sclerosis: Recommendations from the French multiple sclerosis society [J]. Mult Scler Relat Disord, 2019, 31: 173-188.

40

新生儿糖尿病

一、疾病概述

【定义】新生儿糖尿病(neonatal diabetes mellitus,NDM)通常指由影响胰岛 B 细胞功能的单基因突变引起的遗传性疾病,特征是胰岛功能受损导致出生后 6 个月内持续存在高血糖,发生率约为 10 万分之一。也有部分 NDM 患儿在出生 6 个月以后发病。临床上可分为永久性新生儿糖尿病(permanent neonatal diabetes mellitus,PNDM)、暂时性新生儿糖尿病(transient neonatal diabetes mellitus,TNDM)以及以 NDM 为临床表现之一的复杂的临床综合征,如 Wolcott-Rallison 综合征等。TNDM 在起病数周或数月后可自行缓解,其中多数患者会在青春期后出现糖尿病复发。PNDM 在发病后无缓解过程,需要终身维持降糖治疗。目前已经发现了 23 种不同的 NDM 临床亚型,包括染色体 6q24 区印迹异常及 22 个基因突变。6q24 区印迹异常是 TNDM 最常见的原因,而分别编码 ATP 敏感性钾离子(K_{ATP})通道的 Kir6.2 亚单位和磺脲类受体 1 亚单位(SUR1)的 *KCNJ11* 基因和 *ABCC8* 基因激活突变则是导致 PNDM 最常见的致病原因,也是导致 TNDM 的第二大原因。

【主要症状与体征】*KCNJ11* 和 *ABCC8* 基因突变导致的糖尿病通常会在出生后 6 个月内发病。胎儿生长受限,可同时出现睡眠中断、发育延迟和癫痫发作等神经系统症状。合并严重发育迟缓、肌无力、难治性癫痫的新生儿糖尿病为 DEND(developmental delay,epilepsy,and neonatal diabetes)综合征。没有癫痫、轻度运动、语言或认知延迟的称为 iDEND(intermediate DEND)综合征。6q24 区印迹异常导致的 NDM 发病比 *KCNJ11* 和 *ABCC8* 基因突变更早,通常在出生后的数日或数周内发病,且无糖尿病酮症酸中毒(diabetic ketoacidosis,DKA)。患儿高血糖症状可能在 1 年左右缓解,在青春期复发并持续到成年。患者可合并有巨舌症或脐疝。

【诊断要点及特殊检查】指南建议出生 6 个月内确诊的糖尿病患儿均需立即进行基因检测,6~12 个月确诊的糖尿病患者中,无自身抗体的进行基因检测。目前基因检测已成为 NDM 诊断的一线推荐。初步评估还包括血糖、C 肽和胰岛素,尿糖、尿酮等实验室检查及胰腺超声检查。糖化血红蛋白(HbA_{1c})不太适合于 6 月龄以下患儿的诊断。糖尿病相关自身抗体在新生儿中出现的时间尚不明确。

二、用药方案

【治疗目的】改善血糖控制,降低低血糖风险。改善部分患儿的认知、肌肉运动及语言能力,提高患者的生活质量。

【常用药物】对于 *KCNJ11* 和 *ABCC8* 基因突变患者,磺脲类药物可以通过作用于 K_{ATP} 通道促进胰岛素的释放,大部分患者可以由皮下注射胰岛素治疗成功转换为口服磺脲类药物单药治疗。磺脲类药物除改善其血糖外,还可改善神经系统症状。6q24 区印迹异常导致的 NDM 新生儿阶段需胰岛素治疗,复发后的最佳治疗方案目前尚未明确,从饮食控制、口服降血糖药到胰岛素各有不同。*INS* 基因突变导致的 NDM 依赖胰岛素治疗。

三、用药描述

(一) 胰岛素(insulin)

【主要制剂与规格】注射液。

【是否超说明书用药】否。

【适用疾病类型】暂时性新生儿糖尿病早期,以及不能通过口服降血糖药控制的其他新生儿糖尿病。

【用法与用量】早期静脉用胰岛素,后均转为皮下注射。对于极低出生体重婴儿,胰岛素治疗的初始剂量为 0.05U/(kg·h)［也有研究建议 0.02U/(kg·h)］,并以 0.01U/(kg·h)加量,与此同时至少应每小时监测指尖血糖评估血糖水平。当血糖控制较为平稳时,应考虑过渡到皮下注射胰岛素以避免中心静脉导管相关并发症。皮下胰岛素注射:当血糖>11.1mmol/L 时,应从餐前小剂量短效胰岛素开始,剂量为每次 0.1~0.15U/kg。新生儿进食频率较高,可隔餐注射胰岛素(每日 3~4 次),但初始治疗时每餐前都需监测指尖血糖。目前所有种类的胰岛素的最小皮下注射剂量均为 0.5U,必要时也可将胰岛素稀释后使用。因新生儿进食频繁且对胰岛素需求量低,新生儿糖尿病患儿易发生低血糖症,而皮下胰岛素泵可模拟生理胰岛素分泌模式,且可每小时调整一次基础剂量(低至 0.025U/h),从而具有改善血糖控制的作用,因此所有年龄段的糖尿病患儿(包括新生儿糖尿病)都可采用胰岛素泵治疗。接受连续皮下胰岛素输注(CSII)治疗的 NDM 患者一般需要 0.2~1.4U/(kg·d)的胰岛素总剂量;基础剂量通常占其中的 20%~76%。

【用药期间的监测指标】空腹血糖、餐后血糖、糖化血红蛋白、动态血糖监测等。

【药物调整】根据血糖监测结果调整。

【注意事项】合并其他疾病时,更需要密切关注血糖的变化。发热会促进糖异生和胰岛素抵抗,导致血糖升高。进食不足会导致酮体生成增加。恶心、呕吐时可能会导致低血糖。运动会增加低血糖的风险。

【禁忌证】胰岛素过敏、低血糖发作。

【不良反应】低血糖发作;注射部位反应及脂肪代谢障碍。

（二）磺脲类药物（sulfonylureas）

【主要制剂与规格】目前我国尚无口服混悬液剂型，需将格列本脲片研磨成粉末。格列本脲片，2.5mg。

【是否超说明书用药】是。

【适用疾病类型】因编码 K_{ATP} 通道基因（*ABCC8* 和 *KCNJ11*）突变导致的永久性新生儿糖尿病可采用磺脲类药物治疗。磺脲类药物可改善其血糖控制，且不增加低血糖风险。90% 的患者可由胰岛素治疗转换为磺脲类药物治疗。能否成功转换既取决于突变的类型，又取决于病程的长短。新生儿糖尿病患者中 *ABCC8* 和 *KCNJ11* 基因突变所占比例高，基因检测周期较长，而婴幼儿的延迟治疗可能造成神经系统的损害，因此国外研究建议在进行基因诊断之前也可考虑进行试验性磺脲类药物治疗。暂时性新生儿糖尿病患者早期需采用胰岛素治疗，复发后可采用磺脲类药物治疗。

【用法与用量】口服。磺脲类药物中最常用的是格列本脲，初始剂量为 0.2mg/（kg·d）。加用磺脲类药物治疗后要在餐前和睡前监测指尖血糖。若血糖>11.1mmol/L，则可每剂增加 0.1mg/kg。若餐前指尖血糖仍>11.1mmol/L，则可继续每日增加剂量，直至达到 1mg/（kg·d）（通常在 5~7d 内达到）。若患者指尖血糖<11.1mmol/L，则应将餐前胰岛素剂量减少 50%。应在服用格列本脲至少 2~3h 后应用胰岛素，以避免低血糖。与成年 2 型糖尿病患者相比，新生儿糖尿病患儿常需较高剂量的磺脲类药物，以格列本脲为例，平均剂量为 0.5mg/（kg·d），文献报道的最大剂量达 2.3mg/（kg·d）。

【用药期间的监测指标】空腹血糖、餐后血糖、糖化血红蛋白、空腹及餐后 C 肽水平；动态血糖监测；神经系统及肌肉症状变化；身高和体重，以监测生长发育情况；尿糖、尿酮及尿蛋白；肝功能、肾功能水平。

【药物调整】根据血糖监测结果调整。

【注意事项】虚弱、高热、恶心、呕吐、甲状腺功能亢进时需慎用。

【禁忌证】伴有酮症酸中毒、昏迷、严重烧伤、感染、外伤和重大手术等应激情况禁用；肝、肾功能不全者禁用；对磺胺药物过敏者禁用；

【不良反应】包括腹泻、恶心、呕吐、头痛、胃痛或不适；较少见的有皮疹；少见而严重的有黄疸、肝功能损害、骨髓抑制、粒细胞减少、血小板减少症等。新生儿糖尿病患者中既往报道的不良反应有恶心、腹泻、肝脏脂肪变性以及牙齿变色（特别是咀嚼格列本脲片剂的患者）等。

（虞睿琪　肖新华）

参考文献

［1］王彤, 于淼, 卢超霞, 等. 13 例 ATP 敏感性钾通道基因突变所致新生儿糖尿病的分子遗传学及临床特征分析 [J]. 中华糖尿病杂志, 2017, 9 (6): 350-355.

［2］LEMELMAN M B, LETOURNEAU L, GREELEY S. Neonatal diabetes mellitus: An update on diagnosis and management [J]. Clin Perinatol, 2018, 45 (1): 41-59.

［3］OZSU E, GIRI D, SEYMEN KARABULUT G, et al. Successful transition to sulfonylurea therapy in two

Iraqi siblings with neonatal diabetes mellitus and iDEND syndrome due to ABCC8 mutation [J]. J Pediatr Endocrinol Metab, 2016, 29 (12): 1403-1406.

［4］ DAHL A, KUMAR S. Recent advances in neonatal diabetes [J]. Diabetes Metab Syndr Obes, 2020, 13: 355-364.

［5］ 肖新华. 实用糖尿病治疗学 [M]. 北京: 科学出版社, 2021: 35-38.

［6］ RABBONE I, BARBETTI F, GENTILELLA R, et al. Insulin therapy in neonatal diabetes mellitus: A review of the literature [J]. Diabetes Res Clin Pract, 2017, 129: 126-135.

［7］ PIPATPOLKAI T, USHER S, STANSFELD P J, et al. New insights into K (ATP) channel gene mutations and neonatal diabetes mellitus [J]. Nat Rev Endocrinol, 2020, 16 (7): 378-393.

［8］ HATTERSLEY A T, GREELEY S A W, POLAK M, et al. ISPAD Clinical Practice Consensus Guidelines 2018: The diagnosis and management of monogenic diabetes in children and adolescents [J]. Pediatr Diabetes, 2018, 19 (Suppl 27): 47-63.

［9］ LI X, XU A, SHENG H, et al. Early transition from insulin to sulfonylureas in neonatal diabetes and follow-up: Experience from China [J]. Pediatr Diabetes, 2018, 19 (2): 251-258.

［10］ LETOURNEAU L R, GREELEY S. Precision medicine: Long-term treatment with sulfonylureas in patients with neonatal diabetes due to KCNJ11 mutations [J]. Curr Diab Rep, 2019, 19 (8): 52.

41 视神经脊髓炎

一、疾病概述

【定义】视神经脊髓炎（neuromyelitis optica，NMO）是主要累及视神经和脊髓的中枢神经系统炎性脱髓鞘疾病。国际共识的诊断标准提出了 NMO 谱系障碍，包括典型 NMO、视神经炎、急性脊髓炎、脑综合征及其重叠疾病，分为抗水通道蛋白 -4 抗体阳性和血清阴性两大类。

【主要症状与体征】本病患者起病年龄多在 5~50 岁，平均年龄 39 岁，女∶男比例为（5~10）∶1。80%~90% 的患者呈现反复发作病程。病变区域包括中枢神经系统中水通道蛋白 -4 表达最丰富的区域，如脊髓（纵向广泛的横贯性脊髓炎）、视神经（视神经炎）、延髓（最后区综合征）、脑干（急性脑干综合征）和丘脑 / 下丘脑（急性间脑综合征）。发病急，通常在 1 周内达到高峰。纵向广泛的横贯性脊髓炎是该病最特殊的表现，累及 3 个或 3 个以上脊髓节段，导致四肢瘫痪。部分患者出现剧烈瘙痒和强直性痉挛。

NMO 谱系障碍患者的视神经炎也具有典型的纵向广泛性，好发于视神经后段，尤其是视交叉。双眼同时受累、疼痛、严重视力丧失、恢复差。极后区综合征导致顽固性恶心、呕吐和 / 或呃逆，继发于位于第四脑室菱形窝的呕吐反射中枢的炎症。急性脑干综合征可以与极后区综合征重叠，包括出现眼球运动功能障碍（如复视和眼球震颤）或其他脑神经麻痹的患者。发作性睡病，并伴有间脑损害和低脑脊液下丘脑泌素水平。60% 患者可以看到非特异性脑部受累，可导致脑病、癫痫发作和偏瘫。

【诊断要点及特殊检查】患者出现上述临床表现，结合脑和脊髓 MRI、诱发电位、脑脊液以及抗水通道蛋白 -4 抗体以及抗髓鞘少突细胞糖蛋白抗体血清学检测结果可作出临床诊断。在血清阴性的病例中，必须满足 MRI 的诊断要求。

二、用药方案

【治疗目的】缓解症状，防止复发。

【**常用药物**】常用药物包括糖皮质激素、吗替麦考酚酯、硫唑嘌呤和利妥昔单抗,其他偶尔使用的药物包括依库珠单抗、免疫球蛋白、甲氨蝶呤、环磷酰胺、米托蒽醌、他克莫司和环孢素(这些药物参考本书有关介绍)。

急性期治疗包括大剂量类固醇,通常是静脉注射甲泼尼龙 1g/d,连续 5d;然后口服泼尼松龙 1mg/kg,持续数周,然后在数月内逐渐减少。如果在治疗开始数日内没有改善,应该开始血浆置换(5 个周期),可以作为复发患者(特别是脊髓炎患者)的一线治疗。

对所有首次发作的抗水通道蛋白 -4 抗体阳性患者进行长期免疫抑制治疗。最常用的一线免疫抑制剂是吗替麦考酚酯和硫唑嘌呤,前者效果更好,是妊娠期的禁忌证,有精子毒性作用,硫唑嘌呤通常用于年轻女性患者。长期联合口服泼尼松龙(5~10mg)更有保护作用。利妥昔单抗被用作一线急诊和预防复发的药物。

三、用药描述

(一)醋酸泼尼松(prednisone acetate)

【**主要制剂与规格**】片剂,5mg/ 片。

【**是否超说明书用药**】否。

【**适用疾病类型**】一线免疫治疗药物。

【**用法与用量**】口服 1mg/(kg·d)。

【**用药期间的监测指标**】血常规、肝功能、肾功能、血糖、血电解质、系统性感染指标等。糖皮质激素减停的过程中需要评估脑部病变的活动性,注意病情的波动与复发。

【**药物调整**】醋酸泼尼松 1mg/(kg·d),4 周后每 2 周减 5mg。轻症患者总疗程为 8~12 个月,严重患者可以 10mg/d 维持 12~24 个月。

【**注意事项**】激素常见不良反应包括电解质代谢紊乱,血糖、血压、血脂异常,上消化道出血,骨质疏松,股骨头坏死等。激素治疗中应注意补钾、补钙,应用维生素 D 等。大剂量时应用质子泵抑制剂等预防上消化道出血。控制激素用量和疗程,以预防或者减少并发症。糖尿病、骨质疏松症、肝硬化、肾功能不良、甲状腺功能减退患者慎用。

【**禁忌证**】全身性真菌感染者禁用;对泼尼松或其中任何成分过敏者禁用。

【**不良反应**】常见不良反应包括高血压、体液潴留、糖耐量受损、食欲及体重增加、骨质疏松、情绪波动。大剂量易引起糖尿病、消化道溃疡和类库欣综合征症状,对下丘脑 - 垂体 - 肾上腺轴抑制作用较强。并发感染为主要的不良反应。

(二)甲泼尼龙(methylprednisolone)

【**主要制剂与规格**】40mg/ 支、4mg/ 片。

【**是否超说明书用药**】否。

【**适用疾病类型**】一线药物。冲击剂量主要用于重症 NMO 患者。

【**用法与用量**】在冲击治疗前需要配合静脉滴注丙种球蛋白治疗 2d。然后开始甲泼尼龙 1 000mg/d,连续静脉滴注 3d;改为 500mg/d,静脉滴注 2d;改为 240mg/d,用 2d;改为醋酸泼尼松 80mg/d,2d。然后口服醋酸泼尼松。

【用药期间的监测指标】血常规、肝功能、肾功能、血糖、血电解质、系统性感染指标等。

【药物调整】对于存在较高副作用风险的患者,甲泼尼龙的冲击剂量可以下调为500mg/d,连续静脉滴注 3d,然后改为 240mg/d,静脉滴注 3d。如发现严重不良反应,应终止激素冲击治疗。

【注意事项】可引起心律失常,应注意激素冲击的静脉输液速度要慢,每次静脉滴注应持续 3~4h。一旦出现心律失常,应及时处理,甚至停药。

【禁忌证】绝对禁忌证包括全身性真菌感染的患者、已知对甲泼尼龙或者配方中的任何成分过敏的患者。相对禁忌证包括糖尿病、高血压、有精神病史者;有明显症状的某些感染性疾病或有明显症状的某些病毒性疾病。

【不良反应】长期应用的患者可出现糖皮质激素导致的全身性不良反应,如感染、过敏、体液潴留、内分泌异常、血液和淋巴系统异常等。

(三) 吗替麦考酚酯(mycophenolate mofetil)

【主要制剂与规格】0.25g/ 片、0.5g/ 片、0.25g/ 粒。

【是否超说明书用药】是。

【适用疾病类型】主要用于复发患者或维持治疗。

【用法与用量】1 000~2 000mg/d,每日分 2~3 次口服,至少 1 年。

【用药期间的监测指标】外周血 CD19/CD20 阳性 B 淋巴细胞,外周血 IgG 水平。血常规、肝功能、肾功能、血糖、血电解质、系统性感染指标等。

【药物调整】总用药时间不少于 1 年。维持期结束拟停药前,需进行临床与免疫指标评估。

【注意事项】增加淋巴瘤或其他肿瘤发生风险,与免疫抑制程度相关,其中皮肤癌最常见,患者应减少紫外线暴露;治疗过程中可发生机会性感染,需警惕 JC 病毒感染,乙肝、丙肝病毒再激活;治疗过程中避免接种减毒活疫苗;活动性消化系统疾病的患者慎用;不推荐与硫唑嘌呤联合应用。

【禁忌证】妊娠期、哺乳期妇女禁用。对本品及相关成分过敏者禁用。

【不良反应】机会性感染;发生淋巴瘤或其他肿瘤风险增加;白细胞减少症、贫血、血细胞减少症;腹泻、恶心、呕吐,胰腺炎、消化道溃疡或出血;发生超敏反应事件。

(四) 硫唑嘌呤(azathioprine)

【主要制剂与规格】片剂,50mg/ 片。

【是否超说明书用药】是。

【适用疾病类型】主要用于复发患者或维持治疗。

【用法与用量】口服,100mg/d,至少 1 年。

【用药期间的监测指标】外周血 CD19 阳性 B 淋巴细胞,外周血 IgG 水平。血常规、肝功能、肾功能、血糖、血电解质、系统性感染指标等。

【药物调整】如果出现周围血白细胞减少、肝功能损害等不良反应,应及时减量或停用。

【注意事项】建议患者测定硫代嘌呤甲基转移酶(TMTP)活性或相关基因检测,避免发生严重不良反应。

【禁忌证】妊娠期、哺乳期妇女禁用;对硫唑嘌呤及相关成分过敏者禁用。

【不良反应】变态反应,如发热、寒战、皮疹;致癌性,接受免疫抑制剂患者皮肤癌、肉瘤、原位宫颈癌发生危险增加;白细胞减少症等骨髓抑止作用;恶心、腹泻等胃肠道反应;个别患者出现脱发症状。

(五) 利妥昔单抗(rituximab)

【主要制剂与规格】100mg/10ml。

【是否超说明书用药】是。

【适用疾病类型】一线药物,可以首选使用。

【用法与用量】低剂量方案为每次 100mg,每周 1 次,连用 3~4 周;或高剂量方案,首日 100mg,次日 500mg 的两日方案,或按 375mg/m^2(体表面积)静脉滴注。

【用药期间的监测指标】外周血 CD19/CD20 阳性 B 淋巴细胞,血常规、肝功能、肾功能、血糖、血电解质、系统性感染指标等。

【药物调整】大部分患者治疗后可维持 B 淋巴细胞消减 6 个月,可根据 CD19/CD20 阳性 B 淋巴细胞,若 B 淋巴细胞再升高超过 1% 可进行第 2 疗程治疗,一般 6 个月一次。

【注意事项】为预防静脉滴注的不良反应,治疗前可用对乙酰氨基酚、泼尼松龙;利妥昔单抗静脉滴注速度要慢,并进行监测。

【禁忌证】严重活动性感染或免疫应答严重损害(如低 γ 球蛋白血症、CD4 或 CD8 细胞计数严重下降)的患者;严重心衰患者;妊娠期间禁止利妥昔单抗与甲氨蝶呤联合用药;对药物成分过敏者。以上患者均为禁用。

【不良反应】细菌、病毒感染;中性粒细胞、白细胞减少症;血管源性水肿,皮肤瘙痒、皮疹;IgG 水平降低;消化道症状;发热、寒战、头痛。除此以外,糖、电解质代谢紊乱;感觉异常或迟钝、进行性多灶性白质脑病、激动、焦虑;心律失常、血压波动等心脏、血管相关疾病也常出现。

(袁　云)

参考文献

[1] CIRON J, AUDOIN B, BOURRE B, et al. Recommendations for the use of Rituximab in neuromyelitis optica spectrum disorders [J]. Rev Neurol (Paris), 2018, 174 (4): 255-264.

[2] DUCHOW A, CHIEN C, PAUL F, et al. Emerging drugs for the treatment of neuromyelitis optica [J]. Expert Opin Emerg Drugs, 2020, 25 (3): 285-297.

42

Noonan 综合征

一、疾病概述

【定义】努南综合征（Noonan syndrome, NS）是一种先天遗传性疾病，为常染色体显性遗传病。活产新生儿中发病率为 1/2 500~1/1 000，男女均可发病，可散发，也可有家族史。临床特征性表现主要包括特殊面容、矮身材、胸部畸形和先天性心脏病等。

【主要症状与体征】NS 患者临床表现复杂，可累及多个系统，主要临床特征为特殊面容、身材矮小、颈蹼、发育迟缓、先天性肺动脉瓣膜畸形、肾脏畸形、骨骼畸形、凝血功能障碍、隐睾、喂养困难，可伴或不伴智力障碍。随着年龄的增长，患者的面容越来越不典型。

【诊断要点及特殊检查】目前对 NS 的诊断大多数仍然依靠临床，最常用的是荷兰学者 Vander Burgt 等于 1994 年提出的诊断标准：①如患者面容特征典型，则只需达到主要条件②~⑥其中 1 条或次要条件②~⑥其中 2 条；②如患者面容特征仅提示 NS（次要条件①），则需达到主要条件②~⑥其中 2 条或次要条件②~⑥其中 3 条。

主要条件：①典型的面容特征；②肺动脉瓣狭窄（PVS），肥厚型心肌病（HCM）和 / 或 NS 典型的心电图改变；③身高小于同性别同年龄第 3 百分位；④鸡胸或漏斗胸；⑤一级亲属确诊 NS；⑥以下各条同时存在：智力落后、隐睾和淋巴管发育不良。

次要条件：①面部特征提示 NS；②其他心脏缺陷；③身高小于同性别同年龄第 10 百分位；④胸廓宽；⑤一级亲属拟诊 NS；⑥存在以下各条其中之一：智力落后、隐睾和淋巴管发育不良。

对于 NS 表型的女性，应首先进行染色体核型分析，以排除特纳（Turner）综合征，之后再进一步通过基因检测明确诊断。目前已确定的 16 种 NS 致病基因仅能解释 70%~80% 出生后诊断的 NS 患者，基因检测阳性结果可以帮助确诊，但阴性结果不能排除诊断。

临床诊断后需进行智力、视力、听力、生长发育及心脏等多系统的评估，如及时智力引导、重组人生长激素（rhGH）治疗、先天性心脏病的外科手术等。

二、用药方案

【治疗目的】NS 的治疗仍以对症治疗为主。PVS 患者可根据狭窄程度,选择定期随访、介入治疗或外科手术。经皮球囊肺动脉瓣成形术治疗 NS 并发肺动脉瓣狭窄的患者有较高的再介入率。合并肥厚型心肌病的 NS 患儿有相当高的早期死亡率,6 岁前出现充血性心力衰竭的患儿预后最差。除定期随访外,可采用 β 受体阻滞剂等药物治疗或通过外科手术切除肥厚肌肉缓解流出道梗阻。

【常用药物】2007 年美国 FDA 及中华医学会儿科内分泌遗传代谢学组指南推荐伴有身材矮小的 NS 患者可给予 rhGH 治疗。美国国家生长协作研究资料表明,rhGH 可显著改善 NS 儿童成年后身高,男性平均增加 10.9 ± 4.9cm,女性增加 9.2 ± 4.0cm。rhGH 疗效与治疗时间及基因型有关,接受 rhGH 治疗越早,效果越好,携带 *PTPN11* 突变者治疗效果比无此突变患者差,可能与突变导致的 GH 抵抗相关。rhGH 治疗一般不会对心脏结构、功能产生影响或引起糖代谢异常,但部分研究发现 *RAF1* 基因 CR2 功能域突变携带者出现左心室肥厚。

三、用药描述

重组人生长激素(rhGH)

【主要制剂与规格】重组人生长激素注射液,5U/ml、10U/ml、20U/ml、30U/ml;注射用重组人生长激素(冻干):2U、2.5U、3U、4U、4.5U、5U、6U、8U、10U、12U、16U。

【是否超说明书用药】否。

【适用疾病类型】NS 的治疗目的主要是改善身高,使其尽可能达到正常范围。当出现与正常同龄人相比明显矮小或 GH-IGF-1 轴受损或对生长激素治疗反应可时,考虑生长激素治疗。

【用法与用量】NS 引起的矮小症推荐剂量为一次 0.1~0.2U/kg,每日 1 次。建议用至骨骺闭合(药品说明书)。FDA 批准的剂量可至 0.066mg/(kg·d),但该治疗存在争议,需考虑 NS 存在心肌肥厚和肿瘤的风险。

【用药期间的监测指标】在 rhGH 治疗前常规检查甲状腺功能,空腹血糖、胰岛素,必要时进行糖耐量、糖化血红蛋白检测,常规进行垂体 MRI 检测。治疗期间需检测血清 IGF-1、IGFBP-3 水平及心脏超声等。

【注意事项】在生长激素治疗前及治疗过程中均应注意监测心脏彩超和心电图。生长激素治疗后严密监测肿瘤的发生。

【禁忌证】活动性肿瘤、活动性精神病、严重肥胖、未控制的糖尿病、未控制的严重阻塞性呼吸暂停等。目前,rhGH 用于治疗 NS 的争议较大,大量文献报道了短期的 rhGH 治疗不会引起不良事件,但仍有个案报道 *PTPN11*、*SOS1*、*NF1* 基因突变的 NS 患者 rhGH 治疗后可引起青少年单核细胞白血病或其他恶性血液系统肿瘤,以及神经母细胞瘤、横纹肌肉瘤、结肠癌等实体瘤。因此,建议 rhGH 治疗前先行基因检查,若明确基因分型,应充分告知风险,用药期间严格检测肿瘤标志物、血常规、尿常规、肝功能、肾功能等指标。

【不良反应】关于生长激素对心脏的影响，目前尚无定论，有报道称 NS 患儿经 GH 治疗后出现心室肥大、肥厚型心肌病、心律失常等表现。生长激素治疗对肿瘤风险的影响也值得关注，有资料显示 NS 患者有较高的罹患血液系统及实质性肿瘤的风险。

（巩纯秀）

参考文献

［1］MARINO B, DIGILIO M C, TOSCANO A, et al. Congenital heart diseases in children with Noonan syndrome: An expanded cardiac spectrum with high prevalence of atrioventricular canal [J]. J Pediatr, 1999, 135 (6): 703-706.

［2］PRENDIVILLE T W, GAUVREAU K, TWOROG-DUBE E, et al. Cardiovascular disease in Noonan syndrome [J]. Arch Dis Child, 2014, 99 (7): 629-634.

［3］中华医学会儿科学分会内分泌遗传代谢学组,《中华儿科杂志》编辑委员会, 梁雁. 基因重组人生长激素儿科临床规范应用的建议 [J]. 中华儿科杂志, 2013, 51 (6): 426-432.

［4］NOONAN J A, KAPPELGAARD A M. The efficacy and safety of growth hormone therapy in children with noonan syndrome: A review of the evidence [J]. Horm Res Paediatr, 2015, 83 (3): 157-166.

［5］ROBERTS A E, ALLANSON J E, TARTAGLIA M, et al. Noonan syndrome [J]. Lancet, 2013, 381 (9863): 333-342.

43

帕金森病（青年型、早发型）

一、疾病概述

【定义】早发型帕金森病定义为发病年龄小于 40 岁（也有研究以小于 50 岁为界），属于神经系统变性疾病，占帕金森患者数量的 5%~10%。本病与基因突变有关，患者多有家族史。目前已有 27 个基因明确定位。病情发展比较缓慢，容易出现运动并发症，晚期可能会致残。但是药物治疗效果较好，治疗后可减轻症状、改善生活质量。

【主要症状与体征】早发型帕金森病起病早、进展慢、病程长，主要表现为运动症状、姿势平衡障碍、情绪障碍等。药物疗效好但药物治疗的运动并发症出现早且发生率高；不典型症状起病多，认知障碍发生较晚。常出现肌张力障碍及锥体束征。

【诊断要点及特殊检查】按照中国帕金森病的诊断标准确诊帕金森病。基因检测可以明确突变基因。

二、用药方案

【治疗目的】治疗原则是通过改善运动功能来改善生活质量。主要治疗方法包括药物治疗、手术治疗、康复治疗和心理辅导。对于出现运动波动及异动症、经药物调整不能改善的患者，可以考虑脑深部电刺激术治疗。

【常用药物】复方左旋多巴、多巴胺受体激动剂、单胺氧化酶 B 抑制剂及金刚烷胺。

三、用药描述

（一）多巴丝肼（levodopa and benserazide hydrochloride）

【主要制剂与规格】片剂，左旋多巴 200mg 与苄丝肼 50mg。

【是否超说明书用药】否。

【适用疾病类型】各种类型的帕金森病。

【用法与用量】首次推荐量 1/2 片,每日 3 次。以后每周的日服量增加 1/2 片,直至达到适合治疗量,有效剂量 2~4 片 /d,每日分 3~4 次服用,每日的服用量很少需要超过 5 片。维持疗法:每日 3 次,每次 1 片。

【用药期间的监测指标】长期服用应定期检查血细胞、肝功能、肾功能。

【药物调整】根据患者的症状而定。

【注意事项】该药在餐前 30min 前或餐后 60min 后服用。在用多巴丝肼时,不应给患者服非选择性单胺氧化酶抑制剂,但选择性单胺氧化酶 B 抑制剂(如司来吉兰和雷沙吉兰)、选择性单胺氧化酶 A 抑制剂(如吗氯贝胺)则不在禁止合用之列。该药也可加强同时服用的拟交感神经药的作用,要密切监视心血管系统或减少后者的剂量。其他的抗帕金森药不应当在多巴丝肼治疗一开始就突然停服,因为后者的作用至少需几天才见效,其他药的用量应逐渐地减少。对有心肌梗死、冠状动脉供血不足或心律不齐的患者,应定期进行心电图检查。利血平和 α- 甲基多巴可干扰多巴胺的代谢,降低多巴丝肼作用。对吩噻嗪、丁酰苯的衍生物也有该不良反应。胃、十二指肠溃疡或骨软化症的患者服用此药时应严密观察。对开角型青光眼患者应定期测量眼压,理论上左旋多巴能升高眼压。应定期检查血常规和肝、肾功能。患者如需接受全身麻醉,多巴丝肼不停药,但接受氟烷麻醉时可致血压波动和心律失常,需在进行外科手术前 12~48h 内停用。多巴丝肼不可骤然停药,否则会导致危及生命的神经安定性恶性反应(如高热、肌肉强直、可能的心理改变以及血清肌酐磷酸激酶增高等)。该药可引起嗜睡和突然睡眠发作,应避免驾驶车辆和操作机械,并且应考虑降低服用剂量或终止治疗。

【禁忌证】已知对左旋多巴、苄丝肼或其赋形剂过敏的患者;内分泌、肾(透析者除外)、肝功能代偿失调或心脏病、精神病、闭角型青光眼患者;25 岁以下的患者;妊娠期以及未采用有效避孕措施的有潜在妊娠可能的妇女。禁止将该药与非选择性单胺氧化酶抑制剂合用。

【不良反应】血液和淋巴系统:极个别病例报道有溶血性贫血、一过性白细胞减少和血小板减少。因此在长期使用含左旋多巴的药物治疗时,应定期检查血细胞以及肝、肾功能。接受多巴丝肼治疗的患者可能出现抑郁,但亦可能属于原发病的一种临床表现。老年患者或者有类似病史的患者中可能发生激动、焦虑、失眠、幻觉、妄想和短暂性定向力障碍。个别病例报道有味觉丧失或味觉障碍。在治疗后期,可能出现运动障碍(如舞蹈病样动作或手足徐动症),也可能出现治疗反应的波动,包括冻结发作、剂末恶化和“开 - 关”现象等。在极少情况下与过度日间催眠状态或突然睡眠发作有关。偶见心律失常、直立性低血压。有恶心、呕吐及腹泻,主要发生在治疗的开始阶段。罕见瘙痒和皮疹等皮肤变态反应。

(二)卡比多巴 / 左旋多巴片(carbidopa/levodopa)

【主要制剂与规格】缓释、控释片剂,左旋多巴 200mg 和卡比多巴 50mg;片剂,左旋多巴 250mg 和卡比多巴 25mg。

【是否超说明书用药】否。

【适用疾病类型】各种类型的帕金森病。

【用法与用量】25mg/250mg 的推荐起始剂量为每日 3 次,每次 0.5 片;50mg/200mg 的推荐起始剂量为每日 2~3 次,每次 1 片。

【用药期间的监测指标】调整剂量期间应对患者进行严密监护,尤其要注意恶心或异常的不自主运动,包括运动障碍、舞蹈病和肌张力失常的出现或加重。

【药物调整】根据治疗效果调整剂量和服药间隔。大多数患者的适宜剂量本品 50mg/200mg,每日 2~8 片,分数次服用,白天服药间隔为 4~12h。

【注意事项】正在接受左旋多巴单一治疗的患者,必须在停用左旋多巴至少 8h 后,才可开始服用本品治疗(服用缓释的左旋多巴,应停药达 12h 以上)。出现运动障碍时,应减少剂量。本药能导致不自主运动和精神障碍。以防发生伴有自杀倾向的抑郁,有精神病史的患者更应谨慎。有严重心血管疾病、肺部疾病、支气管哮喘、肾病、肝病、内分泌疾病、消化系统溃疡史、惊厥病史、青光眼、心律失常,近期有心肌梗死史的患者应慎用本药。本品不适用于治疗药源性锥体外系症状。长期治疗时,应对肝、造血系统、心血管系统及肾功能进行定期检查。

【禁忌证】非选择性单胺氧化酶(MAO)抑制剂类药物不能与本品同时服用。禁用于已知对此药的任何成分过敏者、闭角型青光眼的患者和疑有黑色素瘤病史的患者。

【不良反应】最常见的不良反应是运动障碍。其他较常见的不良反应有恶心、幻觉、精神错乱、头晕、舞蹈病和口干。较少出现的不良反应有肌张力障碍、嗜睡、失眠、抑郁、虚弱、呕吐和厌食。其他不良反应还有胸痛、晕厥、心悸、心律不齐、高血压、低血压、静脉炎;便秘、腹泻、消化不良、胃肠道疼痛、口苦、流涎、吞咽困难、磨牙症、呃逆、胃肠道出血、腹胀、舌灼烧感,十二指肠溃疡发展;深色唾液、血管(神经)性水肿、风疹、瘙痒症、面部潮红、脱发、皮疹、深色汗、深色尿、体重减轻;出现抗精神病药恶性综合征、激动、焦虑,大脑反应性下降,感觉异常,定向力障碍,疲劳,头痛,锥体外系和运动障碍,跌倒,步态异常,开 - 关现象,共济失调,麻木,手颤加剧、肌肉抽搐、睑痉挛、牙关紧闭,欣快感和抑郁伴自杀倾向;性欲增加,精神病发作包括妄想和类偏执狂观念作用;出现病态性或强迫性赌博;出现呼吸困难、视物模糊、白细胞减少症,溶血和非溶血性贫血,血小板减少症,粒细胞缺乏症。复视、瞳孔放大,眼球转动危象。肌酐、尿酸、碱性磷酸酶、转氨酶、乳酸脱氢酶、胆红素、血尿素氮升高。也有报道出现血红蛋白和血细胞比容减少,血糖和白细胞增加,菌尿和血尿。可造成测定酮尿的尿酮体试纸测试呈假阳性反应,采用葡萄糖氧化酶法测定尿糖时可出现假阴性。

(三) 吡贝地尔缓释剂(pibedil sustained-release agent)

【主要制剂与规格】片剂,50mg。

【是否超说明书用药】否。

【适用疾病类型】各种类型的帕金森病。

【用法与用量】初始剂量为 50mg,每日 1 次,易产生不良反应的患者可改为 25mg,每日 2 次,第 2 周增至 50mg,每日 2 次,有效剂量为 150mg/d,分 3 次口服,最大剂量不超过 250mg/d。

【用药期间的监测指标】无。

【药物调整】剂量必须逐渐增加,每 3d 增加 1 片。

【注意事项】患者有出现昏睡和突然进入睡眠状态的情况,应当告知其不要驾驶车辆,或者进行由于警觉改变可能导致患者及他人出现严重事故或死亡的危险活动。对于果糖不耐受,葡萄糖或半乳糖吸收不良或者蔗糖酶 - 异麦芽糖不足的患者不宜使用。

【禁忌证】对本品中任何成分过敏者、心血管性休克、心肌梗死急性期患者禁用。

【不良反应】轻微的消化道不适。个别患者日间出现过度的昏睡和突然进入睡眠状态。也可出现心理紊乱,如混浊或激越。血压不稳非常少见。由于含有胭脂红,有可能引起变态反应。

（四）普拉克索（pramipexole）

【主要制剂与规格】片剂,常释剂规格:0.25mg 和 1.0mg;缓释剂规格:0.75mg。

【是否超说明书用药】否。

【适用疾病类型】成人特发性帕金森病。

【用法与用量】常释剂的用法:初始剂量为 0.125mg,每日 3 次（个别易产生不良反应患者则为 1~2 次）,每周增加 0.125mg,每日 3 次,一般有效剂量为 0.50~0.75mg,每日 3 次,最大剂量不超过 4.5mg/d。缓释剂的用法:每日的剂量与常释剂相同,但为每日 1 次服用。

【用药期间的监测指标】无。

【药物调整】根据患者的情况而定。

【注意事项】日常活动中入睡,直立性低血压或症状性直立性低血压、幻觉、横纹肌溶解症、肾功能损伤、运动障碍,增强左旋多巴的多巴胺能药物不良反应,并可能造成或加剧已经存在的运动障碍。偶尔出现撤药后急性高热和意识混乱、纤维化并发症、黑色素瘤、冲动控制障碍 / 强迫行为。

【禁忌证】对本品活性成分或任何辅料过敏者禁用。

【不良反应】偶见肺炎,梦异常、冲动控制障碍和强迫行为的症状、意识混乱、幻觉、失眠、暴食、强迫性购物、妄想、摄食过量、性欲亢进、性欲障碍、偏执、病理性赌博、躁动、谵妄。头晕、运动障碍、嗜睡、头痛、健忘、痉挛、睡眠突然发作、晕厥,出现视力损害包括复视、视物模糊和视力下降,其他如低血压、呼吸困难、呃逆、恶心、便秘、呕吐、过敏、瘙痒、皮疹、疲劳、外周水肿、体重下降或增加。

（五）司来吉兰（selegiline hydrochloride）

【主要制剂与规格】片剂,5mg。

【是否超说明书用药】否。

【适用疾病类型】各种类型帕金森病。

【用法与用量】2.5~5.0mg,每日 2 次,在早晨、中午服用,勿在傍晚或晚上应用。

【用药期间的监测指标】无。

【药物调整】开始 5mg/d,可增至 10mg/d,分 1~2 次服用。

【注意事项】消化性溃疡、未控制的高血压、心律失常、心绞痛、严重肝功能及肾功能异常及精神病患者慎用。

【禁忌证】活动性溃疡患者应避免使用。不应与选择性血清素再摄取抑制剂（SSRI）、血清素和去甲肾上腺素再摄取抑制剂（SNRI,文拉法辛）、三环抗抑郁药、拟交感神经药、单胺氧化酶（MAO）抑制剂（如利奈唑胺）或阿片类药物（哌替啶）同时使用。

【不良反应】较常见的不良反应有身体的不自主运动增加、情绪和其他精神改变、眩晕、失眠、口干、腹痛、恶心或呕吐等。单独服用本药时不良反应较少见。肝氨基转移酶暂时增高,偶有焦虑、幻觉、高血压危象的症状。可减少或抑制唾液分泌,因此可发生龋齿、牙周病、口腔念珠菌病等。

(六)雷沙吉兰(rasagiline)

【主要制剂与规格】片剂,0.5mg、1.0mg。

【是否超说明书用药】否。

【适用疾病类型】帕金森病。

【用法与用量】1mg,每日1次,早晨服用。

【用药期间的监测指标】无。

【药物调整】无须调整剂量。

【注意事项】胃溃疡者慎用,中度肝功能不全患者避免使用,应避免与氟西汀或氟伏沙明合用。

【禁忌证】①重度肝功能不全患者禁用。②禁止与其他单胺氧化酶(MAO)抑制剂(包括药物与无须医生处方的天然药物如圣约翰草)或哌替啶合用。

【不良反应】心血管系统:可见心绞痛,少见脑血管意外和心肌梗死;中枢神经系统:可见头痛、眩晕、抑郁;呼吸系统:可见鼻炎;肌肉骨骼系统:可见颈痛、关节痛、关节炎;泌尿生殖系统:可见尿急;胃肠道:可见消化不良、食欲缺乏;血液系统:可见白细胞减少;皮肤:可见皮疹、黑色素瘤;眼:可见结膜炎;其他:可见流感样综合征。

(七)恩他卡朋(entacapone)

【主要制剂与规格】片剂,0.2g。

【是否超说明书用药】否。

【适用疾病类型】帕金森病。

【用法与用量】每次100~200mg,服用次数与复方左旋多巴相同,若每日服用复方左旋多巴次数较多,也可少于复方左旋多巴次数,需与复方左旋多巴同服,单用无效。最大推荐剂量是0.2g(1片),每日10次,即2g。

【用药期间的监测指标】无。

【药物调整】无须调整剂量。

【注意事项】偶可发生继发于严重的运动障碍的横纹肌溶解症或恶性神经阻滞剂综合征。曾有横纹肌溶解的个案报道。局部缺血性心脏病的患者使用恩他卡朋治疗应谨慎。使用利米特罗、异丙肾上腺素、肾上腺素、去甲肾上腺素、多巴胺、多巴酚丁胺、α-甲基多巴和阿扑吗啡,给予本品要谨慎。当患者还服用其他可以导致直立性低血压的药物时,使用本品应谨慎。多巴胺能不良反应,在本品和多巴胺受体激动剂、司来吉兰或金刚烷胺合用时较安慰剂与以上药物联用时更常见,当开始使用本品时,可能需要调整其他抗帕金森病药物的剂量。与左旋多巴的合用有白天的过度嗜睡及猝眠发作报道,不应驾驶车辆或从事任何需要处于警觉状态的工作(如操作机械),可致头晕和其他与直立体位相关的症状。在发生长期或持续腹泻时,应停用恩他卡朋。联合左旋多巴治疗导致病理性赌博、性欲提高和性欲亢进症状。含有蔗糖,因此不得用于果糖不耐受、葡萄糖-半乳糖吸收障碍或蔗糖酶-异麦芽糖酶缺乏的极少数遗传病患者。

【禁忌证】已知对本药或任何其他组分过敏者、肝功能不全者禁用,不适用于嗜铬细胞瘤的患者,因其有增加高血压危象的危险。禁忌同时使用非选择性 MAO（MAO-A 和 MAO-B）抑制剂（如苯乙肼、反苯环丙胺）。禁忌同时使用选择性 MAO-A 抑制剂加选择性 MAO-B 抑制剂。既往有恶性神经阻滞剂综合征（NMS）和 / 或非创伤性横纹肌溶解症病史的患者禁用。

【不良反应】非常常见的不良反应有运动障碍、恶心和尿色异常,其次是腹泻、帕金森病症状加重、头晕、腹痛、失眠、口干、疲乏、幻觉、便秘、肌张力障碍、多汗、运动功能亢进、头痛、腿部痉挛、意识模糊、噩梦、跌倒、直立性低血压、眩晕和震颤。另一类主要的不良反应为胃肠道症状,包括恶心、呕吐、腹痛、便秘及腹泻。罕见有具临床意义的肝酶升高的报道。

（八）金刚烷胺（amantadine hydrochloric）

【主要制剂与规格】片剂,0.1g。

【是否超说明书用药】否。

【适用疾病类型】原发性帕金森病、脑炎后的帕金森综合征、药物诱发的锥体外系反应、一氧化碳中毒后帕金森综合征及老年人合并有脑动脉硬化的帕金森综合征。

【用法与用量】50~100mg,每日 1~2 次,末次应在下午 4 时前服用。最大量为 400mg/d。

【用药期间的监测指标】有肾功能障碍者易致蓄积中毒,对每日用量超过 200mg 者,应严密观察,防止发生不良反应或中毒。注意监测血压、脉搏、呼吸及体温。

【药物调整】对肾功能障碍者、充血性心力衰竭患者、末梢性水肿患者、直立性低血压患者或老年人有肾清除率降低时,应酌情减量。每日用量超过 200mg 时,疗效不增加,但毒性却渐增。

【注意事项】肾功能不全、癫痫、严重胃溃疡、肝病患者慎用。老年患者耐受性低,可出现幻觉、谵妄。妊娠期妇女于妊娠前 3 个月使用金刚烷胺可能会影响胎儿的心血管。服药后不要驾驶车辆或操作机器。肾功能障碍者、充血性心力衰竭患者、末梢性水肿患者、直立性低血压患者或老年人有肾清除率降低时,应酌情减量或停用金刚烷胺。大剂量用药可引起失眠、头痛、幻觉、言语不清、精神不安、运动失调、恶心、呕吐、腹痛、腹泻、便秘、口干、皮疹等。逾量中毒时可表现为严重的情绪或其他精神改变,严重的睡眠障碍或噩梦。当用量 4 倍于常用量时,可出现惊厥。服药后不要突然停药,否则可使帕金森病的情况恶化。停药时应逐渐减量。治疗期间不宜饮酒,嗜酒者易醉。每日最后一次服药应在下午 4 时前,以避免引起失眠。

【禁忌证】哺乳期妇女禁用。

【不良反应】较常见的不良反应有幻觉、情绪或其他精神改变。比较少见的不良反应有排尿困难、晕厥、直立性低血压。极少见的不良反应有语言含糊不清或不能控制的眼球滚动、咽喉炎及发热。持续存在或比较顽固难以消失的不良反应有注意力不能集中,头晕或头晕目眩,易激动,食欲消失,恶心,神经质,皮肤出现紫红色网状斑点或网状青斑,睡眠障碍或噩梦等为常见;视物模糊,便秘,口、鼻及喉干,头痛,皮疹,经常感疲劳或无力,呕吐,少见白细胞减少、中性粒细胞减少。长期治疗中常见的不良反应有足部或下肢肿胀、不能解释的呼吸短促、体重迅速增加。后者有可能因充血性心力衰竭所致。

(九) 苯海索(benzhexol)

【主要制剂与规格】片剂,2mg。

【是否超说明书用药】否。

【适用疾病类型】帕金森病、帕金森综合征。

【用法与用量】1~2mg,每日 3 次。

【用药期间的监测指标】定期复查认知功能。

【药物调整】≥60 岁的患者最好不应用苯海索。

【注意事项】老年人对药物较敏感,可产生不可逆的脑功能衰竭。高龄老年患者慎用。心血管功能不全者、高血压患者、肠梗阻或有此病史者、重症肌无力患者、肾功能障碍者、有锥体外系反应的精神病患者慎用。该药可抑制乳汁的分泌,妊娠期及哺乳期妇女慎用。

【禁忌证】青光眼、尿潴留、前列腺肥大者禁用。

【不良反应】常见的不良反应有心动过速、口干、便秘、尿潴留、瞳孔散大、视物模糊等抗胆碱反应。大剂量使用可有中枢神经系统症状,如幻觉、谵妄、精神病样表现等。

(袁 云)

参考文献

[1] GRIMES D, FITZPATRICK M, GORDON J, et al. Canadian guideline for Parkinson disease [J]. CMAJ, 2019, 191 (36): E989-E1004.

[2] SCHERBAUM R, HARTELT E, KINKEL M, et al. Parkinson Disease Multimodal Complex Treatment improves motor symptoms, depression and quality of life [J]. J Neurol, 2020, 267 (4): 954-965.

44

POEMS 综合征

一、疾病概述

【定义】POEMS 综合征是一种罕见的单克隆浆细胞疾病。名称中的 5 个英文字母分别代表了疾病的 5 个主要表现,P:polyneuropathy,多发性神经病;O:organomegaly,脏器肿大;E:endocrinopathy,内分泌异常;M:monoclonal immunoglobulin,单克隆免疫球蛋白;S:skin changes,皮肤改变。

【主要症状与体征】①多发神经病:往往表现为对称性的四肢感觉和/或运动性周围神经病,逐步由远端向近端进展。②器官肿大:包括肝大、脾大或淋巴结肿大;淋巴结活检常提示为 Castleman 病。③内分泌异常:包括性功能减退(如男性阳痿、乳房发育)、甲状腺功能减退、糖代谢异常(如糖尿病)、肾上腺功能不全。④皮肤改变:可表现为皮肤颜色加深、肾小球样血管瘤、白甲、多血质、多毛症和手足发绀等。⑤循环外水负荷增加:包括肢体水肿、腹水、胸腔积液、心包积液和视(神经)盘水肿等。⑥硬化性骨病:是 POEMS 综合征的重要临床表现,可表现为骨痛,亦可无临床症状。骨骼 CT 检查可以显著提高硬化性骨病的检出率,影像学上可以表现为单纯骨骼硬化、硬化和溶骨混合病灶,或者单纯溶骨性改变。⑦红细胞增多和/或血小板增多。⑧肺动脉高压:33%~48% 的患者可出现肺动脉高压,表现为活动耐量减低、低氧血症或下肢水肿等,肺动脉高压的发生率与水肿、胸腔积液、腹水密切相关。⑨脑梗死:5%~10% 的 POEMS 综合征患者可出现脑梗死,可能与疾病的高凝状态相关。

【诊断要点及特殊检查】

(1)血液学评估:通过血清蛋白电泳、血/尿免疫固定电泳、血清游离轻链判断有无单克隆免疫球蛋白以及相应的类型。完善骨髓穿刺/活检以评估有无克隆性浆细胞浸润。

(2)血清血管内皮生长因子(vascular endothelial growth factor,VEGF)检测:血清 VEGF 增高是 POEMS 综合征的重要诊断和疗效评价标志物。依据实验室情况,可以选择血清或者血浆进行 VEGF 测定。我们的结果显示,当血清 VEGF 水平>1 200pg/ml 时,其诊断 POEMS 综合征的特异性和敏感性分别为 90.2% 和 83.7%。另外,有研究显示,血清 VEGF

的缓解水平与患者的无进展生存相关。

(3)组织器官评估:①神经系统,需完善肌电图和神经传导速度,必要时行神经活检;②脏器肿大及血管外水负荷增加,主要通过胸腹盆 CT 评估肝大、脾大、淋巴结肿大、胸腔积液、腹水;③内分泌腺,包括睾酮、雌二醇、促黄体生成素、卵泡刺激素、糖化血红蛋白、促甲状腺激素、甲状旁腺素、催乳素、血皮质醇、促肾上腺皮质激素等激素检测;④骨骼,通过全身低剂量 CT 骨窗或 PET/CT 评估;⑤视(神经)盘水肿,眼底检查;⑥心肺功能,包括肺功能检查以及通过心脏超声评估右心功能及肺动脉压力。确诊后评估患者有无以下危险因素以指导治疗:年龄>50 岁、肺动脉高压、胸腔积液及肾小球滤过率估计值<30ml/(1.73m²·min)。

二、用药方案

【治疗目的】主要是抗浆细胞治疗,通过监测血液学缓解、VEGF 水平的下降以及器官受累的缓解进行综合疗效评估。

【常用药物】对于不符合一线自体造血干细胞移植适应证(≤65 岁,无器官功能衰竭及大量浆膜腔积液)的患者,治疗方案主要为基于以下几种药物的化疗:①美法仑;②来那度胺;③硼替佐米。

三、用药描述

(一) 美法仑(melphalan)

【主要制剂与规格】美法仑片,2mg。

【是否超说明书用药】是。

【适用疾病类型】各种危险度 POEMS 综合征患者。

【用法与用量】每 28d 为 1 个疗程,每疗程第 1~4 天口服 10mg/m²(体表面积)的药物。疗程中配合地塞米松 20~40mg,第 1~4 天口服。

【用药期间的监测指标】①血常规;②肝、肾功能 + 免疫球蛋白;③血清蛋白电泳;④血/尿免疫固定电泳;⑤血清游离轻链;⑥血清 VEGF。

【药物调整】若患者出现严重的骨髓抑制,需考虑药物减量或换用其他药物。

【注意事项】①致癌性:美法仑同其他烷化剂一样有继发第二肿瘤(尤其是白血病)的可能。在使用前应谨慎权衡治疗带来的益处和肿瘤风险。②抑制卵巢功能:导致相当数量的绝经前妇女闭经,育龄期女性应用需慎重并充分交代风险。

【禁忌证】对美法仑过敏的患者禁用。

【不良反应】①骨髓抑制:美法仑是一种骨髓抑制剂,整个治疗期间必须监测血常规,避免出现严重的骨髓抑制,以及不可逆性骨髓再生不良的危险。②消化道症状:约 30% 的患者口服常规剂量后出现恶心、呕吐等胃肠道不适。

(二) 来那度胺(lenalidomide)

【主要制剂与规格】来那度胺,10mg,25mg。

【是否超说明书用药】是。

【适用疾病类型】各种危险度 POEMS 综合征患者。

【用法与用量】每 28d 为 1 个疗程,每疗程第 1~21 天每日口服来那度胺 25mg。疗程中第 1、8、15、22 天配合地塞米松 20~40mg 口服。

【用药期间的监测指标】①血常规;②肝、肾功能 + 免疫球蛋白;③血清蛋白电泳;④血 / 尿免疫固定电泳;⑤血清游离轻链;⑥血清 VEGF。

【药物调整】若患者出现严重的骨髓抑制,可考虑缩短来那度胺用药疗程。

【注意事项】①深静脉血栓和肺栓塞:来那度胺可增加血栓风险,需使用预防性抗凝血药。②致畸:妊娠期间服用来那度胺可能会发生胎儿致畸作用,妊娠期妇女禁用,可能怀孕的女性需严格避孕。③第二肿瘤:有继发第二肿瘤可能,在使用前应谨慎权衡治疗带来的益处和肿瘤风险。

【禁忌证】①妊娠期妇女禁用;②未达到所有避孕要求的可能怀孕的女性禁用;③对本品活性成分或其中任何辅料过敏者禁用。

【不良反应】①骨髓抑制:主要表现为中性粒细胞减少及血小板减少,整个治疗期间必须监测血常规,避免出现严重的骨髓抑制。②深静脉血栓和肺栓塞:合并使用促红细胞生成素或曾有血栓病史的患者发生血栓的风险可能更高。因此建议无禁忌的患者均使用预防性的抗凝血药。

(三) 硼替佐米(bortezomib)

【主要制剂与规格】注射用硼替佐米,1mg、3.5mg。

【是否超说明书用药】是。

【适用疾病类型】各种危险度 POEMS 综合征患者。

【用法与用量】每 35d 为 1 个疗程,每疗程第 1、8、15、22 天皮下注射 $1.3mg/m^2$(体表面积)的药物。疗程中一般配合地塞米松。

【用药期间的监测指标】①血常规;②肝、肾功能 + 免疫球蛋白;③血清蛋白电泳;④血 / 尿免疫固定电泳;⑤血清游离轻链;⑥血清 VEGF。

【药物调整】若患者出现难以耐受的周围神经病、腹泻等,需考虑换用其他药物。

【注意事项】硼替佐米可导致带状疱疹病毒再激活,用药期间需接受预防性抗病毒治疗,如阿昔洛韦。

【禁忌证】对硼替佐米、硼或者甘露醇过敏的患者禁用。

【不良反应】①周围神经病:主要为感觉神经受累。建议监测患者神经病变的症状,如灼烧感、感觉过敏、感觉减退、感觉异常、不适感或神经痛,必要时调整本品的剂量和治疗方案。②胃肠道不良事件:可引起恶心、呕吐、腹泻等,有时需使用镇吐药和止泻药治疗。如果患者脱水,应及时补充液体和电解质。③带状疱疹病毒再激活:硼替佐米可导致带状疱疹病毒再激活,用药期间需接受预防性抗病毒治疗。

(沈恺妮　李　剑)

参考文献

［1］ DISPENZIERI A. POEMS Syndrome: 2019 Update on diagnosis, risk-stratification, and management [J]. Am J Hematol, 2019, 94 (7): 812-827.

［2］ WANG C, HUANG X F, CAI Q Q, et al. Remarkable expression of vascular endothelial growth factor in bone marrow plasma cells of patients with POEMS syndrome [J]. Leuk Res, 2016, 50: 78-84.

［3］ WANG C, HUANG X F, CAI Q Q, et al. Prognostic study for overall survival in patients with newly diagnosed POEMS syndrome [J]. Leukemia, 2017, 31 (1): 100-106.

45

普拉德 - 威利综合征

一、疾病概述

【定义】普拉德 - 威利综合征（Prader-Willi syndrome, PWS）是一种涉及基因印记的遗传性疾病,由父源染色体 15q11.2-q13 区域印记基因的功能缺陷所致。该病的临床表现复杂多样,各年龄段特点不同。

【主要症状与体征】在新生儿期肌张力过低是这一疾病的标志性特征之一,严重的肌张力降低可导致窒息、喂养困难、吮吸无力、哭声无力。婴幼儿期主要表现为生长迟滞,认知、运动及语言发育落后。随着年龄的增长,食欲逐渐旺盛,如果不限制进食,会出现肥胖。学龄期通常存在身材矮小,逐渐出现脾气暴躁、固执、强迫症等性格特点。异常行为包括强烈的觅食、搔抓皮肤、孤独症样行为等。青春期男性和女性患者均可出现第二性征延迟或不完全。由于肥胖可导致相关并发症,如呼吸睡眠暂停、肺源性心脏病、胰岛素抵抗甚至糖尿病等。脊柱侧突、骨质疏松、胃食管反流也较常见。成人期主要表现为肥胖及其并发症,包括心血管问题、糖尿病和睡眠呼吸暂停,其他表现为精神异常,不孕不育。

体格检查可以发现特征性面容逐渐典型,包括杏仁眼、小嘴、上唇薄、嘴角向下、小手小脚、身材矮小、皮肤白皙、肌张力低、生殖器发育不良(如隐睾、阴囊发育不全或阴蒂发育不全)。

【诊断要点及特殊检查】对于具有上述表现的患者,应考虑到 PWS 的可能性,确诊需要分子遗传诊断方法,推荐甲基化特异性多重连接探针扩增(MS-MLPA)。

二、用药方案

【治疗目的】改善不同年龄段 PWS 的症状、减少或减轻 PWS 相关并发症,提高生活质量。该病需要儿科、康复科、营养科、内分泌科、骨科、外科、口腔科、呼吸科、心理科等多学科参与综合管理,如生长发育评估、运动智力语言发育评估、营养管理、脊柱侧弯的处理、阻塞性呼吸睡眠暂停的处理、激素替代治疗等。

【常用药物】激素替代治疗包括①生长激素的替代治疗:可改善身材矮小、增加瘦体重,助肌肉组织发育,改善肌力,提高生活质量。②性激素治疗:以诱导、促进及维持青春发育,促进骨骼正常发育。③部分 PWS 患者合并甲状腺功能减低、中枢性肾上腺皮质功能减低,应给予相应的左甲状腺素钠、氢化可的松替代治疗。

三、用药描述

重组人生长激素(recombinant human growth hormone)

【主要制剂与规格】重组人生长激素注射液,10mg/2ml、5mg/1.5ml;注射用重组人生长激素,4.0IU/1.33mg、4.0IU/1.5mg。

【是否超说明书用药】是。

【适用疾病类型】一旦确诊无禁忌证,应尽早使用重组人生长激素。

【用法与用量】儿童起始剂量为 0.5mg/(m²·d),根据 IGF-1 水平调节,逐渐增至 1.0mg/(m²·d),皮下注射。

【用药期间的监测指标】身高、体重、BMI;根据临床情况酌情选择血常规、肝功能、肾功能、血脂、血糖、胰岛素、甲状腺功能、IGF-1、脊柱 X 线片、呼吸睡眠监测、骨龄。

【药物调整】根据患者的身高、生长速率、IGF-1 综合调整重组人生长激素用量,一般建议将 PWS 儿童 IGF-1 维持在同年龄同性别参考值的 +1~+2 标准差范围。

【注意事项】①心功能:重组人生长激素治疗会影响心肌数量及功能,建议在治疗开始前行超声心功能检查,在长期治疗的 PWS 患儿中应注意心功能的评估。②胰岛素抵抗与糖尿病:重组人生长激素治疗的 PWS 患儿胰岛素水平显著升高,因此在重组人生长激素治疗的患儿中应监测糖代谢、脂代谢相关指标。③脊柱侧凸:PWS 患儿的脊柱侧凸发生率较高,目前研究未发现重组人生长激素治疗明显增加脊柱侧凸的发生,脊柱侧凸也并非重组人生长激素治疗的禁忌证。应在随访中注意监测,确定是否需要矫形等治疗。④阻塞性呼吸睡眠暂停:重组人生长激素治疗可能增大舌体和腺体的体积,减小本来就狭小的气道,可能加重阻塞性呼吸睡眠暂停。

【禁忌证】严重肥胖、有未控制的糖尿病、未控制的严重阻塞性睡眠呼吸暂停、活动性肿瘤、活动性精神病、全身性感染、药物过敏及心脏直视手术、腹部手术或重意外创伤时禁用。

【不良反应】注射部位疼痛、红肿、纤维化、结节、皮疹、炎症、色素沉着或出血;脂肪萎缩;头痛;血尿;甲状腺功能减退;一过性轻度高血糖;轻度和一过性水肿;谷草转氨酶水平升高,谷丙转氨酶水平升高。

（马明圣）

参考文献

[1] 中华医学会儿科学分会内分泌遗传代谢学组,《中华儿科杂志》编辑委员会. 中国 Prader-Willi 综合征诊治专家共识 (2015)[J]. 中华儿科杂志, 2015, 53 (6): 419-424.

[2] IRIZARRY K A, MILLER M, FREEMARK M, et al. Prader Willi syndrome: Genetics, metabolomics, hormonal function, and new approaches to therapy [J]. Adv Pediatr, 2016, 63 (1): 47-77.

[3] BUTLER M G, KIMONIS V, DYKENS E, et al. Prader-Willi syndrome and early-onset morbid obesity NIH rare disease consortium: A review of natural history study [J]. Am J Med Genet A, 2018, 176 (2): 368-375.

46

原发性遗传性肌张力不全

一、疾病概述

【定义】原发性遗传性肌张力不全是一组基因突变导致的运动异常性疾病。肌张力不全是指患者维持的姿势处于极度活动状态,伴随收缩肌和拮抗肌的同时收缩,而静态查体肌肉张力正常。

【主要症状与体征】临床表现变异度很大,可从严重的儿童表型到成人轻症的基因携带者,不同类型症状重叠。最常见的症状是肢体出现持续性或发作性的姿势异常。多起自下肢开始出现症状,随病情发展,自一侧肢体发展到其他肢体或中轴肌肉,进展为全身性肌张力不全,咽喉和头颅的肌肉不受累。也有些类型自头颈部肌肉起病,随后进展至躯干和四肢肌肉。肌张力不全可以运动诱发,也可以出现症状的波动性。

【诊断要点及特殊检查】该病主要通过临床表现和基因检查确诊。首先是病史和查体诊断存在肌张力不全;而后通过血、尿毒素筛查,头颅 MRI 或 CT 除外继发性肌张力不全;对怀疑为家族性或遗传性肌张力不全的患者,采用二代测序基因检查,明确其遗传学类型。

二、用药方案

【治疗目的】本病需要使用药物治疗。可选择经颅磁刺激或最终采取脑深部电刺激治疗。此外,物理治疗、语言治疗和按摩、体疗等有助于患者改善运动和缓解疼痛。心理支持、静坐、深呼吸、生物电反馈治疗和瑜伽等可不同程度地缓解精神紧张。

【常用药物】包括帕金森类药物、氯硝西泮、钠通道抑制剂,都可以使用。

三、用药描述

(一)左旋多巴(levodopa)

【主要制剂与规格】片剂,250mg/ 片。

【是否超说明书用药】是。

【适用疾病类型】多巴反应性肌张力不全,其他类型也可以试用。

【用法与用量】本品最适宜的日用量必须根据不同患者的情况而定。初始治疗首次推荐量是每日 1/2 片。每 3~5d 增加 1 片。儿童按照 20mg/kg,一般对 25~100mg 有效,个别患者需要增加到 1 200mg/d。

【用药期间的监测指标】血常规、肝功能、肾功能及心电图。

【药物调整】一般用半片后症状消失,可以维持 1 周左右,因此要摸索一个有效的最佳低剂量,直至达到适合该患者的治疗量为止,一般不得超过 1g/d。

【注意事项】高血压、心律失常、糖尿病、支气管哮喘、肺气肿、肝功能及肾功能障碍、尿潴留者慎用。有骨质疏松的老年人在治疗期间应缓慢恢复正常的活动,以减少引起骨折的危险。本品与非选择性单胺氧化酶抑制剂合用可致急性肾上腺危象。与罂粟碱、维生素 B₆、乙酰螺旋霉素合用可降低本品的药效。本品应避免与抗精神病药物合用,与甲基多巴合用,可增加本品的不良反应。

【禁忌证】禁止将本品与非选择性单胺氧化酶抑制剂合用。禁用于已知对左旋多巴、苄丝肼或其赋形剂过敏的患者;严重精神疾病、严重心律失常、心力衰竭、青光眼、消化性溃疡和有惊厥史者;也不能用于内分泌疾病失代偿期、肾功能损害(透析者除外)失代偿期、肝功能损害失代偿期、妊娠期及哺乳期妇女或可能妊娠的妇女。

【不良反应】常见的不良反应有恶心、呕吐、直立性低血压,头、面部、舌、上肢和身体上部的异常不随意运动,精神抑郁,排尿困难;较少见的不良反应有高血压、心律失常、溶血性贫血。

(二) 氯硝西泮(clonazepam)

【主要制剂与规格】片剂,2mg。

【是否超说明书用药】是。

【适用疾病类型】各种类型的肌张力不全。

【用法与用量】成人常用量:开始每次 0.5mg(1/4 片),每日 1 次,每 3d 增加 0.5~1mg(1/4~1/2 片),直到症状被控制或出现不良反应为止。用量应个体化,成人最大量每日不要超过 20mg(10 片)。小儿常用量:10 岁或体重 30kg 以下的儿童开始每日按 0.01~0.03mg/kg,分 2~3 次服用,以后每 3d 增加 0.25~0.5mg(1/8~1/4 片),至达到按每日 0.1~0.2mg/kg 或出现不良反应为止。

【用药期间的监测指标】无。

【药物调整】儿童长期应用有可能对躯体和神经发育有影响,应慎用;在新生儿可产生持续性中枢神经系抑制,应禁用。老年人中枢神经系统对本品较敏感,用药易产生呼吸困难、低血压、心动过缓甚至心脏骤停,应慎用。

【注意事项】对苯二氮䓬类药物过敏者,可能对本药过敏。本药可以通过胎盘及分泌入乳汁。幼儿中枢神经系统对本药异常敏感。老年人中枢神经系统对本药较敏感。肝、肾功能损害者能延长本药清除半衰期。严重的精神抑郁可使病情加重,甚至产生自杀倾向,应采取预防措施。避免长期大量使用而成瘾,如长期使用,应逐渐减量,不宜骤停。

对本类药耐受量小的患者初用量宜小。以下情况慎用:①严重的急性乙醇中毒,可加重中枢神经系统抑制作用;②重度重症肌无力,病情可能被加重;③急性闭角型青光眼,可因本品的抗胆碱能效应而使病情加重;④低蛋白血症时,可导致嗜睡难醒;⑤多动症者,可有反常反应;

⑥严重慢性阻塞性肺疾病,可加重呼吸衰竭;⑦外科或长期卧床患者,咳嗽反射可受到抑制。

妊娠期及哺乳期妇女用药:在妊娠3个月内,本药有增加胎儿致畸的危险;妊娠后期用药影响新生儿中枢神经活动;分娩前及分娩时用药可导致新生儿肌张力较弱;妊娠期妇女应禁用。本药可分泌入乳汁,哺乳期妇女应禁用。

【禁忌证】妊娠期及妊娠期妇女、新生儿禁用。

【不良反应】嗜睡、头晕、共济失调、行为紊乱异常兴奋、神经过敏易激惹、肌力减退。较少发生的有行为障碍、思维不能集中、易暴怒(儿童多见)、精神错乱、幻觉、精神抑郁;皮疹或过敏、咽痛、发热或出血异常、瘀斑或极度疲乏、乏力(血细胞减少)。

(三) 卡马西平(carbamazepine)

【主要制剂与规格】片剂,0.1g、0.2g。

【是否超说明书用药】是。

【适用疾病类型】运动诱发性肌张力不全,其他类型的肌张力不全也可以试用。

【用法与用量】成人初始剂量100~200mg/次,每日1~2次;逐渐增加剂量直至最佳疗效。4岁或4岁以下儿童,初始剂量20~60mg/d,然后隔日增加20~60mg。4岁以上儿童,初始剂量100mg/d,然后每周增加100mg。

【用药期间的监测指标】血常规、肝功能、电解质。

【药物调整】依据病情进行调整。

【注意事项】在卡马西平治疗期间有报道发生严重且有时是致命的皮肤反应,包括中毒性表皮坏死松解症和史-约(Stevens-Johnson)综合征,在卡马西平治疗前可对遗传风险人群患者进行 *HLA-B*1502* 筛查,该等位基因阳性患者不得使用卡马西平治疗,除非明确显示治疗效益大于风险。中枢神经系统的不良反应可能是剂量过大或血药浓度明显波动的表现,在这种情况下应进行血药浓度监测。

【禁忌证】已知对卡马西平和相关结构药物(如三环类抗抑郁药)或制剂的其他成分过敏者;房室传导阻滞,血清铁严重异常,有骨髓抑制史、肝卟啉病病史、严重肝功能不全等病史者。

【不良反应】特别是在用卡马西平治疗初期,或初始服药量过大或老年患者服用,偶然或经常会出现一些不良反应,如中枢神经系统不良反应(头晕、头痛、共济失调、嗜睡、疲劳、复视)、胃肠道不适(如恶心、呕吐)以及皮肤变态反应。

与剂量相关的不良反应通常在数日内自行减轻或减少剂量后减轻。中枢神经系统的不良反应可能是剂量过大或是血药浓度明显波动的表现。在这种情况下应进行血药浓度监测,降低每日剂量服用,并分成3~4次服用。

(袁 云)

参考文献

[1] DRESSLER D, ALTENMUELLER E, BHIDAYASIRI R, et al. Strategies for treatment of dystonia [J]. J Neural Transm (Vienna), 2016, 123 (3): 251-258.

[2] BALINT B, MENCACCI N E, VALENTE E M, et al. Dystonia [J]. Nat Rev Dis Primers, 2018, 4 (1): 25.

[3] ALBANESE A, DI GIOVANNI M, LALLI S. Dystonia: Diagnosis and management [J]. Eur J Neurol, 2019, 26 (1): 5-17.

47

原发性轻链型淀粉样变

一、疾病概述

【定义】原发性轻链(AL)型淀粉样变是一种由具有反向β折叠结构的单克隆免疫球蛋白轻链沉积在器官与组织内,并造成相应器官与组织功能损伤的罕见浆细胞病。

【主要症状与体征】AL型淀粉样变常见的受累器官包括心脏、肾脏、肝脏和周围神经等。①肾脏:主要表现为肢体水肿和尿中泡沫增多,实验室检查可以发现单纯的中量蛋白尿或肾病综合征,晚期可出现肾功能不全;②心脏:包括活动后气短、肢体水肿、胸腔积液、腹水等限制性心功能不全表现;③肝脏:可有轻微肝区不适或疼痛,但多数患者可无症状,往往为体检时发现异常。疾病晚期可出现肝功能衰竭;④周围神经和自主神经:对称性的四肢感觉和/或运动性周围神经病,自主神经异常多表现为直立性低血压、胃轻瘫、假性肠梗阻和阳痿等。

【诊断要点及特殊检查】AL型淀粉样变的诊断需满足以下5条标准:①具有受累器官的典型临床表现和体征;②通过血清蛋白电泳、血/尿免疫固定电泳及血清游离轻链证实血和尿中存在单克隆免疫球蛋白;③组织活检可见无定形粉染物质沉积,且刚果红染色阳性;④沉积物经免疫组化、免疫荧光、免疫电镜或质谱蛋白质组学证实为免疫球蛋白轻链沉积;⑤除外多发性骨髓瘤、华氏巨球蛋白血症或其他淋巴浆细胞增殖性疾病。明确诊断后,根据血清肌钙蛋白T(I)和N末端脑钠肽前体(NT-proBNP)水平对患者进行危险分层(梅奥2004 Ⅰ～Ⅲ期)。

二、用药方案

【治疗目的】目前AL型淀粉样变的治疗主要靶向于克隆性浆细胞,降低血清单克隆免疫球蛋白水平,并最终通过人体的自我清除机制获得器官缓解。现阶段治疗目标是获得高质量的血液学缓解。

【常用药物】基于以下几类药物的化疗或靶向治疗:①蛋白酶体抑制剂,以硼替佐米为代表;②美法仑;③ CD38 单抗(达雷妥尤单抗)。

三、用药描述

(一)硼替佐米(bortezomib)

【主要制剂与规格】注射用硼替佐米,1mg、3.5mg。

【是否超说明书用药】是。

【适用疾病类型】各个分期的 AL 型淀粉样变患者。

【用法与用量】每 35d 为 1 个疗程,每疗程第 1、8、15、22 天皮下注射 1.3mg/m^2(体表面积)的药物。疗程中一般配合地塞米松、环磷酰胺等药物。

【用药期间的监测指标】①血常规;②肝、肾功能 + 免疫球蛋白;③血清蛋白电泳;④血 / 尿免疫固定电泳;⑤血清游离轻链;⑥肌钙蛋白;⑦ NT-proBNP;⑧ 24h 尿蛋白定量。

【药物调整】若患者出现难以耐受的周围神经病、腹泻等,需考虑换用其他药物。

【注意事项】硼替佐米可导致带状疱疹病毒再激活,用药期间需接受预防性抗病毒治疗,如阿昔洛韦。

【禁忌证】对硼替佐米、硼或者甘露醇过敏的患者禁用。

【不良反应】①周围神经病:主要为感觉神经受累。建议监测患者神经病变的症状,如灼烧感、感觉过敏、感觉减退、感觉异常、不适感或神经痛,必要时调整本品的剂量和治疗方案。②胃肠道不良事件:可引起恶心、呕吐、腹泻等,有时需使用止吐药和止泻药治疗。如果患者脱水,应及时补充液体和电解质。③带状疱疹病毒再激活:硼替佐米可导致带状疱疹病毒再激活,用药期间需接受预防性抗病毒治疗。

(二)美法仑(melphalan)

【主要制剂与规格】美法仑片,2mg。

【是否超说明书用药】是。

【适用疾病类型】各个分期的 AL 型淀粉样变患者。

【用法与用量】每 28d 为 1 个疗程,每个疗程第 1~4 天口服 10mg/m^2(体表面积)的药物。疗程中一般配合地塞米松 20~40mg,第 1~4 天口服。

【用药期间的监测指标】①血常规;②肝、肾功能 + 免疫球蛋白;③血清蛋白电泳;④血、尿免疫固定电泳;⑤血清游离轻链;⑥肌钙蛋白;⑦ NT-proBNP;⑧ 24h 尿蛋白定量。

【药物调整】若患者出现严重的骨髓抑制,需考虑药物减量或换用其他药物。

【注意事项】①致癌性:美法仑同其他烷化剂一样有继发第二肿瘤(尤其是白血病)的可能。在使用前应谨慎权衡治疗带来的益处和肿瘤风险。②抑制卵巢功能:导致相当数量的绝经前妇女闭经,育龄期女性应用需慎重并充分交代风险。

【禁忌证】对美法仑过敏的患者禁用。

【不良反应】①骨髓抑制:美法仑是一种骨髓抑制剂,整个治疗期间必须监测血常规,避免出现过度骨髓抑制及不可逆性骨髓再生不良的危险。②消化道症状:30% 的患者口服常规剂量后出现恶心、呕吐等胃肠道不适。

（三）达雷妥尤单抗（CD38 单抗）（daratumumab）

【主要制剂与规格】达雷妥尤单抗注射液，100mg、400mg。

【是否超说明书用药】是。

【适用疾病类型】各个分期的 AL 型淀粉样变患者。

【用法与用量】推荐剂量为每次 16mg/kg 静脉输注，第 1~8 周每周给药一次，第 9~24 周每 2 周给药一次，第 25 周起每 4 周给药一次，直至疾病进展。疗程中一般配合硼替佐米或来那度胺、地塞米松等药物。

【用药期间的监测指标】①血常规；②肝、肾功能 + 免疫球蛋白；③血清蛋白电泳；④血、尿免疫固定电泳；⑤血清游离轻链；⑥肌钙蛋白；⑦ NT-proBNP；⑧ 24h 尿蛋白定量。

【药物调整】若患者出现 4 级输注相关反应（IRR），或前 3 次用药均出现 3 级 IRR，则终止本品治疗。

【注意事项】①达雷妥尤单抗是一种人源 IgGκ 单克隆抗体，临床上监测血清蛋白电泳和免疫固定电泳都可以探测到达雷妥尤单抗。对于 IgGκ 型 AL 型淀粉样变，进行上述检测时需充分与检验科室沟通，避免假阳性结果。②达雷妥尤单抗与红细胞表面低水平表达的 CD38 结合，干扰相容性试验，包括抗体筛查和交叉配型，可能导致间接库姆斯（Coombs）试验结果呈阳性。达雷妥尤单抗与红细胞的结合可能影响患者血清中次要抗原的抗体检测结果，并影响患者的 ABO 和 Rh 血型测定。开始达雷妥尤单抗治疗前，应测定患者血型并进行抗体筛查。在计划输血的情况下，应通知输血科使用本品对间接库姆斯（Coombs）试验的干扰。

【禁忌证】对本品活性成分或任何辅料成分有超敏反应的患者禁用。

【不良反应】① IRR：本品可能引起严重的 IRR，包括速发变态反应。大多数 IRR 发生在首次输注时，严重程度为 1~2 级。4% 的患者在第二次及以上输注时发生 IRR。发生的重度反应包括支气管痉挛、缺氧、呼吸困难、高血压、喉水肿和肺水肿。症状主要包括鼻充血、咳嗽、咽喉刺激、寒战、呕吐和恶心。对于出现任何等级 IRR 的患者，都要在输注后继续监测直至症状消退。在本品治疗前应给予包括抗组胺药、退热剂和皮质类固醇在内的治疗前用药，以降低 IRR 风险。②感染：其中感染性肺炎是最常报道的重度感染不良事件。③带状疱疹再激活：需进行相应的病毒预防。④乙型肝炎病毒（HBV）再激活：对于 HBV 血清学检测结果呈阳性的患者，应在本品治疗期间以及治疗结束后至少 6 个月内监测 HBV 再激活的临床和实验室指标。⑤中性粒细胞减少症和血小板减少症：本品可能增加背景治疗引起的中性粒细胞减少症和血小板减少症的发生率，治疗期间定期监测血常规。

（沈恺妮　李　剑）

参考文献

［1］ VAXMAN I, DISPENZIERI A, MUCHTAR E, et al. New developments in diagnosis, risk assessment and management in systemic amyloidosis [J]. Blood Rev, 2020, 40: 100636.

［2］ GERTZ M A. Immunoglobulin light chain amyloidosis: 2020 update on diagnosis, prognosis, and treatment [J]. Am J Hematol, 2020, 95 (7): 848-860.

［3］ PALLADINI G, KASTRITIS E, MAURER M S, et al. Daratumumab plus CyBorD for patients with newly diagnosed AL amyloidosis: Safety run-in results of ANDROMEDA [J]. Blood, 2020, 136 (1): 71-80.

48

进行性家族性肝内胆汁淤积症

一、疾病概述

【定义】进行性家族性肝内胆汁淤积症（progressive familial intrahepatic cholestasis，PFIC）是一组罕见的异质性常染色体隐性遗传病，以肝内胆汁淤积为主要表现，随着病情的进展，最终发展为肝纤维化、肝硬化和肝功能衰竭。依据其基因突变类型不同分为1~6型。

【主要症状与体征】1型通常在1岁之前发病，平均发病年龄为3月龄，少数患者在新生儿期起病，部分可到青春期才出现胆汁淤积。2型通常在新生儿期起病，病情呈进行性进展，多在10岁前进展为肝硬化。3型患者发病从1月龄至20岁，以婴幼儿期多见。4~6型起病年龄多在婴幼儿期，其中5型进展迅速，部分患者在疾病早期即可死亡。各型共同的和主要的临床表现为进行性黄疸和瘙痒，严重瘙痒影响患者情绪及生活质量，伴不同程度的生长发育障碍，脂溶性维生素缺乏导致的维生素K缺乏性出血、维生素E缺乏性神经肌肉功能异常等。随着病情进展，最终发展为肝纤维化、肝硬化和肝功能衰竭。但因致病基因不同、同一致病基因致病突变不同，临床特征及病情严重程度亦有不同。

【诊断要点及特殊检查】1型也称Byler病和格陵兰岛家族性胆汁淤积，由*ATP8B1*基因突变所致；2型由*ABCB11*基因缺陷所致；3型由*ABCB4*基因（也称*MDR3*或*PGY3*）突变所致；4型由*TJP2*突变所致；5型由*NR1H4*突变所致；6型由*MYO5B*突变所致。1~6型的共同生化特征为血清胆汁酸和转氨酶水平升高，多数伴有血清胆红素及碱性磷酸酶水平升高，且胆汁中初级胆汁酸水平降低。除3型外，其他各型血清γ-谷氨酰转肽酶水平正常或大致正常。多数患者存在脂溶性维生素缺乏，检测可发现血清维生素A、D、K、E水平下降。2、5型会出现甲胎蛋白异常升高。5型早期即有严重的维生素K非依赖性凝血障碍。

二、用药方案

【治疗目的】缓解皮肤瘙痒，改善营养状态，纠正维生素缺乏，治疗腹水和食管静脉曲张破裂出血等相关进展期并发症。

【常用药物】药物治疗是所有类型患者的一线治疗方法。患者膳食脂肪提供应以中链甘油三酯为主，水溶性维生素摄入量为该年龄段儿童每日推荐量的 1~2 倍，儿童患者脂溶性维生素口服剂量：维生素 A 5 000~25 000U/d；维生素 D 400~800IU/d；维生素 E 50~100IU/d；维生素 K 2.5~5mg/d 或每 3~4 周 2~5mg，静脉注射。每日补充钙 800~2 000mg。熊去氧胆酸对一半以上 3 型患者有效，对其他低 γ- 谷氨酰转肽酶水平型患者疗效不理想，但仍能改善部分患者的瘙痒症状并降低转氨酶水平。在低 γ- 谷氨酰转肽酶患者中，利福平治疗不会改善血清转氨酶和胆红素，仅在少数患者中缓解瘙痒，且因为其肝脏毒性限制了在进行性家族性肝内胆汁淤积症患者的应用。考来烯胺(消胆胺)是可能缓解瘙痒症状的药物，但对进行性家族性肝内胆汁淤积症治疗效果不确定。目前尚没有针对病因学的治疗方案，后期大部分患者仍需要外科手术治疗甚至肝移植。

三、用药描述

熊去氧胆酸(ursodeoxycholic acid)

【主要制剂与规格】熊去氧胆酸胶囊，250mg。

【是否超说明书用药】否。

【适用疾病类型】对一半以上 3 型患者有效。对其他低 γ- 谷氨酰转肽酶水平型患者疗效不理想，但仍能改善部分患者的瘙痒症状并降低转氨酶水平。

【用法与用量】成人每日剂量为 10mg/kg，分 2 次或 3 次口服。儿童用药数据有限：15~20mg/(kg·d)，每日 1 次或分成 2 次口服。有的患儿可能需要增加剂量至 30mg(kg·d)。

【用药期间的监测指标】治疗开始的 3 个月内每 4 周检测肝功能，之后每 3 个月监测一次。

【药物调整】如必须服用考来烯胺、考来替泊、蒙脱石，应在服药前或服药后 2h 服用熊去氧胆酸。熊去氧胆酸胶囊影响环孢素在肠道的吸收，服用环孢素的患者应做环孢素血清浓度监测，必要时调整服用环孢素的剂量。

【注意事项】熊去氧胆酸不能在妊娠期前 3 个月内服用。哺乳期妇女慎用。

【禁忌证】急性胆囊炎和胆管炎；胆道阻塞；经常性的胆绞痛发作；射线不能穿透的胆结石钙化；胆囊功能受损；胆囊不能在 X 线下被看到；对胆汁酸或任一药物成分过敏者禁用。

【不良反应】常见有腹泻、便秘、消化不良、恶心等胃肠道症状；头痛、头晕、背痛、上呼吸道感染等。

(李正红)

参考文献

[1] MEHL A, BOHORQUEZ H, SERRANO M S, et al. Liver transplantation and the management of progres-

sive familial intrahepatic cholestasis in children [J]. World J Transplant, 2016, 6 (2): 278-290.

[2] VAN DER WOERD W L, HOUWEN R H, VAN DE GRAAF S F. Current and future therapies for inherited cholestatic liver diseases [J]. World J Gastroenterol, 2017, 23 (5): 763-775.

[3] SRIVASTAVA A. Progressive familial intrahepatic cholestasis [J]. J Clin Exp Hepatol, 2014, 4 (1): 25-36.

[4] STAPELBROEK J M, VAN ERPECUM K J, KLOMP L W, et al. Liver disease associated with canalicular transport defects: Current and future therapies [J]. J Hepatol, 2010, 52 (2): 258-271.

49

进行性肌营养不良

一、疾病概述

【定义】进行性肌营养不良（progressive muscular dystrophy, PMD）是一组以骨骼肌进行性无力、萎缩为主要临床表现的异质性基因缺陷性疾病，可伴有中枢神经系统、心脏、骨骼、呼吸及胃肠道受累。不同类型起病时间、进展速度、受累范围、严重程度差异很大。遗传方式分为 X 连锁隐性遗传、常染色体显性遗传、常染色体隐性遗传等。目前已发现的致病基因达数十种。临床分型：①假肥大型肌营养不良（pseudohypertrophy muscular dystrophy），包括 Duchenne 型肌营养不良（Duchenne muscular dystrophy, DMD）和 Becker 型肌营养不良（Becker muscular dystrophy, BMD）；②面肩肱型肌营养不良（facioscapulohumeral muscular dystrophy, FSHD）；③肢带型肌营养不良（limb-girdle muscular dystrophy, LGMD）；④ Emery-Dreifuss 肌营养不良（Emery-Dreifuss muscular dystrophy, EDMD）；⑤先天性肌营养不良（congenital muscular dystrophy, CMD）；⑥眼咽型肌营养不良（oculo-pharyngeal muscular dystrophy, OPMD）；⑦眼肌型肌营养不良（ocular muscular dystrophy, OMD）；⑧远端型肌营养不良（distal muscular dystrophy）。儿童 Duchenne 型肌营养不良（DMD）最常见，在此主要阐述 DMD。

【主要症状与体征】DMD 患儿在不同年龄具有不同的临床特征，进行性对称性肌无力，多数患儿在 18 个月开始走路，行走能力比同龄儿差。在学龄前期表现为腓肠肌肥大，易跌倒。学龄期四肢近端肌萎缩，有翼状肩胛。肌无力逐渐加重，出现高尔（Gower）征，鸭步态，行走困难或不能行走，腱反射减弱。常伴有脊柱侧弯、马蹄内翻足、踝关节挛缩。

【诊断要点及特殊检查】双下肢无力，鸭步态，高尔（Gower）征，蹲起困难和腓肠肌肥大。随年龄增长，逐渐出现双上肢无力及翼状肩胛，晚期可出现关节挛缩及脊柱畸形。血清肌酸激酶显著升高，肌电图提示肌源性受损，肌肉活检呈典型肌源性受损，且抗肌萎缩蛋白抗体染色呈阴性。基因检测为抗肌萎缩蛋白基因异常，为外显子缺失、重复、微小突变或点突变。如基因检测能够发现致病变异，也可以不做肌肉活检。

二、用药方案

【治疗目的】DMD治疗为多学科综合治疗,包括药物治疗、康复治疗、呼吸系统并发症治疗、心脏病治疗、外科矫形治疗和其他治疗。

【常用药物】①糖皮质激素:确切机制不明,可以有效地延长患者行走时间,减少脊柱侧弯手术率。常用药物为醋酸泼尼松。国外应用地夫考特(deflazacort),该药属于甲泼尼龙的甲基噁唑啉衍生物,国内无药。②基因治疗药物:2016年美国批准药物eteplirsen(反义RNA药物)。该药作用于第51号染色体,即在转录过程中诱导跳跃第51号染色体,产生缩短且具有一定正常功能dystrophin蛋白,以此来修复由于突变造成的开放读码框被破坏的缺陷。2014年欧盟批准药物阿他卢仑(ataluren),该药可以减少核糖体对提前终止密码子的敏感性,使mRNA在翻译时在终止密码子处不终止而继续翻译,可以治疗*DMD*基因无义突变的患者。这两种药物目前国内未获批。

三、用药描述

泼尼松(prednisone)

【主要制剂与规格】醋酸泼尼松片,5mg。

【是否超说明书用药】是。

【适用疾病类型】DMD应用糖皮质激素治疗需要综合考虑患儿年龄、肌肉功能、存在的风险,以及患儿行走能力所处的时期,并预测糖皮质激素带来不良反应,是4~8岁处于行走平台期及恶化期患儿的一线治疗药物。

【用法与用量】成人40~60mg/d,每日晨起顿服。儿童每日0.75mg/kg,不能行走的患儿每日0.3~0.6mg/kg,国内小于12岁患儿每日10~20mg,晨起顿服。

【用药期间的监测指标】主要评估患者行走时间,次要评估肌张力大小及功能评估以及药物不良反应的监测。

【药物调整】治疗中病情恶化且剂量不足,并且可以耐受不良反应时可以调整剂量,最大量40mg/d。患者对泼尼松的不良反应无法耐受,则应减少1/3的用量,并在1个月后再行不良反应评估。体重显著增加是主要的停药指征。

【禁忌证】过敏者禁用。

【不良反应】肥胖、库欣貌、多毛、痤疮、生长速度减慢、行为改变、免疫抑制、葡萄糖耐受不良、消化系统疾病、白内障、高血压及骨质疏松等。

【注意事项】应用泼尼松前应完成预防接种。不可突然用药。补充钾、钙和维生素D。高蛋白饮食为主,预防控制感染,减少盐摄入,定期眼科检测以排除白内障,常规骨密度检测及25(OH)-维生素D检测,预防骨质疏松。高血压、溃疡病、精神病、青光眼等患者慎用。

(张玉琴)

参考文献

［1］中华医学会神经病学分会, 中华医学会神经病学分会神经肌肉病学组, 中华医学会神经病学分会肌电图与临床神经生理学组. 中国假肥大型肌营养不良症诊治指南 [J]. 中华神经科杂志, 2016, 49 (1): 17-20.

［2］中华医学会医学遗传学分会遗传病临床实践指南撰写组. 杜氏进行性肌营养不良临床实践指南 [J]. 中华医学遗传学杂志, 2020, 37 (3): 250-264.

［3］BUSHBY K, FINKEL R, BIRNKRANT D J, et al. Diagnosis and management of Duchenne muscular dystrophy, part 2: Implementation of multidisciplinary care [J]. Lancet Neurol, 2010, 9 (2): 177-189.

50

视网膜母细胞瘤

一、疾病概述

【定义】视网膜母细胞瘤（retinoblastoma，Rb），俗称"眼癌"，是婴幼儿时期最常见的眼内恶性肿瘤，属于神经外胚层肿瘤，是 *Rb* 基因变异造成抑癌基因功能丧失而产生的恶性肿瘤。84% 发生在 3 岁以下，96% 小于 5 岁，具有较高的致盲率和致死率。

【主要症状与体征】"白瞳"是最常见的临床表现，俗称"猫眼"，也就是在瞳孔区出现白色或者黄白色的反光、亮点等，尤其在晚间或者较暗光线下，因为瞳孔的散大，白色反光更加明显；有的是通过照片瞳孔对闪光灯的反光发现的。有些患者早期表现为斜视，这是因为肿瘤发生在黄斑区，破坏了中心视力，继发废用性斜视，这也是最容易造成漏诊或者误诊的。其他临床表现还包括眼充血、青光眼、视力下降、假性前房积脓、无菌性眶蜂窝织炎等。

【诊断要点及特殊检查】根据临床表现以及超声波检查探测到实质性肿块，则可以考虑诊断 Rb；若是眼眶 CT 检查能显示细碎的钙质阴影，则诊断基本可以肯定。另外，结合行 Retcam 机检查，做出临床分期。眼眶核磁检查可以评估是否有眼外侵犯，以及侵犯范围。

二、用药方案

【治疗目的】首先是挽救生命；其次是保留眼球；最后考虑保存有用视力。本病一经诊断，应及早治疗。综合治疗是目前 Rb 一线治疗的主要方式，包括化疗、眼科激光治疗和冷冻治疗、放射治疗等。

【常用药物】化疗包括静脉化疗和动脉化疗。静脉化疗药物主要包括卡铂、依托泊苷、长春新碱等，动脉化疗药物包括美法仑、拓扑替康、卡铂。

三、用药描述

（一）卡铂（carboplatin）

【主要制剂与规格】注射用卡铂，0.1g。

【是否超说明书用药】是。

【用法与用量】每次 18.6mg/kg（＜3 岁）或 560mg/m^2（≥3 岁），d1，静脉滴注。21d 为一个疗程。动脉化疗：20~60mg/ 次。

【用药期间的监测指标】①血常规；②肝功能、肾功能；③心肌酶；④电解质；⑤听力。

【药物调整】若出现严重过敏或不能耐受的恶心、呕吐、胃溃疡，应停药。

【注意事项】①使用前用生理盐水或 5% 葡萄糖注射剂 10ml 溶解，然后用 5% 葡萄糖注射液稀释，静脉滴注 0.5h 或 1h。②药物溶解后，应在 8h 内用完，并避光。③只静脉给药，应避免漏于血管外。④应避免与铝化物接触，也不宜与其他药物混合滴注。⑤用药前及用药期内应定期检查血常规、肝功能、肾功能等。⑥用药期间患者应随访检查听力、神经功能、血常规、肝功能、肾功能。

【禁忌证】①有明显骨髓抑制和肝功能及肾功能不全者禁用；②对顺铂或其他含铂化合物过敏者禁用。

【不良反应】①骨髓抑制：为剂量限制性毒性，长期大剂量给药时可使血小板、血红蛋白、白细胞减少。②胃肠道反应：可见食欲减退、恶心、呕吐，较顺铂轻微。③变态反应：皮疹或瘙痒，偶见喘咳。④可见神经毒性、耳毒性、脱发及头晕等不良反应：神经毒性是指或趾麻木或麻刺感，有蓄积作用；耳毒性首先发生高频率的听觉丧失，耳鸣偶见。

（二）依托泊苷（etoposide）

【主要制剂与规格】依托泊苷注射液，0.1g。

【是否超说明书用药】否。

【用法与用量】每次 5mg/kg（＜3 岁）或 150mg/m^2（≥3 岁），d1-2，静脉滴注。21d 为 1 个疗程。

【用药期间的监测指标】①血常规；②肝功能、肾功能；③心肌酶；④电解质。

【药物调整】出现严重药物过敏时应停用。

【注意事项】①本品不宜静脉注射，静脉滴注时速度不宜过快，至少 0.5h，否则容易引起低血压、喉痉挛等变态反应。②不得做胸腔、腹腔和鞘内注射。③用药期间应定期检查周围血常规和肝、肾功能。④本品稀释后立即使用，若产生沉淀，严禁使用。

【禁忌证】①骨髓抑制，白细胞、血小板明显低下者禁用。②心脏及肝功能、肾功能有严重障碍者禁用。

【不良反应】①可逆性骨髓抑制，包括白细胞及血小板减少，多发生在用药后 7~14d，20d 左右后恢复正常。②食欲减退、恶心、呕吐、口腔炎等消化道反应，脱发亦常见。③若静脉滴注速度过快（＜30min），可有低血压、喉痉挛等变态反应。

（三）长春新碱（vincristine）

【主要制剂与规格】注射用硫酸长春新碱，1mg。

【是否超说明书用药】是。

【用法与用量】临用前加氯化钠注射液适量使其溶解。<3岁，0.05mg/kg；≥3岁，1.5mg/m²（最大2mg），静脉注射。21d为1个疗程。

【用药期间的监测指标】①血常规；②肝功能、肾功能；③心肌酶；④电解质；⑤神经系统毒性。

【药物调整】肝功能异常时减量使用。

【注意事项】①用药过量会导致严重组织损伤，因此应严格按体表面积计算用量，每次限制在2mg以下。②局部刺激性强，注射时避免药液外漏。③注入静脉时避免日光直接照射。④肝功能异常时减量使用。

【禁忌证】本品不能作为肌内、皮下或鞘内注射。

【不良反应】①剂量限制性毒性是神经系统毒性，主要引起外周神经症状，如手指神经毒性等，与累积量有关。牙龈酸痛或流涎，足趾麻木、腱反射迟钝或消失，外周神经炎。腹痛、便秘，麻痹性肠梗阻偶见。运动神经、感觉神经和脑神经也可受到破坏，并产生相应症状。②骨髓抑制和消化道反应较轻。③静脉反复注药可致血栓性静脉炎。注射时漏至血管外可造成局部组织坏死。④本品在动物中有致癌作用，长期应用可抑制睾丸或卵巢功能，引起闭经或精子缺乏。⑤可见脱发。

（四）拓扑替康（topotecan）

【主要制剂与规格】注射用盐酸拓扑替康（粉剂），2mg。

【是否超说明书用药】是。

【用法与用量】动脉化疗，0.5~1.0mg；静脉化疗：1.2mg/（m²·d），静脉输注30min。持续5d，间隔3~4周可重复给药，一般不超过4次。

【用药期间的监测指标】①血常规；②肝功能、肾功能；③心肌酶；④电解质。

【药物调整】治疗期间要监测外周血常规，并密切观察患者有无感染、出血倾向的临床症状，如有异常，做减药、停药等适当处理。治疗中出现中性粒细胞减少，在其后的治疗过程中，剂量减少至0.25mg/（m²·d），或从第6天开始给予粒细胞集落刺激因子（G-CSF）。

【注意事项】①本品是一种细胞毒抗癌药，打开包装及注射液的配制应穿隔离衣，戴手套，在垂直层流罩中进行。如不小心沾染在皮肤上。立即用肥皂和清水清洗，如沾染在黏膜或角膜上，用水彻底冲洗。②本品在避光包装内20~25℃时保持稳定，由于药内无抗菌成分，故开瓶后须立即使用，稀释后在20~25℃可保存24h。③肝功能不全患者一般无须调整剂量；肾功能不全者要减量应用。

【禁忌证】严重骨髓抑制、中性粒细胞小于1 500/mm³禁用；有严重过敏症状者禁用。

【不良反应】①血液系统：主要为骨髓抑制，其中重度（4度）中性粒细胞减少（计数<0.5×10⁹/L）最常发生在第一个疗程。②消化系统：患儿可出现恶心、呕吐、腹泻、便秘、腹痛等，亦可见胃炎、肠梗阻、口腔炎等。③神经肌肉系统：头痛是最常见的神经系统毒性反应，患者也可出现感觉异常、关节疼痛、肌肉疼痛等。④呼吸系统：主要表现为呼吸困难。

⑤皮肤毛发：主要表现为脱发，偶见严重的皮炎及瘙痒。⑥肝脏：可出现一过性氨基转移酶升高。⑦变态反应：罕见变态反应及血管神经性水肿。

（五）美法仑（melphalan）

【主要制剂与规格】注射用美法仑，50mg。

【是否超说明书用药】否。

【用法与用量】动脉化疗：4~6个月2.5mg；6~12个月3.0mg；1~3岁4.0mg；＞3岁5.0mg。间隔3~4周可重复给药，一般不超过4次。

【用药期间的监测指标】①血常规；②肝功能、肾功能；③心肌酶；④电解质。

【药物调整】①有明显不良反应时降低剂量的25%，当反应不足时，增加剂量的25%。最大剂量每个疗程不能超过0.5mg/kg；②出现药物过敏时，应停用。

【注意事项】①肾功能不良者慎用。②因本品可使血中尿素氮升高，故使用时应监测血象和血中尿素氮水平。③每次用药前须检查血常规，应根据骨髓抑制程度调整剂量。

【禁忌证】对本品有过敏史者禁用，近期做过化疗、放疗而有白细胞减少者不宜用药。

【不良反应】①常见的不良反应是骨髓抑制，可导致白细胞和血小板减少；②胃肠道不适，包括恶心、呕吐和腹泻；③变态反应，如荨麻疹、水肿、皮疹和过敏性休克；④肝毒性；⑤继发性恶性肿瘤。

（王一卓　黄东生）

参考文献

［1］SOCHA P, JANCZYK W, DHAWAN A, et al. Wilson's disease in children: A Position Paper by the Hepatology Committee of the European Society for Paediatric Gastroenterology, Hepatology and Nutrition [J]. J Pediatr Gastroenterol Nutr, 2018, 66 (2): 334-344.

［2］中国抗癌协会肿瘤介入分会儿童肿瘤专家委员会. 选择性眼动脉化疗术治疗视网膜母细胞瘤中国专家共识 [J]. 中华介入放射学电子杂志, 2016, 4 (3): 129-131.

［3］中华医学会眼科学分会眼底病学组, 中华医学会儿科学分会眼科学组, 中华医学会眼科学分会眼整形眼眶病学组. 中国视网膜母细胞瘤诊断和治疗指南 (2019 年)[J]. 中华眼科杂志, 2019, 55 (10): 726-738.

51 重症先天性粒细胞缺乏症

一、疾病概述

【定义】重症先天性中性粒细胞缺乏症（severe congenital neutropenia，SCN）是一种以低水平粒细胞（$<0.2\times10^9/L$）为特征的遗传性免疫缺陷，不伴有相关的淋巴细胞缺陷。目前已知的发病机制是髓系细胞凋亡增加，已报道超过 100 种基因突变，包括嗜中性粒细胞弹性蛋白酶基因（*ELANE*）、独立生长因子 1 基因（*GFI1*）、HS1 相关蛋白 X-1 基因（*HAX1*）和 Wiskott-Aldrich 综合征蛋白（*WASP*）的激活基因等，但仍有约 40% 的病例遗传基础尚不清楚。

【主要症状与体征】患者临床表现为多部位反复细菌或真菌感染，如口咽炎、中耳炎、呼吸系统感染、消化道感染、蜂窝织炎及皮肤感染，通常非常严重，甚至是致命性的。如伴弥漫性胃肠道病变，可引起类似克罗恩病的腹痛和腹泻表现。约 15% 的患者进展为急性白血病或骨髓增生异常综合征（myelodysplastic syndrome，MDS）。患儿通常不伴有特征性畸形。

【诊断要点及特殊检查】诊断需结合病史、体格检查、实验室检查及基因检测综合确诊。其中细胞学确诊指征：显示与单核细胞增多有关的重症中性粒细胞缺乏症。SCN 骨髓检查的典型表现为骨髓增生程度正常或稍微降低，伴早期髓系"停滞"在早幼粒细胞或中幼粒细胞阶段，常伴有不典型细胞核及胞质空泡形成。基因检测也是诊断所必需的。

二、用药方案

【治疗目的】应用造血生长因子改善患者中性粒细胞水平，且应特别注意加强护理，避免感染。感染一旦发生，即需积极控制，必要时可预防性使用抗生素。定期监测骨髓涂片，如转化为 MDS 或急性白血病，应及时诊断及治疗。高剂量 G-CSF 使用下仍易发生感染的患儿可选择造血干细胞移植。

【常用药物】造血生长因子：作用于骨髓中的粒细胞系祖细胞，促进其向中性粒细胞分化和增殖，改善中性粒细胞减少症以及降低对感染的易感性，重症感染时可连续给药。主要是重组人粒细胞集落刺激因子（G-CSF）。

三、用药描述

重组人粒细胞刺激因子（recombinant human granulocyte colony-stimulating factor，G-CSF）

【主要制剂与规格】重组人粒细胞刺激因子注射液，每支 75μg、100μg、150μg、200μg、300μg。

【是否超说明书用药】否。

【适用疾病类型】通常从中性粒细胞数<1.0×10⁹/L 开始使用，重症感染时可连续给药。

【用法与用量】不同患者 G-CSF 所需剂量差别很大。起始剂量每日 5μg/kg 皮下注射，每 3~5d 增加 5μg/kg，直至有效。

【用药期间的监测指标】①血常规：重点监测中性粒细胞数量，及时减停药物。②监测骨密度以及血 25- 羟维生素 D 水平。

【药物调整】当中性粒细胞数量增加至 5.0×10⁹/L 以上时，在继续观察症状的同时，减少给药量或终止给药。当出现不能耐受的不良反应时，可采取减量、停药等适当处理。

【注意事项】①必要时积极治疗骨质疏松。②应用粒细胞刺激因子后，有转化为 MDS 和急性白血病的病例，尤其长期持续使用高剂量 G-CSF（超过每日 20μg/kg）可能诱发白血病。

【禁忌证】①对粒细胞刺激因子制剂过敏者禁用；②有严重肝、肾、心脏、肺功能障碍者禁用。

【不良反应】常见发热、肌肉骨骼疼痛及骨质丢失，此外还可见皮疹（Sweet 综合征）、恶心、呕吐、肝功能异常等。有时可发生严重不良反应，如休克、间质性肺炎、幼稚细胞增加、急性呼吸窘迫综合征等。

（鞠秀丽）

参考文献

［1］重症先天性粒细胞缺乏症诊疗指南. 罕见病诊疗指南 (2019 版).

［2］SKOKOWA J, DALE D C, TOUW I P, et al. Severe congenital neutropenias [J]. Nat Rev Dis Primers, 2017, 3: 17032.

［3］ZEIDLER C, GERMESHAUSEN M, KLEIN C, et al. Clinical implications of ELA2-, HAX1-, and G-CSF-receptor (CSF3R) mutations in severe congenital neutropenia [J]. Br J Haematol, 2009, 144 (4): 459-467.

［4］DALE D C, LINK D C. The many causes of severe congenital neutropenia [J]. N Engl J Med, 2009, 360 (1): 3-5.

52

婴儿严重肌阵挛性癫痫

一、疾病概述

【定义】婴儿严重肌阵挛性癫痫（severe myoclonic epilepsy in infancy, SMEI），又称 Dravet 综合征（Dravet syndrome, DS），是一组以婴幼儿起病、热相关、影响认知和运动发育、药物难治性为主要特征的癫痫综合征。SMEI 具有潜在的遗传学机制，70%~80% 患者存在 *SCN1A* 突变基因，约 5% 患者存在 *PCDH19* 突变基因，目前已知的致病基因还包括 *SCN2A*、*SCN8A*、*SCN9A*、*SCN1B*、*GABRA1*、*GABRG2*、*STXBP1*、*HCN1*、*CHD2*、*KCNA2* 等。与其他遗传性癫痫脑病相似，大多数病例为新发突变。

【主要症状与体征】患儿出生时多无异常体征，多于婴儿期出现发热惊厥，1~4 岁期间出现无热惊厥，具有多种发作类型，如肌阵挛、不典型失神、部分性发作、全面强直阵挛发作，并逐渐出现认知和运动功能障碍。患儿常有热敏感特点，如各种原因引起的体温升高，包括运动、发热、疫苗接种、洗热水澡和环境温度高等，均容易诱发体温增高或使发作加重，易发生癫痫持续状态。首次发作常表现为热性惊厥，可为一侧性或全面性阵挛或强直阵挛发作，热性惊厥具有发作持续时间长和反复发作的特点，可出现惊厥持续状态。有些患儿在癫痫持续状态发生后出现深昏迷，表现出急性脑病特征。

【诊断要点及特殊检查】诊断标准（国际抗癫痫联盟诊断标准）：①有癫痫或热性惊厥家族史；②出现痫性发作前生长发育正常；③癫痫发作出现在 1 岁前；④多种类型癫痫（肌阵挛、局灶性痉挛发作、失神发作、全面性发作）；⑤脑电图可见广泛性棘波和多棘波；常有热敏感特点。患儿可进行相关基因检测，发现致病变异的基因具有确诊价值。

二、用药方案

【治疗目的】减少癫痫发作次数和减轻发作程度，避免诱发癫痫的因素。

【常用药物】中国癫痫诊疗指南推荐：丙戊酸、托吡酯和 / 或氯巴占为治疗 Dravet 综合征的一线药物；司替戊醇、左乙拉西坦及唑尼沙胺可作为添加治疗药物。针对 *SCN1A* 突变的 Dravet 综合征患者，不建议使用卡马西平、奥卡西平、拉莫三嗪等钠离子通道阻断剂，这些药物会加重发作。需注意监测抗癫痫药物的不良反应。司替戊醇，国内尚无。

三、用药描述

（一）丙戊酸（valproic acid）

【主要制剂与规格】德巴金缓释片，每片 500mg（含量丙戊酸钠 333mg 和丙戊酸 145mg）；丙戊酸钠糖浆剂，300ml（含量 40mg/ml）；丙戊酸钠注射剂，每瓶内含 400mg 近白色的无菌丙戊酸钠冻干粉。

【是否超说明书用药】否。

【适用疾病类型】适合各种发作类型。

【用法与用量】起始剂量通常为每日 10~15mg/kg，随后递增至疗效满意为止。一般剂量为每日 20~30mg/kg。

【用药期间的监测指标】丙戊酸血浆浓度水平的测定，已报道有效范围为 50~100mg/L（300~700μmol/L）。用药前和用药期间应定期做全血细胞（包括血小板）计数、肝功能及肾功能检查。

【药物调整】如果在该剂量范围下发作状态仍不能得到控制，则可以考虑增加剂量，但患者必须接受严密的监测。儿童服用本品时，常规剂量为每日 30mg/kg。每日剂量应根据患者的年龄及体重来进行确定，但同时应考虑到临床上对丙戊酸盐的敏感度存在着明显的个体差异。

【注意事项】有非常罕见的严重肝功能损伤包括致死性的病例报道。由于存在肝脏毒性风险和出血风险，儿童服用本品时应避免合用乙酰水杨酸。

【禁忌证】对丙戊酸盐、双丙戊酸盐、丙戊酰胺或本品中任何成分过敏者；急性、慢性肝炎患者；有严重肝炎病史或家族史者，特别是与用药相关的肝卟啉症患者；患有尿素循环障碍疾病的患者。以上患者均禁用。

【不良反应】常见不良反应表现为腹泻、消化不良、恶心、呕吐、胃肠道痉挛、可引起月经周期改变。较少见的不良反应为短暂的脱发、便秘、倦睡、眩晕、疲乏、头痛、共济失调、轻微震颤、异常兴奋、不安和烦躁。长期服用偶见胰腺炎及急性肝坏死。该药可使血小板减少引起紫癜、出血和出血时间延长，应定期检查血常规。该药品可影响肝功能，引起血清碱性磷酸酶和氨基转移酶升高，服用 2 个月要检查肝功能。偶有过敏。偶有听力下降和可逆性听力损坏的报道。

（二）托吡酯（topiramate）

【主要制剂与规格】托吡酯片剂，每片 25mg、100mg；托吡酯胶囊，每粒 25mg。

【是否超说明书用药】否。

【适用疾病类型】本品用于初诊为癫痫的患者的单药治疗或曾经合并用药现转为单药治疗的癫痫患者。

【用法与用量】对成人和儿童皆推荐从低剂量开始治疗,然后逐渐增加剂量,调整至有效剂量。成人,口服:开始 25mg/d,1 周后开始每周增加 1 次,每次增加 25~50mg,至 200~400mg/d,分 2 次服用;最大剂量 1 600mg/d。2~16 岁儿童患者,推荐本品日总量为 5~9mg/kg,分 2 次服用。剂量调整应在第 1 周从 25mg 开始[或更少,根据剂量 1~3mg/(kg·d)],在晚间服用。然后,每间隔 1 周或 2 周加量 1~3mg/(kg·d)(分 2 次给药),直到达到最佳的临床效果。

【用药期间的监测指标】使用本品治疗时,不必监测血浆托吡酯浓度是否已达到最佳疗效。

【药物调整】上述推荐剂量适用于所有没有潜在肾脏疾病的成年患者,包括老年患者。但发现肾功能受损患者维持剂量为常用剂量的一半。由于本品可经血液透析从血浆中清除,因此在进行血液透析时,给予约为日剂量 50% 的剂量补充。补充剂量应分为 2 次,在透析开始时和结束时给予。补充剂量可因所使用的透析仪器的不同而异。

【注意事项】服用托吡酯时应保持足够的饮水量,足够的饮水可以减少肾结石发生的风险。肝功能受损患者应谨慎使用托吡酯。在运动前、运动中,或处于较高温度环境中时,保持适当的饮水量可以减少与发热有关的不良事件。

【禁忌证】已知对本品过敏者禁用。

【不良反应】主要为体重减轻、认知障碍、汗闭和高热、代谢性酸中毒、高氯血症、急性眼部症状(视敏度减退、急性近视、闭角型青光眼等)等,多数不良反应为轻中度。

(三) 氯巴占(clobazam)

【主要制剂与规格】氯巴占片剂,每片 10mg、20mg。

【是否超说明书用药】否。

【适用疾病类型】若丙戊酸治疗无效,可辅助添加氯巴占用于年龄超过 3 岁的 Dravet 综合征的患者。

【用法与用量】根据临床疗效和患者耐受性,按体重个性化服药,每日剂量大于 5mg 时,应分次给药,每日两次,每天 5mg 的剂量可以单剂量给药。在 Dravet 综合征的治疗中,推荐氯巴占起始剂量为 0.2~0.3mg/(kg·d),并在 2~3 周后增加至初始目标剂量 0.5~1.0mg/(kg·d),如癫痫发作仍持续,可进一步增加剂量,最高剂量可达 1.5~2.0mg/(kg·d)。

【用药期间的监测指标】应用氯巴占治疗难治性癫痫时,无需常规进行药物监测;一旦出现明显不良反应,需对疑似 CYP2C19 慢代谢患者进行基因检测,若确定为 CYP2C19 慢代谢者,则需进行药物监测,并需考虑是否存在其他加重不良反应的危险因素;若非 CYP2C19 慢代谢者,则需重点考虑是否存在合用依曲韦林或其他加重不良反应的危险因素,并进行药物监测,上述两种情况均需根据监测结果调整氯巴占用药剂量。

【药物调整】CYP2C19 慢代谢者、老年人及轻中度肝功能不全患者应从小剂量开始服用氯巴占,缓慢增加剂量并降低维持剂量。轻中度肾功能不全患者无需调整用药剂量。目前尚缺少该药在年龄 <2 岁的患儿及重度肝、肾功能不全患者中的安全性数据,建议在个体化基础上经多学科讨论后确定给药方案。不建议妊娠期和哺乳期女性使用氯巴占。如果需要氯巴占停药或减量,为降低戒断反应、癫痫发作频率增加和癫痫持续状态的风险,应逐渐减量氯巴占。由于给药后 5~9d 血液中氯巴占及 N-去甲氯巴占可达稳态,因此,氯巴占剂量

调整时间间隔不应小于 1 周,建议每 1~2 周调整一次。若患者出现嗜睡、镇静等不良反应,则需减量或停用,减量或停用的频率亦为每 1~2 周或更长时间一次,每次以 5~10mg/d 的幅度递减,不可骤然停药。如果患者出现戒断反应,请考虑暂停减量或将剂量增加到之前的减量水平,随后更缓慢地减少剂量。与其他常用的抗癫痫发作药物合用时,氯巴占给药剂量无需常规调整。

【注意事项】氯巴占是一种 1,5- 苯二氮䓬类药物,若临床必需联用苯二氮䓬类药物或中枢神经系统抑制剂,应谨慎处理及监测身体依赖性或精神依赖性。曾有发生严重皮肤不良反应的报道,例如史 - 约综合征、中毒性表皮坏死松解症,应进行监测,且在首次出现皮疹时停药,且恢复后不应继续使用该药物,除非能明确其不是由药物引起的。肝功能损害患者需要调整剂量。既往出现嗜睡、镇静,尤其见于联用其他中枢神经系统抑制剂的患者,推荐进行药物监测。CYP2C19 慢速代谢者,需要调整剂量。突然停药可能诱发或恶化癫痫,或导致戒断症状,尤其见于大剂量、长期用药的患者,应逐渐撤药。若出现过量或中毒症状,建议采取常规支持治疗,不建议使用氟马西尼进行解救。

【禁忌证】对氯巴占或该药的任何成分过敏者禁用。

【不良反应】常见不良反应包括流涎,昏睡,嗜睡,便秘,发热等。其他包括共济失调,失眠,镇静,攻击性行为,尿路感染性疾病,咳嗽等。严重不良反应为史 - 约综合征,中毒性表皮坏死松解症,出现即停药。

(邹丽萍　王杨阳)

参考文献

［1］ WIRRELL EC, LAUX L, DONNER E, et al. Optimizing the diagnosis and management of Dravet syndrome: recommendations from a North American Consensus Panel [J]. Pediatr Neurol, 2017, 68: 18-34. e3.

［2］ 中国抗癫痫协会. 临床诊疗指南 (癫痫病分册)[M]. 北京: 人民卫生出版社, 2015.

［3］ WALLACE A, WIRRELL E, KENNEY-JUNG D L. Pharmacotherapy for Dravet syndrome [J]. Pediatric Drugs, 2016, 18: 197-208.

［4］ 北京协和医院罕见病多学科协作组, 中国罕见病联盟. 氯巴占治疗难治性癫痫专家共识 (2022)[J]. 协和医学杂志, 2022, 13 (5): 768.

53

谷固醇血症

一、疾病概述

【定义】谷固醇血症(sitosterolemia,OMIM 618666),也称植物固醇血症,为常染色体隐性遗传性脂质代谢性疾病。谷固醇血症是由 *ABCG5* 或 *ABCG8* 基因突变引起的血植物固醇(主要包括谷固醇、菜油固醇、豆固醇等)显著升高的一种常染色体隐性遗传性疾病。病理生理改变为对饮食中胆固醇、谷固醇和其他植物固醇吸收后排出减少,在血浆和肌腱中积聚。

【主要症状与体征】谷固醇血症患者主要表现为黄色瘤、血植物固醇及胆固醇升高和早发动脉粥样硬化。肌腱黄色瘤和结节性黄色瘤是谷固醇血症的特征性表现,通常出现年龄早,甚至在出生后的第 1 年内出现。偶见以溶血和血小板减少为特征的血液学异常。

【诊断要点及特殊检查】检测血液中植物固醇(谷固醇、菜油固醇、豆固醇等)的含量。正常人血谷固醇含量为 1~15mg/L,谷固醇患者血谷固醇含量可以数倍甚至数十倍增加。也可以对疑诊患者行基因诊断,检测到 *ABCG5* 或 / 和 *ABCG8* 双等位基因致病性变异可以诊断。

二、用药方案

【治疗目的】降低血浆中植物固醇的含量,从而减轻皮肤黄色瘤、早发冠心病、贫血等症状,改善预后。治疗包括饮食限制和药物治疗。饮食限制:限制植物固醇的摄入,常见的富含植物固醇的食物包括植物油、小麦胚芽、坚果、人造黄油和巧克力、贝类等。谷固醇血症患者常伴有胆固醇的升高,因此也需要适当限制动物固醇的摄入。大部分患者通过严格限制植物固醇及部分限制动物固醇的治疗,黄色瘤消退,总胆固醇降至正常。

【常用药物】胆固醇吸收抑制剂(如依折麦布)、胆汁酸螯合剂(如考来烯胺)。谷固醇血症的患者通常对他汀类药物无效。

三、用药描述

（一）依折麦布（ezetimibe）

【主要制剂与规格】依折麦布片,10mg。

【是否超说明书用药】否。

【适用疾病类型】本品作为饮食限制外用于降低谷固醇血症患者的谷固醇水平。

【用法与用量】对 10 岁以上的谷固醇血症患者,10mg/ 次,每日 1 次口服。10 岁以下的患儿,应权衡利弊后再应用,目前有 2 岁谷固醇血症患者使用该药治疗的报道。

【用药期间的监测指标】①血谷固醇、胆固醇水平;②血常规、肝功能、肾功能、肌酶;③无创影像评估冠脉及颈动脉动脉硬化情况。

【药物调整】肾功能受损患者不需要调整剂量。轻度肝功能不全患者无须调整用药剂量。鉴于依折麦布暴露量增加对中度和重度肝功能不全(Child-Pugh 评分>9 分)患者的影响尚未明确,因此不推荐使用依折麦布。

【注意事项】本品可在一天之内任何时间服用,可空腹或与食物同时服用。

【禁忌证】活动性肝病或不明原因的血清氨基转移酶水平持续升高的患者及对本品过敏者禁用。

【不良反应】治疗过程中不良反应少见且轻微,较常见者包括头痛、腹痛、腹泻,一般无须特殊处理,多不影响继续治疗。偶见血小板减少,肝酶、肌酶升高。

（二）考来烯胺（colestyramine）

【主要制剂与规格】散剂,4g/ 袋。

【是否超说明书用药】否。

【适用疾病类型】经饮食限制及应用依折麦布治疗后效果不佳的植物固醇血症的患者。

【用法与用量】成人每次 3~4g,每日 3 次口服。6 岁以上儿童每次 80mg/kg,每日 3 次口服。

【用药期间的监测指标】血常规、肝功能、肾功能、骨代谢指标。

【药物调整】对不良反应不耐受时,应减量或停用。

【注意事项】长期服用应注意出血倾向。较大剂量易产生高氯性酸中毒。长期服用本品同时应补充脂溶性维生素(以肠道外给药途径为佳)。

【禁忌证】①对考来烯胺过敏的患者禁用;②胆道完全闭塞的患者禁用。

【不良反应】①引起脂肪吸收不良,干扰维生素 D 的吸收,可产生一定程度的骨质疏松或骨软化。适当补充维生素 A、D、K 及钙盐。②消化系统:约 50% 应用此药的患者主诉便秘。还有不少患者主诉食欲减退、呕吐、腹胀、胃灼热和肌肉痉挛。③有时会引起脂肪泻。偶有报道发生胰腺炎。④可出现瘙痒和皮疹。

（张朕杰　马明圣）

参考文献

［1］YOO E G. Sitosterolemia: A review and update of pathophysiology, clinical spectrum, diagnosis, and management [J]. Ann Pediatr Endocrinol Metab, 2016, 21 (1): 7-14.

［2］BASTIDA J M, GIRÓS M L, BENITO R, et al. Sitosterolemia: Diagnosis, metabolic and hematological abnormalities, cardiovascular disease and management [J]. Curr Med Chem, 2019, 26 (37): 6766-6775.

［3］中国胆固醇教育计划专家委员会, 中国医师协会心血管内科医师分会, 中国老年学学会心脑血管病专业委员会, 等. 选择性胆固醇吸收抑制剂临床应用中国专家共识 (2015)[J]. 中华心血管病杂志, 2015, 43 (5): 394-398.

54

脊髓性肌萎缩症

一、疾病概述

【定义】脊髓性肌萎缩症（spinal muscular atrophy，SMA）是一种神经肌肉遗传病，为常染色体隐性遗传病，是位于 5q13 的运动神经元存活基因 1（survival motor neuron，SMN1）致病性变异所致。该病的发病率约为 1/10 000，人群基因携带率 1/60~1/40。有研究指出，中国人群中 SMA 的基因携带率约为 1/42。

【主要症状与体征】临床表现为进行性对称性肢体近端和躯干肌肉无力、萎缩和瘫痪。四肢无力表现为近端重于远端、下肢重于上肢。重症患儿的呼吸肌常受累，出现呼吸困难、肺炎等症状，最后常死于呼吸衰竭。根据患儿发病时间早晚和病情进展情况可分为：①婴儿型，即Ⅰ型。急性婴儿型发生最多，约占全部确诊病例的 60%~70%。一般发病年龄在 6个月以内，多数于子宫内胎动即弱，出生后不久发现肌张力低下，翻身抬头困难，不能独坐，10% 可有关节畸形。本型进展较快，常由于呼吸肌功能障碍引起肺部感染，造成呼吸功能衰竭，一般在 1~2 岁内死亡。②中间型，即Ⅱ型。中间型一般发病年龄为 1 岁左右，头能直立，能独坐，但不能站立及行走，可伴有脊柱畸形，5 岁生存率为 95.8%，25 岁生存率为 68.7%。③少年型，即Ⅲ型。少年型多数于 5 岁前起病，可保留站立行走功能。本型预后良好，可有正常寿命。④成人型，即Ⅳ型。其起病年龄在出生后第 2 个或第 3 个十年，成人型可保留行走功能，预后良好，可有正常寿命。各型的共同特点是脊髓前角细胞的变性，临床表现为进行性、对称性肢体近端为主的弛缓性麻痹以及肌萎缩。各型的区别根据起病的年龄、病情进展的速度、肌无力的程度以及坐卧时间长短而定。

【诊断要点及特殊检查】通常 SMA 的Ⅰ型血清肌酶正常；Ⅱ型和Ⅲ型可见到轻度升高，个别Ⅲ型的肌酶明显升高。肌电图可反映 SMA 的严重程度和进展情况。基因检测是明确 SMA 诊断的依据，SMN1 纯合缺失类型患者常用拷贝数定量检测技术如多重连接探针扩增技术（multiplex ligation-dependent probe amplification，MLPA）和荧光定量 PCR 技术检测 SMN1 基因的拷贝数，或者应用定性分析技术如 PCR- 酶切或者 Sanger 测序等检测 SMN1 是否存在纯合缺失进行诊断；SMN1 复合杂合突变类型患者用 MLPA 或荧光定量 PCR 技术

检测 *SMN1* 杂合缺失,再结合 *SMN1* 基因序列微小变异检测技术(*SMN1* 特异性长片段 PCR 结合巢式 PCR 或者反转录 - 克隆测序)进行诊断。

二、用药方案

【治疗目的】缓解疾病进展并给予对症支持治疗。

【常用药物】SMA 的药物治疗取得极大进展,反义寡核苷酸及基因治疗药物已获批上市,另有数种小分子药物处于关键临床研究阶段。同时支持和对症治疗也是本病的主要疗法。

三、用药描述

(一) 诺西那生钠注射液[spinraza(nusinersen)injection]

【主要制剂与规格】诺西那生钠注射液,5ml(含量 12mg)。

【是否超说明书用药】否。

【适用疾病类型】适用治疗儿童和成年患者 SMA。

【用法与用量】经腰椎穿刺鞘内给药,治疗应由具有腰椎穿刺经验的医疗专业人员进行。使用脊髓穿刺针,鞘内推注本品,持续 1~3min。如存在皮肤感染或炎症区域,不能注射本品。建议在给药前引流与注射药物相同体积的脑脊液(5ml),制备和给予诺西那生钠药品时应采用无菌技术。根据患者的临床情况,小年龄患儿可以给予镇静,脊柱侧凸患者可以在超声或成像技术的引导下鞘内给药。

推荐的剂量为每次 12mg(5ml),诊断后应尽早开始本品治疗,于第 0、14、28、63 天给予 4 次负荷剂量,此后每 4 个月给予一次维持剂量。

【用药期间的监测指标】在基线时和每次给药前获取血小板计数,凝血实验室测试和尿蛋白定量测试。

【药物调整】如出现不可预估的副作用或血小板减少、凝血异常、肾脏毒性等,应停药。

【注意事项】

(1)药品配制:应无菌操作配制药品;给药前检查药品是否存在颗粒物及是否无色澄明,否则不能使用;给药前药品从冰箱中取出后自然平衡至室温(25℃),药品吸入注射器后 6h 内未使用应丢弃。

(2)腰椎穿刺:穿刺可以引起头痛、背痛、呕吐等不良反应;对于年幼或者脊柱侧凸等给药存在困难的患者,可酌情在超声或成像技术引导下鞘内给药。

(3)特殊人群用药。①肾损害:尚未在肾损害患者中进行研究,无法评估其在肾损害患者中的有效性和安全性,因此对患者要进行密切观察;已观察到皮下或静脉注射其他的反义寡核苷酸后出现肾毒性,建议基线和每次给药前需要定量检测尿蛋白,对尿蛋白持续增高者要进一步评估。②肝损害:尚未在肝损害患者中进行研究,并且诺西那生钠不经肝细胞中的细胞色素 P450 酶系统代谢,因此对于肝损害患者不太可能需要调整剂量。③妊娠期及哺乳期妇女用药:妊娠期妇女用药数据十分有限,动物研究尚无直接或间接的生殖毒性作用,但作为预防,妊娠期妇女尽量避免使用本药品。尚不清楚本药品的代谢物是否经母乳分泌,无法排除本药品对新生儿和婴儿的影响,需考虑母乳喂养的婴儿受益和母亲治疗的受益基础上决定是否停用本药品的治疗。④血小板减少和凝血异常:已有皮下或静脉注射其他的反义寡核苷酸后出现血小板减少和凝血异常,建议在基线和每次给药前进行血小板和凝血实验室检查。

(4)脑积水:在上市后的诺西那生钠治疗患者中有脑膜炎和出血无关的交通性脑积水报道,对意识下降的患者应考虑进行脑积水的评估。

【禁忌证】对药品中的活性物质或者任何辅料过敏者禁用。

【不良反应】①在婴儿期发病(6月龄前)的 SMA 患者药物临床实验中,发生率>20%且发生频率比对照组患者高至少 5%的最常见不良反应为下呼吸道感染和便秘;发生率>5%且比对照组的高 5%或者 2 倍以上的不良反应包括出牙、尿路感染、上呼吸道充血等。②在迟发型(6月龄后)SMA 患者药物临床实验中,发生率在 20%以上且发生频率比对照组患者高至少 5%的最常见的不良反应是发热、头痛、呕吐和背痛。发生率在 5%以上且比对照组的高 5%或者 2 倍以上的不良反应包括鼻出血、呼吸道充血和季节性过敏等。③上市后用药:与腰椎穿刺相关的严重感染,如脑膜炎、脑积水、无菌性脑膜炎和变态反应(如血管性水肿、荨麻疹、皮疹)也有报道。

(二) 注射用鼠神经生长因子(mouse nerve growth factor)

【主要制剂与规格】注射用鼠神经生长因子冻干粉,18μg(9 000U)、20μg(9 000U)、30μg(15 000U)。有报道在 SMA 临床使用的暂时只有 18μg(9 000U)。

【是否超说明书用药】是。

【适用疾病类型或病情】脊髓性肌萎缩症的治疗。

【用法与用量】剂量为每日 1 次,每次给药 18μg(1 支),用 2ml 注射用水溶解后肌内注射,部位为左、右臀,左、右三角肌轮换,3d 轮换一次,24 周为 1 个疗程,根据病情轻重可遵医嘱多疗程连续给药。1 岁以内可以隔日注射。

【用药期间的监测指标】在基线时和每次给药前获取红细胞、血小板、氨基转移酶、血尿素氮、肌酐、尿蛋白测试结果。

【药物调整】出现不可预估的副作用及肝、肾毒性时停药。

【注意事项】①过敏体质者慎用;②肝脏毒性:基线和每次给药前需要进行天冬氨酸氨基转移酶、丙氨酸氨基转移酶、血尿素氮、肌酐检测;③肾脏毒性:基线和每次给药前需要定量检测尿蛋白。

【禁忌证】对神经生长因子过敏者禁用。

【不良反应】①无严重不良反应;②用药后常见注射部位疼痛或注射侧下肢疼痛,一般无须处理。

(邹丽萍　王杨阳)

参考文献

[1] 北京医学会罕见病分会, 北京医学会医学遗传学分会, 北京医学会神经病学分会神经肌肉病学组, 等. 脊髓性肌萎缩症多学科管理专家共识 [J]. 中华医学杂志, 2019, 99 (19): 1460-1467.

[2] 王旭, 邹丽萍, 周文敏, 等. 鼠神经生长因子治疗儿童脊髓性肌萎缩症的临床研究 [J]. 军医进修学院学报, 2010, 31 (12): 1153-1155.

55

系统性硬化症

一、疾病概述

【定义】系统性硬化症（systemic sclerosis，SSc）是一种以皮肤对称性纤维性增厚和变硬为主要特征的慢性多系统结缔组织病。依据患者皮肤受累情况及伴发的内脏器官受累情况可对其进行分类。

【主要症状与体征】SSc 起病通常较隐匿，最多见的初期表现是雷诺现象、双手和面部皮肤改变（色素沉着或脱失、水肿、萎缩、面具样面容等）。其他常见症状包括肌肉骨骼受累（关节痛、关节挛缩、关节炎、肌炎等），胃肠道功能病变（吞咽困难、胃食管反流、排便异常等）、呼吸系统症状（间质性肺疾病、肺纤维化、肺血管病变等），部分患者可表现为不规则发热、体重下降等，也可发生心脏纤维化、轻度蛋白尿，急剧肾功能恶化称为 SSc"肾危象"。

【诊断要点及特殊检查】诊断：因儿童系统性硬化症（JSSc）相对罕见且初期表现轻微，故明确诊断相对较晚。可依据存在不限于一个区域的典型皮肤增厚和硬化（即非局限性硬皮病）及内脏受累而临床确诊。存在相关自身抗体（ANA、抗 Scl-70 抗体及抗着丝点抗体）可进一步支持该诊断。JSSc 临床表现与成人相似，但预后相对比成人好，病死率较成人低。2007 年欧洲儿童风湿病协会（PReS）、美国风湿病学会（ACR）及欧洲抗风湿病联盟（EULAR）提出了 JSSc 分类标准，2013 年 EULAR-ACR 更新了成人 SSc 的分类标准（表 55-1），已有研究显示 2013 年成人 SSc 分类标准优于 2007 年 JSSc 分类标准。

表 55-1　2013 年 EULAR-ACR 制定的 SSc 诊断标准

标准	子标准	评分/分
双手指皮肤增厚越过掌指关节（MCP）		9
手指肿胀（取最高分）	手指肿胀整个手指	2
	达近端指间关节近端，但未达到掌指关节远端	4

续表

标准	子标准	评分/分
指尖损害(取最高分)	指尖溃疡	2
	指尖凹陷性瘢痕	3
毛细血管扩张		2
异常甲襞微血管		2
肺部受累	肺动脉高压和/或间质性肺病	2
雷诺现象		3
SSc 相关抗体	抗着丝点抗体、抗 Scl-70 抗体、抗 RNA 聚合酶Ⅲ	3

注:总分≥9分可诊断为SSc。

诊断时应注意与其他伴有皮肤和内脏器官受累的风湿性疾病相鉴别。对 SSc 患者应进行定期随访,其中至少包括皮肤评分、甲周毛细血管镜检、肌肉骨骼和内脏器官评估,并进行肺、心脏、肾功能测试。除常见的检查项目外,食管造影、肺功能检测、高分辨率 CT(HRCT)、超声心动图、皮肤及肾脏或其他组织活检可用于评估病情,指导治疗及预后。

二、用药方案

【治疗目的】早期在于阻止新的皮肤和脏器受累,而晚期在于改善已有的症状。

【常用药物】①抗炎及免疫调节治疗:糖皮质激素、环磷酰胺、甲氨蝶呤等。②对血管病变的治疗:包括加强营养、手足保暖。常用的药物为二氢吡啶类钙通道阻滞药,如硝苯地平等;磷酸二酯酶 5 型抑制剂,如西地那非;此外还包括利尿药、强心药等。③抗纤维化治疗:迄今为止尚无一种药物被证实对纤维化有肯定的疗效。

三、用药描述

(一)糖皮质激素类

常用药物包括:醋酸泼尼松(prednisone acetate)、甲泼尼龙(methylprednisolone)、泼尼松龙(prednisolone)。

【主要制剂与规格】醋酸泼尼松片,5mg;甲泼尼龙片,4mg;泼尼松龙片,5mg。

【是否超说明书用药】否。

【适用疾病类型或病情】诊断为 SSc 时应开始皮质类固醇治疗,以尽快减少炎症反应。然而,关于剂量和给药方案尚未达成共识。

【用法与用量】儿童期,口服小剂量激素[0.3~0.5mg/(kg·d)]联合免疫抑制剂可缓解关节疼痛;中等剂量激素可能与硬皮病肾危象治疗有关;目前大剂量激素冲击治疗 SSc 正在试验中。成人初始剂量为 30~60mg/d,口服,连用数周,依据病情逐渐减量至 5~10mg/d 维持治疗。

【用药期间的监测指标】血压、眼压、血常规、肝功能、肾功能、血脂、血糖、骨密度、身高、体重等。

【药物调整】长期服药后，停药时应逐渐减量。患糖尿病、骨质疏松症、肝硬化、肾功能不良、甲状腺功能低下者慎用。

【注意事项】系统性硬化症患者使用泼尼松后有出现硬皮病肾危象的潜在风险。①在使用较高剂量的人群更容易发生；②硬皮病肾脏危象是系统性硬化症危及生命的并发症，其可出现严重的高血压和肾功能下降。

【禁忌证】严重感染、消化道溃疡出血、严重高血糖等患者为相对禁忌，应谨慎权衡疗效和不良反应。对肾上腺皮质激素类药物或该药中任何成分有过敏史者禁用。

（二）甲氨蝶呤（methotrexate，MTX）

【主要制剂与规格】甲氨蝶呤片，2.5mg。

【是否超说明书用药】否。

【适用疾病类型】当关节、血管和/或胃肠道受累时，应尽早使用。

【用法与用量】儿童剂量为每周 15mg/m²，每周单次口服，从小剂量开始。成人一般以每周 7.5~10mg 开始，每 2~4 周增加 2.5mg，最大剂量为每周 15~25mg，一般 2~3 个月起效。

【用药期间的监测指标】肝功能、肾功能、血常规、肺部影像学检查等。

【药物调整】对甲氨蝶呤过敏、存在明显的或有实验室证据的免疫缺陷综合征、用药前存在血液恶病质，包括骨髓发育不全、白细胞减少症、血小板减少症或明显的贫血患者，注意剂量调整引起的副作用。

【注意事项】治疗期间不推荐接种活病毒疫苗。在接受大剂量甲氨蝶呤治疗前或治疗中不推荐使用非甾体抗炎药。若治疗前合并活动性感染，用药后可能引发潜在致命性条件致病菌感染，比如肺孢子虫肺炎等，用药需格外谨慎。

【禁忌证】严重感染，对甲氨蝶呤及其代谢产物以及药品中任意组分存在严重超敏反应者禁用。妊娠期、备孕期及哺乳期妇女禁用。肺纤维化是其相对禁忌证。

【不良反应】主要涉及心血管系统、皮肤、神经系统、免疫系统、呼吸系统、泌尿及神经系统等。

（三）吗替麦考酚酯（mycophenolate mofetil，MMF）

【主要制剂与规格】吗替麦考酚酸酯片、吗替麦考酚酸酯分散片，0.25g；吗替麦考酚酸酯胶囊，0.5g。

【是否超说明书用药】否。

【适用疾病类型】对 MTX 耐药者，应考虑加用或换用 MMF。

【用法与用量】成人 500~1 000mg/m²，儿童剂量为 20~30mg/（kg·d）。

【用药期间的监测指标】肝功能、肾功能、血常规等。

【药物调整】对存在慢性严重肾功能损害的患者[肌酐清除率<25ml/（1.73m²·min）]应慎用，注意剂量调整。

【注意事项】避免在治疗期间接种减毒活疫苗；不推荐与硫唑嘌呤联用。

【禁忌证】对吗替麦考酚酯、麦考酚酸或药物制剂中任意组分过敏者；重症感染者；妊娠期和哺乳期妇女。

【不良反应】严重不良反应主要涉及心血管系统、皮肤、神经系统、免疫系统、肌肉骨骼系统、内分泌与代谢系统、呼吸系统、泌尿系统及神经系统等。

（四）环磷酰胺（cyclophosphamide，CYC/CTX）

【主要制剂与规格】复方环磷酰胺片，50mg/ 片；注射用环磷酰胺，0.1g/ 支、0.2g/ 支、0.5g/ 支、1g/ 支。

【是否超说明书用药】否。

【适用疾病类型】在 SSc 累及肺和 / 或心脏的情况下使用。

【用法与用量】儿童剂量为每次 10~15mg/kg，每周 1 次；成人建议口服剂量为 2mg/（kg·d），静脉注射剂量为 500mg/m²。

【用药期间的监测指标】肝功能、肾功能、血常规、尿常规、心电图、长期服用者及老年患者应定期监测肿瘤标志物等。

【药物调整】当用于白细胞减少症时，需调整剂量；严重感染时，需调整剂量或停药；若合并严重的骨髓抑制、肝功能损害或出血性膀胱炎，应立即停药。

【注意事项】药物可导致发热、脱发、恶心、呕吐或腹泻；用药期间应足够水化以及排尿以降低对膀胱的毒性；该药使用时间不宜过长，总量不宜过大。

【禁忌证】对环磷酰胺及其代谢产物以及药品中任意组分存在严重超敏反应者禁用；可能发生与其他烷化剂的交叉超敏反应者禁用；尿路梗阻者禁用。

【不良反应】主要涉及心血管系统、皮肤、神经系统、免疫系统、呼吸系统、泌尿系统及神经系统等。

（五）伊洛前列素（iloprost）

【主要制剂与规格】20μg/ml；5 安瓿 ×1ml。目前该药国内尚无相应静脉制剂，多为吸入剂型。

【是否超说明书用药】是。

【适用疾病类型】难治性雷诺现象或肢端溃疡。

【用法与用量】儿童静脉应用疗效显著，0.5~2ng/（kg·min），持续 6h，难治性雷诺现象或肢端溃疡每个月 1~3d，预防指距端溃疡则每个月 1d。

【用药期间的监测指标】肝功能、肾功能、血压、心率等。

【药物调整】出现不良反应时，需及时调整剂量。

【注意事项】慎用：①肝功能障碍；②低血压；③老年人。

【禁忌证】对本药过敏者、妊娠期妇女禁用。

【不良反应】常有发热和头痛，其次为胃肠道反应，如恶心、呕吐、腹痛和腹泻。这些不良反应的个体差异很大，但都与剂量相关。停药后，不良反应即迅速缓解。

（六）硫唑嘌呤（azathioprine，AZA）

【主要制剂与规格】硫唑嘌呤片，50mg/ 片、100mg/ 片。

【是否超说明书用药】是，儿童用药尚不明确。

【适用疾病类型】SSc 间质性肺病患者 CTX 治疗后维持治疗。

【用法与用量】一般以 1~3mg/（kg·d）起始，依据临床反应和血液系统的耐受性情况在此范围内作相应调整。本品的维持剂量 1~3mg/（kg·d），每个患者使用剂量不等，取决于临床治疗的需要和患者的个体反应，包括血液系统的耐受性。伴有肝和 / 或肾功能不全的患者，应采用推荐剂量范围的下限值。

【用药期间的监测指标】肝功能、肾功能、血常规等。

【药物调整】已知对本品高度过敏的患者禁用。本品可致肝功能损害，故肝功能差者忌用，亦可发生皮疹，偶致肌肉萎缩，用药期间应严格检查血象。

【注意事项】①可能发生血液学毒性，包括白细胞减少症、血小板减少症、大红细胞性贫血症和全血细胞减少症，可能需要调整剂量或中断治疗。②可能发生恶性肿瘤，包括皮肤癌、类风湿关节炎患者的骨髓性白血病、移植后网状细胞或淋巴瘤以及炎症性肠病患者的肝脾 T 细胞淋巴瘤，尤其是处于青春期的男性和年轻成年男性，可能需要调整剂量或中断治疗。③不建议同时使用改变疾病性质的抗风湿药物。④肾移植患者出现排斥反应。⑤硫嘌呤 S- 甲基转移酶（TPMT）缺乏症，严重骨髓毒性的风险增加，建议检测基线 TPMT 基因型或表型；对于 TPMT 活性降低的患者，考虑替代疗法，降低剂量或停药。

【禁忌证】对硫唑嘌呤过敏者禁用；既往应用烷化剂如环磷酰胺等，会增加恶性肿瘤的风险。

【不良反应】常见不良反应：①胃肠道系统，恶心、呕吐；②其他，包括腹泻、皮疹、发热、不适、肌痛、肝酶升高、低血压等。严重不良反应：①心血管系统，心包炎；②胃肠道系统，胰腺炎、超敏反应；③血液系统，急性髓性白血病、血液学毒性、白细胞减少症、白细胞减少症（严重）、大红细胞性贫血、骨髓增生异常综合征、骨髓抑制、全血细胞减少症、血小板减少症；④肝脏，涉及肝脏的淋巴瘤、肝脏静脉闭塞性疾病；⑤免疫系统，变态反应、恶性淋巴瘤、肝脾 T 细胞淋巴瘤；⑥神经系统，进行性多灶性白质脑病；⑦呼吸系统，肺腺癌；⑧其他，传染病、肿瘤性疾病。

（宋红梅　张彩慧）

参考文献

［1］ ZULIAN F, WOO P, ATHREYA B H, et al. The Pediatric Rheumatology European Society/American College of Rheumatology/European League against Rheumatism provisional classification criteria for juvenile systemic sclerosis [J]. Arthritis Rheum, 2007, 57 (2): 203-212.

［2］ STEVENS A M, KANAAN S B, TOROK K S, et al. Brief report: HLA-DRB1, DQA1, and DQB1 in Juvenile-Onset systemic sclerosis [J]. Arthritis Rheumatol, 2016, 68 (11): 2772-2777.

［3］ 中华医学会风湿病学分会. 系统性硬化病诊断及治疗指南 [J]. 中华风湿病学杂志, 2011, 15 (4): 256-259.

［4］ STEVENS B E, TOROK K S, LI S C, et al. Clinical characteristics and factors associated with disability and impaired quality of life in children with Juvenile Systemic Sclerosis: results from the Childhood Arthritis and Rheumatology Research Alliance Legacy Registry [J]. Arthritis Care Res (Hoboken), 2018, 70 (12): 1806-1813.

［5］ FOELDVARI I, CULPO R, SPEROTTO F, et al. Consensus-based recommendations for the management of juvenile systemic sclerosis [J]. Rheumatology (Oxford), 2021, 60 (4): 1651-1658.

［6］ VALEUR N S, STEVENS A M, FERGUSON M R, et al. Multimodality thoracic imaging of juvenile systemic sclerosis: Emphasis on clinical correlation and high-resolution CT of pulmonary fibrosis [J]. AJR Am J Roentgenol, 2015, 204 (2): 408-422.

［7］ ZULIAN F, MARTINI G, VALLONGO C, et al. Methotrexate treatment in juvenile localized sclero-derma: A randomized, double-blind, placebo-controlled trial [J]. Arthritis Rheum, 2011, 63 (7): 1998-2006.

［8］ ZULIAN F, CUFFARO G, SPEROTTO F. Scleroderma in children: An update [J]. Curr Opin Rheu-matol, 2013, 25 (5): 643-650.

［9］ GUARISO G, CONTE S, GALEAZZI F, et al. Esophageal involvement in juvenile localized scleroderma: A pilot study [J]. Clin Exp Rheumatol, 2007, 25 (5): 786-789.

［10］ MCMAHAN Z H, VOLKMANN E R. An update on the pharmacotherapeutic options and treatment strate-gies for systemic sclerosis [J]. Expert Opin Pharmacother, 2020, 21 (16): 2041-2056.

56

四氢生物蝶呤缺乏症

一、疾病概述

【定义】四氢生物蝶呤缺乏症（tetrahydrobiopterin deficiency, BH₄D）是由于芳香族氨基酸羟化酶的辅助因子——四氢生物蝶呤（tetrahydrobiopterin, BH₄）的合成或代谢途径中的酶缺陷导致的氨基酸代谢病，引起高苯丙氨酸血症（hyperphenylalaninemia）及神经递质合成障碍，如果不能及早、正确治疗，将会导致严重的神经系统损害。导致 BH₄ 缺乏症的病因中，6-丙酮酰四氢蝶呤合成酶（6-pyruvoyltetrahydropterin synthase, PTPS）缺乏症是最常见的，二氢蝶啶还原酶（dihydropteridine reductase, DHPR）缺乏症、鸟苷三磷酸环水解酶（guanosine triphosphate cyclohydrolase）缺乏症、蝶呤-4α-二甲醇胺脱水酶（pterin-4α-carbinolamine dehydratase）缺乏症及墨蝶呤还原酶（sepiapterin reductase）缺乏症少见。

【主要症状与体征】BH₄ 缺乏症患儿除了出现类似苯丙酮尿症的临床症状外，还表现为多巴胺缺乏相关症状（如运动障碍、肌张力低下、嗜睡、眼球震颤、吞咽困难等）、5-羟色胺缺乏相关症状（如反应迟钝、抑郁、失眠等）、去甲肾上腺素缺乏相关症状（如肌张力低下、眼睑下垂、小脑发育障碍等），还会有顽固性抽搐、反复发热、运动发育迟缓、瘫痪、智力障碍等。

【诊断要点及特殊检查】对所有诊断高苯丙氨酸血症患者，在低苯丙氨酸饮食治疗前，应进行尿蝶呤谱分析、红细胞 DHPR 活性测定，必要时进行 BH₄ 负荷试验来进行鉴别诊断，并结合基因分析判断病因。

（1）血苯丙氨酸测定：血苯丙氨酸浓度 >120μmol/L 及苯丙氨酸/酪氨酸比值 >2.0，提示高苯丙氨酸血症。

（2）尿蝶呤谱分析：测定新蝶呤、生物蝶呤浓度，并计算生物蝶呤所占比例。各种酶缺乏患儿呈现不同的尿蝶呤谱，PTPS 缺乏症患者尿液生物蝶呤显著降低。

（3）红细胞 DHPR 活性测定：DHPR 缺乏症患者红细胞 DHPR 活性显著降低。

（4）BH₄ 负荷试验：为 BH₄ 缺乏症的辅助诊断方法，也是判断 BH₄ 反应性高苯丙氨酸血症的关键方法。试验前及试验过程中正常饮食。PTPS 缺乏症患者在服 BH₄ 后 2~6h 血苯丙氨酸浓度下降至正常，DHPR 缺乏症患者血苯丙氨酸下降缓慢。

(5)基因诊断：是高苯丙氨酸血症病因诊断的关键方法。

二、用药方案

【治疗目的】降低血苯丙氨酸浓度，补充神经递质。应争取早期诊断，早期治疗，在医师指导下终生低苯丙氨酸饮食或药物治疗。

三、用药描述

（一）盐酸沙丙蝶呤（sapropterin dihydrochloride tablet）

【主要制剂与规格】盐酸沙丙蝶呤片，100mg。

【是否超说明书用药】否。

【适用疾病类型】6- 丙酮酰四氢生物蝶呤合成酶缺乏症乌苷三磷酸环水解酶缺乏症、蝶呤 -4α- 二甲醇胺脱水酶缺乏症、墨蝶呤还原酶缺乏症。

【用法与用量】根据 2014 年我国《高苯丙氨酸血症的诊治共识》和 2020 年欧洲四氢生物蝶呤缺乏症的指南 BH$_4$ 1~5mg/（kg·d），分 1~2 次，餐前半小时口服。

【用药期间的监测指标】血苯丙氨酸浓度，血常规、肝功能、肾功能。

【药物调整】如果血苯丙氨酸浓度大于正常（ >120μmol/L），需增加 BH$_4$ 量，1 周后复查血苯丙氨酸浓度。

【注意事项】避免超量服用。

【禁忌证】已知对本品活性成分或任何辅料过敏的患者禁用。

【不良反应】无明显不良反应，少数患者有头痛、流涕、咽喉痛、鼻塞、咳嗽、腹泻、腹痛、消化不良、恶心。

（二）多巴丝肼片（levodopa and benserazide tablet）

【主要制剂与规格】0.25g（左旋多巴 200mg，苄丝肼 50mg）。

【是否超说明书用药】是。

【适用疾病类型】6- 丙酮酰四氢蝶呤合成酶，二氢蝶啶还原酶缺乏症，乌苷三磷酸环水解酶缺乏症，蝶呤 -4α- 二甲醇胺脱水酶缺乏症，墨蝶呤还原酶缺乏症。

【用法与用量】根据 2014 年我国《高苯丙氨酸血症的诊治共识》和 2020 年欧洲四氢生物蝶呤缺乏症的指南，每日分 2~6 次，餐后半小时口服（表 56-1）。

表 56-1　各年龄段患儿神经递质前体治疗剂量 /（mg·kg^{-1}·d^{-1}）

药物	新生儿期	<1~2 岁	>1~2 岁
左旋多巴	1~3	4~7	8~15
5- 羟色胺	1~2	3~5	6~9

【用药期间的监测指标】血清泌乳素可作为多巴剂量调节的参考指标,多巴剂量不足也可导致泌乳素浓度增高。定期检查血常规和肝、肾功能。

【药物调整】起始剂量 0.5~1mg/(kg·d),如果无副作用,逐渐增加至最低治疗量,每次按 1mg/(kg·d)增加剂量。

【注意事项】在服用多巴丝肼治疗期间,不同时服用单胺氧化酶抑制剂。多巴丝肼可增强同时服用的拟交感神经药的作用,因此需要密切监测心血管系统(特别应包括心电图检查),且拟交感神经药剂量亦应减少,尤其对有心肌梗死、冠状动脉供血不足或心律不齐的患者。治疗期间同时用各种抗高血压治疗药是允许的,但应定期测量血压。在抗高血压药物中,利血平和 α-甲基多巴、吩噻嗪、丁酰苯的衍生物可干扰多巴胺的代谢,因而可对抗多巴丝肼的作用。在用低剂量的多种维生素制剂中,服用维生素 B₆ 是允许的。患有胃、十二指肠溃疡或骨软化症的患者服用此药时应严密观察。对开角型青光眼患者应定期测量眼压,因为理论上左旋多巴能升高眼压。

【禁忌证】使用多巴丝肼的禁忌证与使用拟肾上腺素药(如肾上腺素、去甲肾上腺素及其衍生物)是一样的。严重的内分泌、肾脏、肝脏、心脏病、精神疾病和精神神经病患者忌用此药。

【不良反应】主要的不良反应是运动的开关现象,少见震颤、舞蹈病、肌阵挛发作,另有神经精神症状(焦虑、幻想、冲动、易激惹、多动、情绪波动、惊恐发作)、睡眠障碍、胃肠道不适(恶心、呕吐、腹泻)和头痛。

(三) 5-羟色胺(5-hydroxytryptophan)

【主要制剂与规格】5-羟色胺,50mg、100mg。

【是否超说明书用药】是。

【适用疾病类型】6-丙酮酰四氢蝶呤合成酶,二氢蝶啶还原酶缺乏症,鸟苷三磷酸环水解酶缺乏症,墨蝶呤还原酶缺乏症。

【用法与用量】根据 2014 年我国《高苯丙氨酸血症的诊治共识》和 2020 年欧洲四氢生物蝶呤缺乏症的指南,每日分 2~6 次,餐后半小时口服。

【用药期间的监测指标】定期检查血常规和肝、肾功能。

【药物调整】起始剂量 1mg/(kg·d),如果无副作用,逐渐增加至最低治疗量,每次按 1mg/(kg·d)增加剂量。

【注意事项】避免超量服用。

【禁忌证】已知对本品活性成分过敏的患者禁用。

【不良反应】最常见的不良反应是胃肠道的症状(恶心、呕吐、腹泻、腹痛),少数患者可发生易激惹、手足徐动、肌阵挛、多汗。

(四) 亚叶酸钙(folinic acid)

【主要制剂与规格】亚叶酸,15mg。

【是否超说明书用药】是。

【适用疾病类型】二氢蝶啶还原酶缺乏症。

【用法与用量】根据 2014 年我国《高苯丙氨酸血症的诊治共识》和 2020 年欧洲四氢生

物蝶呤缺乏症的指南,15~30mg/d,分 2 次口服。

【用药期间的监测指标】定期检查血常规和肝、肾功能。

【注意事项】避免超量服用。不应与叶酸拮抗剂(如甲氨蝶呤)同时使用,影响后者的治疗作用。

【禁忌证】禁用于恶性贫血及维生素 B_{12} 缺乏引起的巨幼细胞贫血。

【不良反应】很少见,呕吐,易激惹,睡眠差,偶见皮疹、荨麻疹或哮喘等其他变态反应。

(沈　明　周忠蜀)

参考文献

[1] 中华医学会儿科学分会内分泌遗传代谢学组, 中华预防医学会出生缺陷预防与控制专业. 高苯丙氨酸血症的诊治共识 [J]. 中华儿科杂志, 2014, 52 (6): 420-425.

[2] BLAU N, BURTON B K, THÖNY B, et al. Phenylketonuria and BH₄ Deficiencies [M]. Bremen: UNI-MED Verlag AG, 2010.

[3] YE J, YANG Y, YU W, et al. Demographics, diagnosis and treatment of 256 patients with tetrahydrobiopterin deficiency in mainland China: Results of a retrospective, multicentre study [J]. J Inherit Metab Dis, 2013, 36 (5): 893-901.

[4] SHINTAKU H. Disorders of tetrahydrobiopterin metabolism and their treatment [J]. Curr Drug Metab, 2002, 3 (2): 123-131.

[5] 沈明, 喻唯民, 杨凌, 等. 四氢生物蝶呤缺乏症的临床研究 [J]. 中日友好医院学报, 2002, 16 (1): 8-10.

[6] OPLADEN T, LÓPEZ-LASO E, CORTÈS-SALADELAFONT E, et al. Consensus guideline for the diagnosis and treatment of tetrahydrobiopterin (BH (4)) deficiencies [J]. Orphanet J Rare Dis, 2020, 15 (1): 126.

57 结节性硬化症

一、疾病概述

【定义】结节性硬化症（tuberous sclerosis complex，TSC）是一种常染色体显性遗传病，早在 1862 年被 Von Recklinghausen 医生报道。发病率为 1/10 000~1/6 000，男女之比大约为 1.44∶1，多见于儿童，致病基因分别为 *TSC1* 和 *TSC2*。TSC 临床异质性很大，几乎所有器官均可受累，通常在皮肤、大脑、肾脏、肺和心脏等部位出现病变，导致器官功能异常。2012 年国际结节性硬化症会议更新了 1998 年制定的 TSC 诊断标准，并对新的诊断标准达成共识。

【主要症状与体征】①皮肤病变：常见症状包括色素脱失斑、咖啡牛奶斑、血管纤维瘤、鲨革样斑、甲周纤维瘤及前额斑块等；②良性肿瘤：累及脑、心脏、皮肤、眼、肾脏、肺脏和肝脏，并且其发生恶性肿瘤的概率也比其他人高；③神经精神障碍：常表现为癫痫、认知缺陷、学习障碍、孤独症等症状。

【诊断要点及特殊检查】临床诊断标准如下。①主要特征：色素脱失斑（≥3 个，直径≥5mm）、血管纤维瘤（≥3 个）或头部纤维斑块、指（趾）甲纤维瘤（≥2 个）、鲨革样斑、多发视网膜错构瘤、脑皮层发育不良、室管膜下结节、室管膜下巨细胞星形细胞瘤、心脏横纹肌瘤、淋巴管肌瘤病、血管平滑肌脂肪瘤（≥2 个）。②次要特征："斑斓"皮损、牙釉质点状凹陷（≥3 个）、口内纤维瘤（≥2 个）、视网膜脱色斑、多发肾囊肿、非肾性错构瘤。

确诊：符合 2 条主要特征或 1 条主要特征及 2 条以上次要特征。疑诊：1 条主要特征或 2 条以上次要特征。如基因检测发现 *TSC1* 或 *TSC2* 基因的致病性突变即可确诊 TSC。

二、用药方案

【治疗目的】减少由于哺乳动物雷帕霉素（西罗莫司）靶蛋白（mammalian target of rapamycin，mTOR）通路过度激活所致结节性硬化症临床症状。

【常用药物】① mTOR 抑制剂，主要包括西罗莫司和依维莫司；②针对 TSC 相关各系统症状或疾病的对症治疗的药物。

三、用药描述

（一）西罗莫司（sirolimus）

【主要制剂与规格】西罗莫司口服溶液,每瓶 50ml（含量西罗莫司 50mg）; 西罗莫司胶囊,每粒 0.5mg; 西罗莫司片,每片 1mg。

【是否超说明书用药】是。特指结节性硬化症相关的室管膜下巨细胞星形细胞瘤。

【适用疾病类型或病情】儿童和成年 TSC 患者。

【用法与用量】西罗莫司口服溶液:1ml/（m²·d）; 西罗莫司胶囊/片剂:1mg/（m²·d）。

【用药期间的监测指标】①监测血常规、肝功能、肾功能、血脂、西罗莫司血药浓度;②由患者或患儿监护人记录不良事件。

【药物调整】起始剂量 1ml/（m²·d）或 1mg/（m²·d）,逐渐调整血药浓度至 5~10ng/ml。在服药后 3、6、12 个月随诊。此后,如果病情稳定每年复诊一次。如出现不可预估的不良反应,应停药。在基线和每次给药前以及根据临床需要进行调整。

【注意事项】①已有报道移植手术后伤口愈合异常,包括筋膜开裂和吻合并发症等。在某些情况下,西罗莫司可以发挥免疫刺激作用。②应在西罗莫司治疗开始前,治疗期间和停止治疗后采取有效的避孕措施。从心脏和肾脏移植者的许多药代动力学研究发现,应用西罗莫司的患者的年龄与药物清除率之间没有关系,故老年患者不需要调整血药浓度。13 岁以下患儿使用时,应进行血药谷浓度的监测。③压碎、咀嚼或切开后的西罗莫司片剂,其生物利用度尚未确定,不推荐上述使用方法,如患者不能口服完整的西罗莫司片剂,应予西罗莫司口服液治疗。④为使西罗莫司在体内浓度更加恒定,在应用本品期间,应统一服药与进食的关系（如每次均空腹服药,或每次均与食物同服）。本品只能用水或橘汁稀释后服用。⑤西罗莫司是细胞色素 CYP3A4 和 P-糖蛋白的底物,如同时使用 CYP3A4 诱导剂会使西罗莫司代谢加快,导致西罗莫司的血药浓度降低。地尔硫䓬和酮康唑会增加西罗莫司的药效曲线面积（AUC）,而利福霉素会降低西罗莫司的 AUC。

【禁忌证】①西罗莫司及衍生物或含其成分的药物过敏的患者;②严重肝功能受损的患者;③妊娠期及哺乳期妇女。但文献已有报道 TSC 胎儿的孕母口服西罗莫司对胎儿 TSC 相关心脏横纹肌瘤有明显的治疗作用。

【不良反应】①口腔溃疡、高血脂、皮疹、贫血、关节痛、腹泻、低血钾、血小板减少等;②甘油三酯和胆固醇的升高、血小板和血红蛋白的减少与西罗莫司的给药剂量有关,维持剂量<2mg/d 的患者不良反应发生率显著降低。

（二）依维莫司（everolimus）

【主要制剂与规格】依维莫司片,2.5mg、5mg、10mg

【是否超说明书用药】否。

【适用疾病类型】需要治疗干预但不适于手术切除的 TSC 相关室管膜下巨细胞星形细胞瘤的成人和儿童患者。尚未证明结节性硬化症相关室管膜下巨细胞星形细胞瘤的患者能否获得疾病相关症状改善和总生存期延长。

【用法与用量】推荐起始剂量为 4.5mg/(m²·d)，每日 1 次。重度肝功能受损的患者，推荐起始剂量为 2.5mg/(m²·d)，每日 1 次。通过监测药物浓度来指导后续的给药剂量。温水整片送服，不应咀嚼或压碎。对于无法吞咽片剂的患者，用药前可将本品片剂放入水中(约 30ml)轻轻搅拌，完全溶解(约需要 7min)立即服用。用等体积的水清洗水杯，并将清洗液全部服用。

【用药期间的监测指标】应进行常规的依维莫司全血谷浓度监测，以确保谷浓度达 5~15ng/ml。

【药物调整】在治疗期间，体表面积有改变的患者应每 3~6 个月监测一次谷浓度，对于体表面积稳定的患者，应每 6~12 个月监测一次谷浓度。

【注意事项】①观察到的变态反应表现包括但不限于过敏、呼吸困难、潮红、胸痛或血管性水肿(例如伴或不伴呼吸功能不全的气道或舌肿胀)。依维莫司可作为 mTOR 抑制剂治疗器官排斥反应，故对需要持续外科手术同时维持免疫抑制的患者，术后伤口相关并发症的风险增加。②对于 ≥65 岁的老年患者或肾功能不全的患者，无须进行剂量调整。SEGA 和肝功能不全的成年患者也应调整依维莫司的剂量。不推荐将依维莫司用于 18 岁以下 SEGA 和肝功能不全的患者。建议有生育能力的妇女在依维莫司治疗期间和停止治疗后的 8 周内使用高效的避孕方法。③ mTOR 抑制剂由 CYP3A4/5 和 CYP2C8 代谢，并为 P- 糖蛋白的作用底物，故应避免同时使用强效 CYP3A4/5 诱导剂(如苯妥英、卡马西平、苯巴比妥)，避免降低依维莫司血药浓度。对于需要使用强效 CYP3A4/5 诱导剂的患者，本品剂量应加倍。

【禁忌证】对本品有效成分、其他西罗莫司衍生物或本品中任一辅料过敏者禁用。在妊娠期妇女中尚没有进行充分和有良好对照的研究。

【不良反应】口腔溃疡、口腔炎、腹泻、鼻咽炎、上呼吸道感染、口疮和发热等。如果发生严重和/或不可耐受的不良反应，减半剂量或停药。如减量至最小规格的患者需要进一步减量，可调整为最小规格剂量隔日给药。暂缺肾功能不全者的临床研究数据。

(三) TSC 相关各系统的症状或疾病的药物

对于癫痫发作、心脏横纹肌瘤等相关症状，对照相关症状处理。

（邹丽萍　王杨阳）

参考文献

[1] NORTHRUP H, KRUEGER D A. Tuberous sclerosis complex diagnostic criteria update: Recommendations of the 2012 Iinternational Tuberous Sclerosis Complex Consensus Conference [J]. Pediatr Neurol, 2013, 49 (4): 243-254.

[2] HE W, CHEN J, WANG Y Y, et al. Sirolimus improves seizure control in pediatric patients with tuberous sclerosis: A prospective cohort study [J]. Seizure, 2020, 79: 20-26.

[3] DAHDAH N. Everolimus for the treatment of tuberous sclerosis complex-related cardiac rhabdomyomas in pediatric patients [J]. J Pediatr, 2017, 190: 21-26, e7.

[4] AUGUSTINE J J, BODZIAK K A, HRICIK D E. Use of sirolimus in solid organ transplantation [J]. Drugs, 2007, 67 (3): 369-391.

［5］ FERRER I R, ARAKI K, FORD M L. Paradoxical aspects of rapamycin immunobiology in transplantation [J]. Am J Transplant, 2011, 11 (4): 654-659.

［6］ MAHALATI K, KAHAN B D. Clinical pharmacokinetics of sirolimus [J]. Clin Pharmacokinet, 2001, 40 (8): 573-585.

［7］ PALLET N, LEGENDRE C. Adverse events associated with mTOR inhibitors [J]. Expert Opin Drug Saf, 2013, 12 (2): 177-186.

［8］ KUYPERS D R. Immunotherapy in elderly transplant recipients: A guide to clinically significant drug inter-actions [J]. Drugs Aging, 2009, 26 (9): 715-737.

［9］ MOES D J, GUCHELAAR H J, DE FIJTER J W. Sirolimus and everolimus in kidney transplantation [J]. Drug Discov Today, 2015, 20 (10): 1243-1249.

［10］ OELLERICH M, ARMSTRONG V W, STREIT F, et al. Immunosuppressive drug monitoring of sirolimus and cyclosporine in pediatric patients [J]. Clin Biochem, 2004, 37 (6): 424-428.

［11］ DAVIES M, SAXENA A, KINGSWOOD J C. Management of everolimus-associated adverse events in patients with tuberous sclerosis complex: A practical guide [J]. Orphanet J Rare Dis, 2017, 12 (1): 35.

［12］ SCHAFFER S A, ROSS H J. Everolimus: Efficacy and safety in cardiac transplantation [J]. Expert Opin Drug Saf, 2010, 9 (5): 843-854.

58

X 连锁无丙种球蛋白血症

一、疾病概述

【定义】X 连锁无丙种球蛋白血症是最常见的儿童原发性免疫缺陷病的类型之一,是一种常见于男性的抗体缺陷性疾病。主要是由于 Bruton 酪氨酸激酶(*BTK*)基因突变,患者外周血 B 淋巴细胞明显降低,免疫球蛋白(Ig)G、IgA、IgM 亚型水平全面低下,造成患者免疫功能严重缺陷。

【主要症状与体征】临床可表现为感染(肺炎、中耳炎、脑膜炎、骨髓炎、败血症、关节炎、慢性腹泻)、自身免疫病(关节炎、炎症性肠病和进行性脑病)、恶性肿瘤(大肠癌、非霍奇金淋巴瘤)、综合征(XLA 和耳聋 - 张力障碍 - 视神经病变综合征、X 连锁性低球蛋白血症和孤立的生长激素缺乏症)和其他(肾小球肾炎、脱发、淀粉样变性)等。

【诊断要点及特殊检查】根据 1999 年泛美免疫缺陷工作组和欧洲免疫学会制定的标准。男性患儿 CD19⁺B 淋巴细胞计数<0.02,并符合以下至少 1 项:① *BTK* 基因突变;②检测中性粒细胞或单核细胞发现缺乏 BTKmRNA;③单核细胞或血小板缺乏 BTK 蛋白;④母系的表兄、舅舅或侄子 CD19⁺B 淋巴细胞计数<0.02。根据患儿病史、体格检查及实验室检查初步发现 XLA 并不困难,最终确诊依靠 *BTK* 基因检测。

二、用药方案

【治疗目的】免疫球蛋白替代是 XLA 患者治疗的基础。一般支持治疗包括避免感染和接种灭活疫苗。造血干细胞移植和基因治疗是 XLA 的潜在治疗方法。安全有效的免疫球蛋白制剂的开发改变了这些儿童的结局和生活质量。免疫球蛋白制剂通过提供足够浓度的抗体抵抗多种病原体来发挥作用,降低了 XLA 患者感染率及其他并发症发生率、死亡率。由于早期诊断,合理使用抗生素以及定期用安全有效的球蛋白制剂替代,XLA 的总体预后得到了显著改善。

【常用药物】①静脉用人免疫球蛋白(IVIG);②皮下注射用人免疫球蛋白(SCIG):国内

尚无此药。

三、用药描述

静脉用人免疫球蛋白（IVIG）

【主要制剂与规格】静脉用人免疫球蛋白,50ml:2.5g。

【是否超说明书用药】否。

【适用疾病类型】多种原发性免疫缺陷病,包括原发性抗体缺乏、联合免疫缺陷及其他抗体生成或功能缺陷的特定疾病。

【用法与用量】

(1)预先给药:①一些患者可能需要使用乙酰氨基酚或非甾体抗炎药(阿司匹林例外,不推荐儿童使用)来缓解或预防炎症或类似过敏症状,可于 IVIG 输注前 30min 给予,常用剂量:儿科剂量适用于婴儿到 11 岁或体重 35kg 及以下的患者,成人剂量适用于 11 岁以上或体重超过 35kg 的患者。乙酰氨基酚:儿童 10~15mg/kg(最大剂量 500mg)口服,成人 650~1 000mg 口服。布洛芬:儿童 10mg/kg(最大剂量 400mg)口服,成人 400~800mg 口服。②抗 H1 组胺药也常在输注前或在开始输注时使用。苯海拉明:儿童 1mg/kg(最大剂量 50mg)口服、静脉给药或肌内给药,成人 25~50mg。③某些出现重度不良反应(如头痛)的患者可使用糖皮质激素,泼尼松或泼尼松龙:儿童 0.5mg/kg(最大剂量 40mg)口服,成人 40~60mg 口服,在开始输注 IVIG 前 1~2h 使用;甲泼尼龙:儿童静脉给药 0.5~1mg(最大剂量 40mg),成人静脉给药 40~60mg;氢化可的松钠琥珀酸钠:儿童静脉给药 2mg/kg,成人静脉给药 100mg,输注 IVIG 前 30min 使用。④输液前补液:口服液体或输注生理盐水 10~20ml/kg。

(2)剂量范围:通常是每个月 400~800mg/kg。每 3~4 周推注给予。起始剂量:400~600mg/kg,两次输注时间间隔:IgG 的血清谷水平或 IgG 血清稳态水平作为一项标准。

(3)输注速度:以较慢的速率开始,如以每分钟 0.01ml/kg 开始,20~30min 的间隔增加输注速率,最大速率每分钟 0.08ml/kg。

【用药期间的监测指标】①全血细胞计数、血源性感染(HIV、乙肝、丙肝)、肾功、代谢状态、血糖。②直接 Coombs 实验。③血清 IgG 水平。

【药物调整】①治疗前测量 IgG 谷值水平,通常在 3~6 个月治疗后达稳定谷值水平。理想剂量为血清 IgG 谷值水平达 500~800mg/dl。②“疗效减退”现象时,可加用预防性抗生素,略微增加剂量或缩短输注间隔,也可改为皮下注射。③妊娠晚期将剂量增加 20%~30%。

【注意事项】①仅供静脉输注用。②应单独输注,不得与其他药物混合输用。③溶解后为澄清液体,如有混浊、沉淀、异物,或瓶子有裂痕、过期失效等不可使用。④制品溶解后,应一次输注完毕,不得分次或给第二人输注。⑤有严重酸碱代谢紊乱的患者应慎用。

【禁忌证】对人免疫球蛋白过敏或其他严重过敏史者禁用;有抗 IgA 抗体的选择性 IgA 缺乏者禁用。

【不良反应】输注速度相关反应多见,如合并感染 / 炎症反应(畏寒、发热、恶心、呕吐等)、类全身性变态反应(荨麻疹、心动过速、胸闷、呼吸困难)等;血栓栓塞、头痛、急性肾损伤、溶血等可见；给药部位局部反应（疼痛、出血、瘀斑）、皮肤反应等少见。

（宋红梅）

参考文献

［1］CONLEY M E, NOTARANGELO L D, ETZIONI A. Diagnostic criteria for primary immunodeficiencies: Representing PAGID (Pan-American Group for Immunodeficiency) and ESID (European Society for Immunodeficiencies)[J]. Clin Immunol, 1999, 93 (3): 190-197.

［2］殷勇, 袁姝华. 儿童 X- 连锁无丙种球蛋白血症 [J]. 中华实用儿科临床杂志, 2018, 33 (4): 288-291.

［3］EL-SAYED Z A, ABRAMOVA I, ALDAVE J C, et al. X-linked agammaglobulinemia (XLA): Phenotype, diagnosis, and therapeutic challenges around the world [J]. World Allergy Organ J, 2019, 12 (3): 100018.

［4］SURI D, RAWAT A, SINGH S. X-linked Agammaglobulinemia [J]. Indian J Pediatr, 2016, 83 (4): 331-337.